安心、確実な改善法で

産後の腰痛、ダイエットの悩み解消!!

白誠書房特別取材班 編著

馬越啓一（サンキューグループ代表）取材編集協力

白誠書房

はじめに

骨盤は身体の中心にあり、全身を支える、いわば「扇の要」でもある。その要が妊娠～出産によって大きくゆがんでしまうのである。そして産後の女性の身体の不調は、この要のゆがんでいることと大いに関係があるということがわかっている。

妊娠すると子宮弛緩因子と呼ばれるリラキシンというホルモンが分泌される。このホルモンには靭帯や恥骨結合を緩める作用がある。妊娠5～6カ月になると骨盤上部が徐々に開き、出産時には赤ちゃんが通れる準備が整っていく。

妊娠してお腹が前にせり出すようになると、バランスをとるために自然に腰を反らせる体勢になる。しかしそのままでは歩きにくいため、背中を丸めて全身のバランスをとろうとする。その結果、骨盤が前にずれ、腰痛やお尻の垂れ、下半身ぽっこりの原因となる。

産後、骨盤はオキシトシンというホルモンの分泌によって、緩んでいた骨盤が徐々に締まっていく。しかし赤ちゃんのケアで無理な姿勢をとり続けるため骨盤が広がったまま固定し、その周囲に贅肉がついてしまう。

さらに骨盤がゆがむことで背骨もずれるため、腰痛や股関節痛のほか、背中の痛みのほか、肩こりや首痛、頭痛なども起こりやすくなる。

　また、ゆがんで開いた骨盤の間に内臓が入り込んでしまうと、尿や排便の促進・抑制を行う骨盤底筋群という筋肉が圧迫される。すると、下垂した内臓の重みによって、この筋肉がうまく機能しなくなり、尿失禁や便秘を起こしたり、内臓下垂でお腹の下部がぽっこり膨れたりすることもある。

　産後に太ももやお尻が一回り大きくなる人は少なくない。これは骨盤の開きとともに、筋肉のバランスが悪くなったり股関節がねじれたりすることで起こる。産後にＯ脚が悪化したという女性も多く、これも骨盤のずれから股関節に大きな負担がかかり、バランスが崩れるのが原因だ。

　さらに、妊娠中や産後は運動不足で筋肉量が減るため、代謝が非常に悪くなる。消費カロリーが減るため痩せにくくなり、血行不良や倦怠感、肩こりなどにもなる。それだけでなく、骨盤がゆがむと血管が圧迫されて、冷えやむくみに悩まされる女性が増えてくる。

　このような身体の痛みや不調は適切な施術を受けることで骨盤が引き締まり、見た目の変化はもちろん、体調もよくなる。もちろん痛みも治り、産後ブルーもなくなるなど、大きな効果が出てくるのである。

本書では、産後の骨盤矯正に実績のある治療院を紹介している。それぞれの治療法は、身体の中心線である背骨～骨盤のゆがみを正すことによって産後の身体の不調にアプローチしているのが特徴だ。手技は院長が長い経験の中で確立したもので、取材の過程で施術者の患者さんへの思いがひしひしと伝わってきた。産後のつらい痛みや悩みに真摯に寄り添っているのが印象的だった。

高い技術力はもちろんのこと、患者さんの悩みにしっかりと耳を傾け、アドバイスを送る姿は、ここに紹介した治療院に共通するものだった。本来なら赤ちゃんを産んだという喜びに包まれていなければならないママさんたちが、痛みを抱えて憂鬱な日々を過ごしている。そんなママさんたちが一日も早く元気に、そして痛みや心配事から解放されることを願っている。

白誠書房特別取材班

『安心、確実な改善法で　産後の腰痛、ダイエットの悩み解消!!』目次

赤羽整骨院

出産によって大きく開いてしまった骨盤を単に元に戻す施術では、硬く締まった筋肉が骨を引っ張ったままなので、矯正の意味がなくなってしまう。骨盤のゆがみの原因となる筋肉を調節し、縮みや硬くなった部分を改善することが大切なのである。

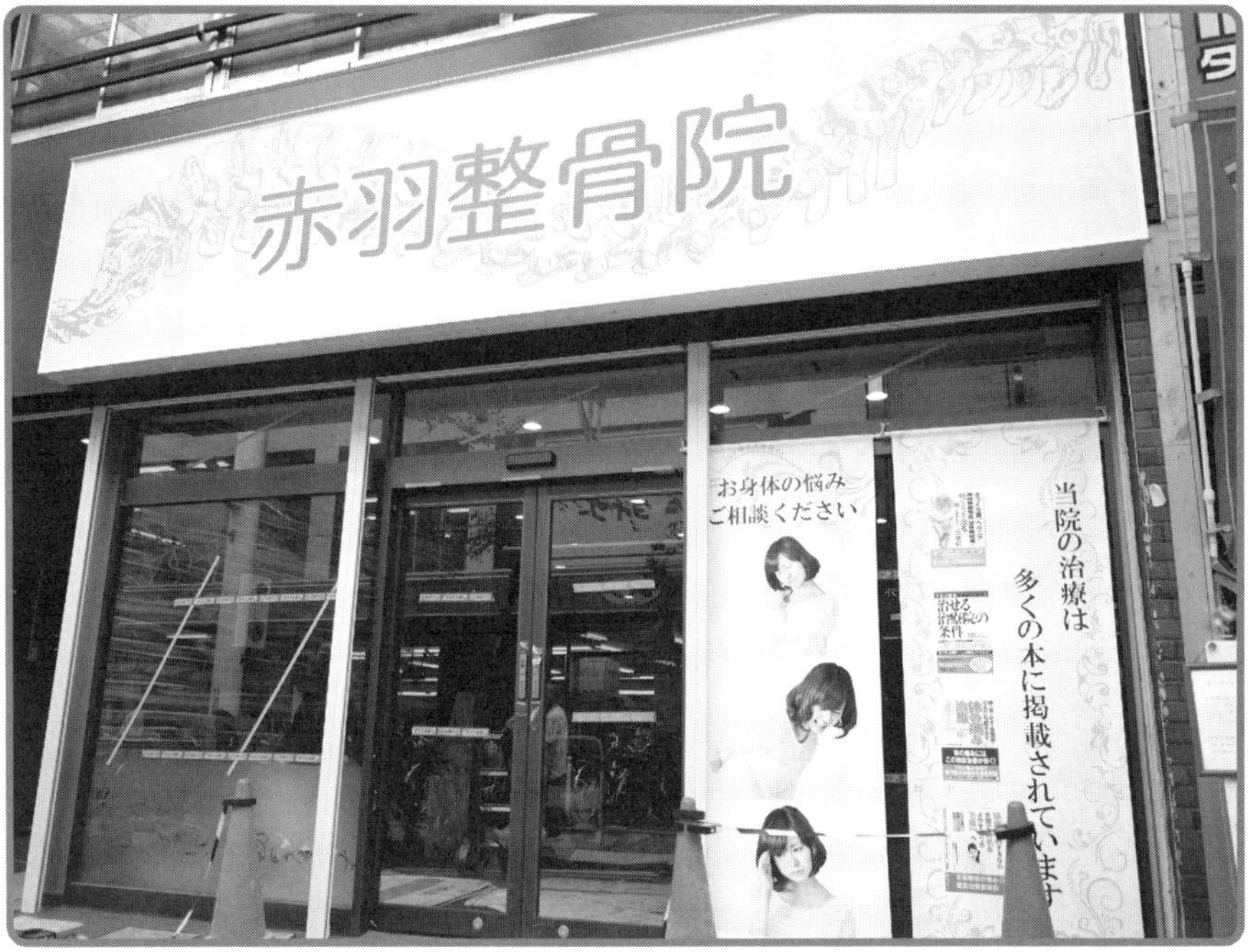
赤羽整骨院
お身体の悩み
ご相談ください
当院の治療は
多くの本に掲載されています

安心・安全な骨盤矯正で快適育児を
内臓を正しい位置に戻して元の体型を

診療時間

月～金　**9:00～12:00　15:30～19:30**
土　**9:00～13:00**
休診日　**日曜日、祝日**

赤羽整骨院

〒115-0045 東京都北区赤羽2-1-19
Tel. 03-5939-7539
https://akabane-seikotsu.com/

院へのアクセス

電車ご利用の場合
JR「赤羽」駅より
徒歩３分

産後の骨盤矯正を受けたけど、効果が実感できなかった人が多いのは、施術によって筋肉の調整が不十分だったことが挙げられる。骨盤周辺の筋肉は、妊娠~出産を経て休む間もなくつづく育児などの疲労によって硬くなり縮まってしまう。これが産後の骨盤のゆがみの大きな原因となっている。この状態のまま骨盤を矯正しても、硬く縮まった筋肉が骨を引っ張ってしまい、元のゆがんだ状態に戻ってしまう。産後骨盤矯正では、硬くなった骨盤周辺の筋肉をほぐすことが重要。骨盤のゆがみの原因となる筋肉を調節し、縮みや硬くなった部分を改善することで、開いた骨盤が少しずつ締まり、正しい状態に戻りやすくなるのである。

赤羽整骨院は他院でよくならなかったママさんの多くがクチコミを頼りに訪れる整骨院として有名だ。院独自の「B&M背骨ゆがみ矯正法」を受けることで笑顔を取り戻していく。骨盤のゆがみのせいで内臓が下がり、ぽっこりお腹につながっている。「B&M背骨ゆがみ矯正法」によって身体のゆがみを整えていくので、姿勢がよくなり、内臓が正しい位置に戻ることになる。この結果、腸の機能が回復し、代謝がよくなることでダイエット効果も期待できるのである。

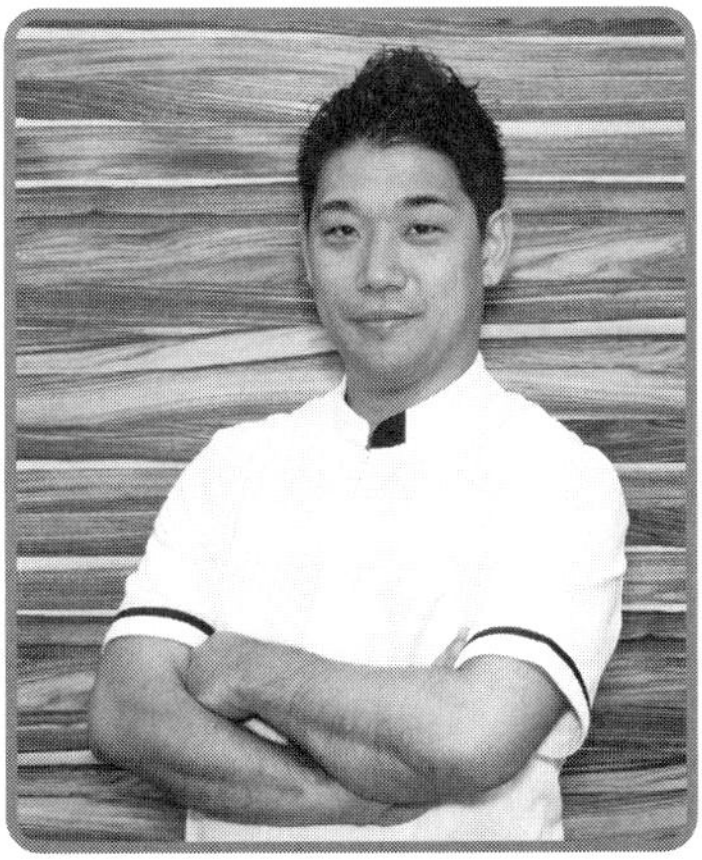

馬越 啓一 先生

プロフィール

まごし けいいち

1981年京都生まれ。整骨院の専門学校を卒業後、数々の治療を学び、京都市にかつら整骨院を開業。以降11年間に京都・大阪・兵庫など全国に41院を開院。サンキューグループの代表として活躍している。各41の整骨院とともに地域の一番人気院として業績を上げている。B&M背骨ゆがみ矯正法を開発し「1回で効果が実感できる」と好評。現在では全国各地からその技術などを学びに来る先生方も多い。

阿佐ヶ谷整骨院

妊娠後期に分泌されるリラキシンには、骨盤の靭帯をゆるめる働きがあり、出産前後は誰でも骨盤が非常にずれやすい状態に。そのまま日常生活に戻ると、骨盤のゆがみはますますひどくなる。これを改善するのが「B&M背骨ゆがみ矯正」だ。

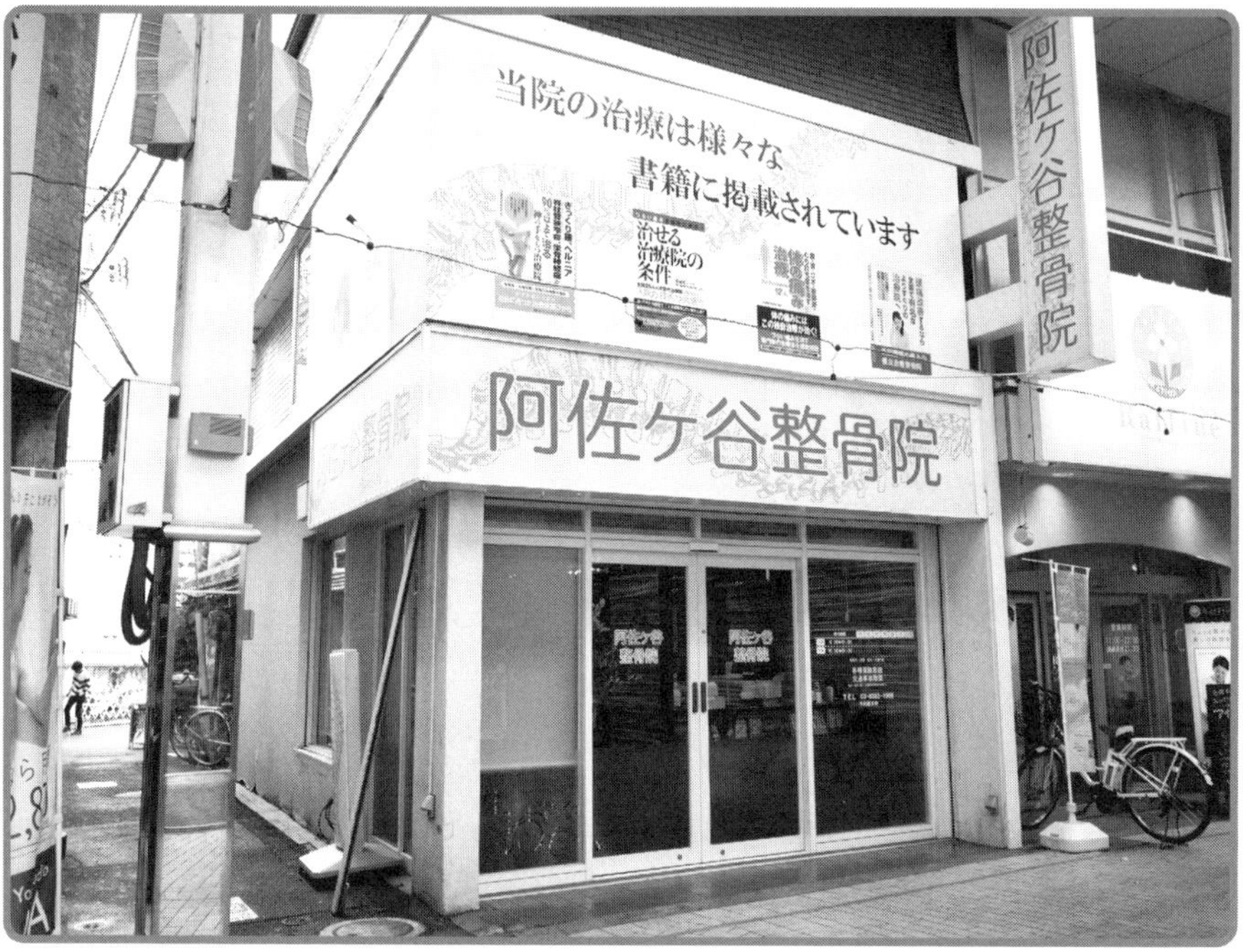

産後に骨盤がゆがむ原因を徹底解明
痛みのない快適な毎日を取り戻す

診療時間

月〜金　**9:00〜12:00　15:30〜19:30**
土　**9:00〜13:00**
休診日　**日曜日、祝日**

阿佐ヶ谷整骨院

〒166-0004 東京都杉並区阿佐ヶ谷南1-36-14
Tel. 03-6383-1966
https://asagaya-seikotsuin.com/

院へのアクセス

電車ご利用の場合
JR「阿佐ヶ谷」駅南口より
徒歩1分

産後に骨盤がゆがむのには次のような理由がある。出産時に骨盤を大きく開くためである。ずれてしまった骨盤はインナーマッスルなどの働きにより元の状態に戻っていく。しかし、妊娠中は身体の重心が動くことで歩き方も変わり、骨盤を支える筋肉のバランスが崩れやすくなっている。また、妊娠後期に分泌されるホルモンのリラキシンには、骨盤の靱帯をゆるめる働きがあり、出産前後は骨盤が非常にずれやすくなっている。

そんな状態の中、子育てや家事、職場復帰などの日常生活に戻ることで、骨盤のゆがみはますますひどくなっていく。ゆがみがひどいと、腰や骨盤周りの筋肉も固くなり腰痛や肩痛、膝痛だけでなく、尿漏れや下痢・便秘、頭痛などの精神的不調も抱え込むことになる。そのため阿佐ヶ谷整骨院では、「B&M背骨ゆがみ矯正法」によって背骨とその周囲の筋肉のバランスを整え、インナーマッスルに対してもていねいな手技で治療し、自然体に戻していくのである。

その結果、ゆがみの原因部分にアプローチすることで効果を実感しやすい、日常生活での姿勢改善をサポートし正しい骨盤の状態を維持しやすいなどと好評を博している。

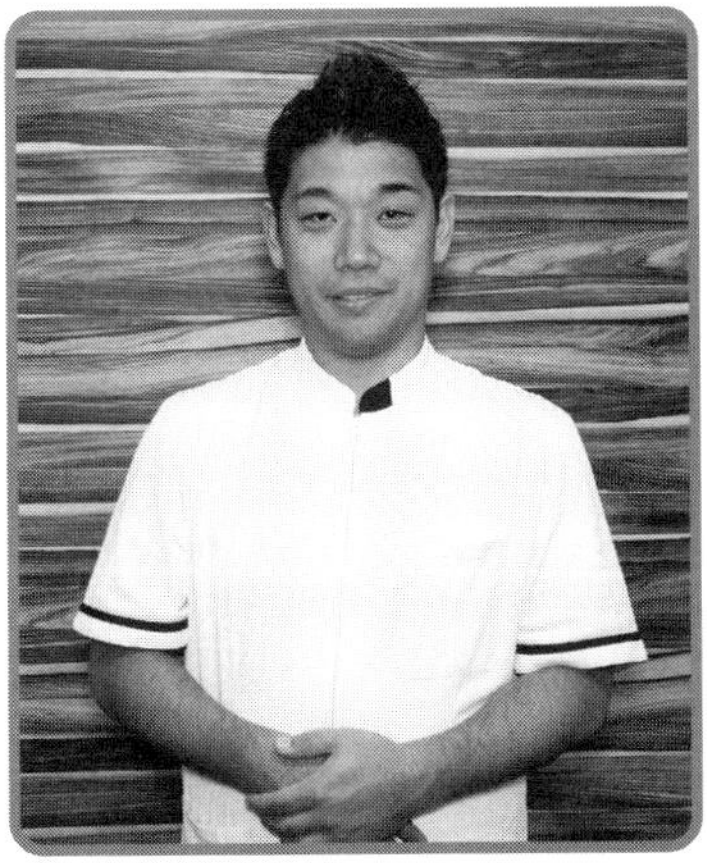

馬越 啓一 先生

プロフィール

まごし けいいち

1981年京都生まれ。整骨院の専門学校を卒業後、数々の治療を学び、京都市にかつら整骨院を開業。以降11年間に京都・大阪・兵庫など全国に41院を開院。サンキューグループの代表として活躍している。各41の整骨院とともに地域の一番人気院として業績を上げている。B&M背骨ゆがみ矯正法を開発し「1回で効果が実感できる」と好評。現在では全国各地からその技術などを学びに来る先生方も多い。

あびこ整骨院

大阪市住吉区の地下鉄・御堂筋線の「あびこ」駅とJR阪和線の「我孫子町」駅周辺は整骨院や整体院、マッサージ店が軒を接する整骨院「激戦地区」となっている。そのなかで実力・人気ともトップクラスの整骨院が本院である。

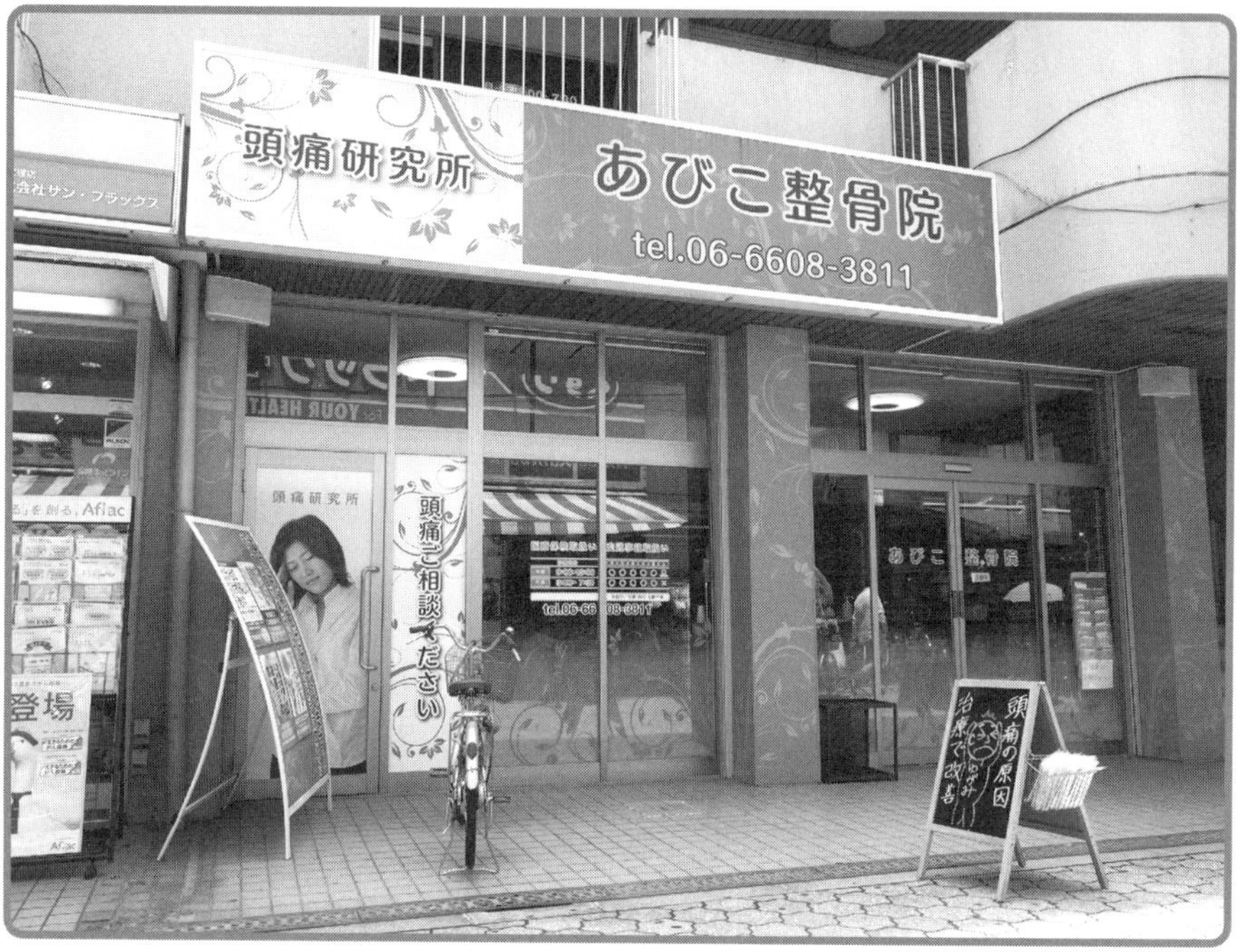

整骨院の激戦区でトップクラスの優良店
ていねいで女性に優しい施術が人気!

診療時間

月～金　**9:00～12:00　15:30～19:30**
土　**9:00～13:00**
休診日　**日曜日、祝日**

あびこ整骨院

〒558-0011 大阪府大阪市住吉区苅田7-7-12
Tel. 06-6608-3811
https://abiko-seikotsu.com/

院へのアクセス

電車ご利用の場合
JR「我孫子」駅から950m
地下鉄「あびこ」駅より
徒歩1分

大阪の地下鉄・御堂筋線の「あびこ」駅から徒歩1分、四六時中混雑する駅前商店街に立地する。整骨院や整体院が林立する地区にあって、群を抜いて支持されているのが「あびこ整骨院」だ。

頭痛に悩んで訪れる人が多いが、肩こりや腰痛、膝関節痛などだけでなく、最近では産後の女性が増えている。いわゆる骨盤矯正である。これら女性の悩みは「痩せにくくなった」「頭痛が治らない」「腰が痛い」「股関節・恥骨が痛む」「肩こりが激しい」「尿漏れをするようになった」「便秘をなんとかしたい」「おしりが大きくなった気がする」「ズボンがきつくなった」などであるという。

骨盤は中央に仙骨・尾骨と左右にある寛骨で構成され、これらは内臓や生殖器を守る役割がある。出産時に骨盤が開いていくが、出産後は骨盤が広がり、ゆがみがひどくなるため身体に不調が起こるのが原因となっている。骨盤の開き方やゆがみ方は人によって異なる。画一的な治療では効果がないのである。本院では、「B&M背骨ゆがみ矯正法」によって骨盤のゆがみや傾き、開きを細かくチェックするのが特徴だ。そのため一人ひとりに合わせた施術ができ、それが人気の秘密になっていると言っても過言ではない。

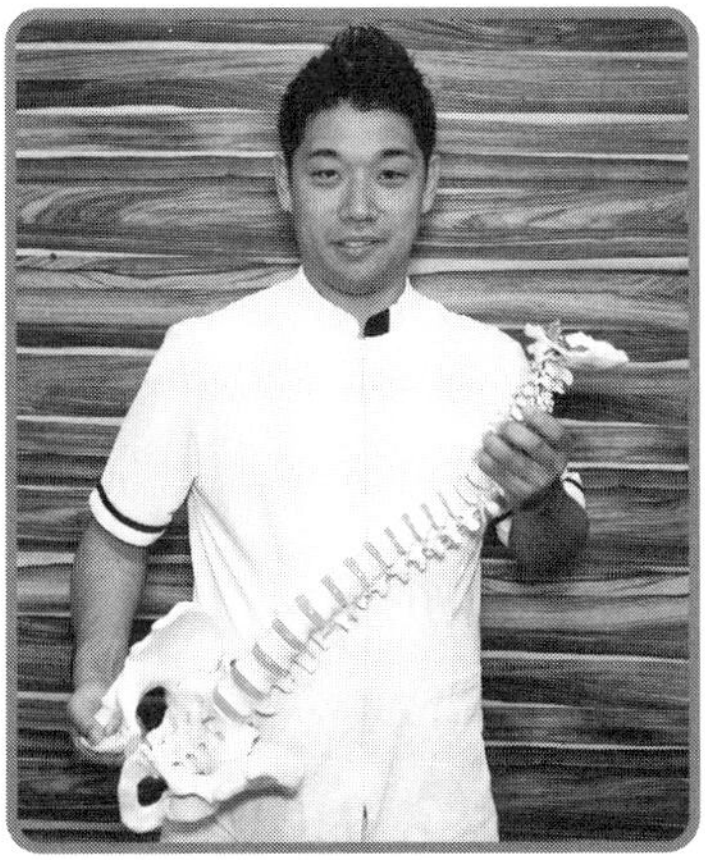

馬越 啓一 先生

プロフィール

まごし けいいち

1981年京都生まれ。整骨院の専門学校を卒業後、数々の治療を学び、京都市にかつら整骨院を開業。以降11年間に京都・大阪・兵庫など全国に41院を開院。サンキューグループの代表として活躍している。各41の整骨院とともに地域の一番人気院として業績を上げている。B&M背骨ゆがみ矯正法を開発し「1回で効果が実感できる」と好評。現在では全国各地からその技術などを学びに来る先生方も多い。

尼崎整骨院

東海道本線の尼崎駅は大阪駅から西へ約5キロメートル、電車で10分ほどの距離。「大阪圏」ともいえる尼崎市には250院近い整骨院が展開する「整骨院激戦区」になっている。そのなかで評判の整骨院がサンキューグループの「尼崎整骨院」だ。

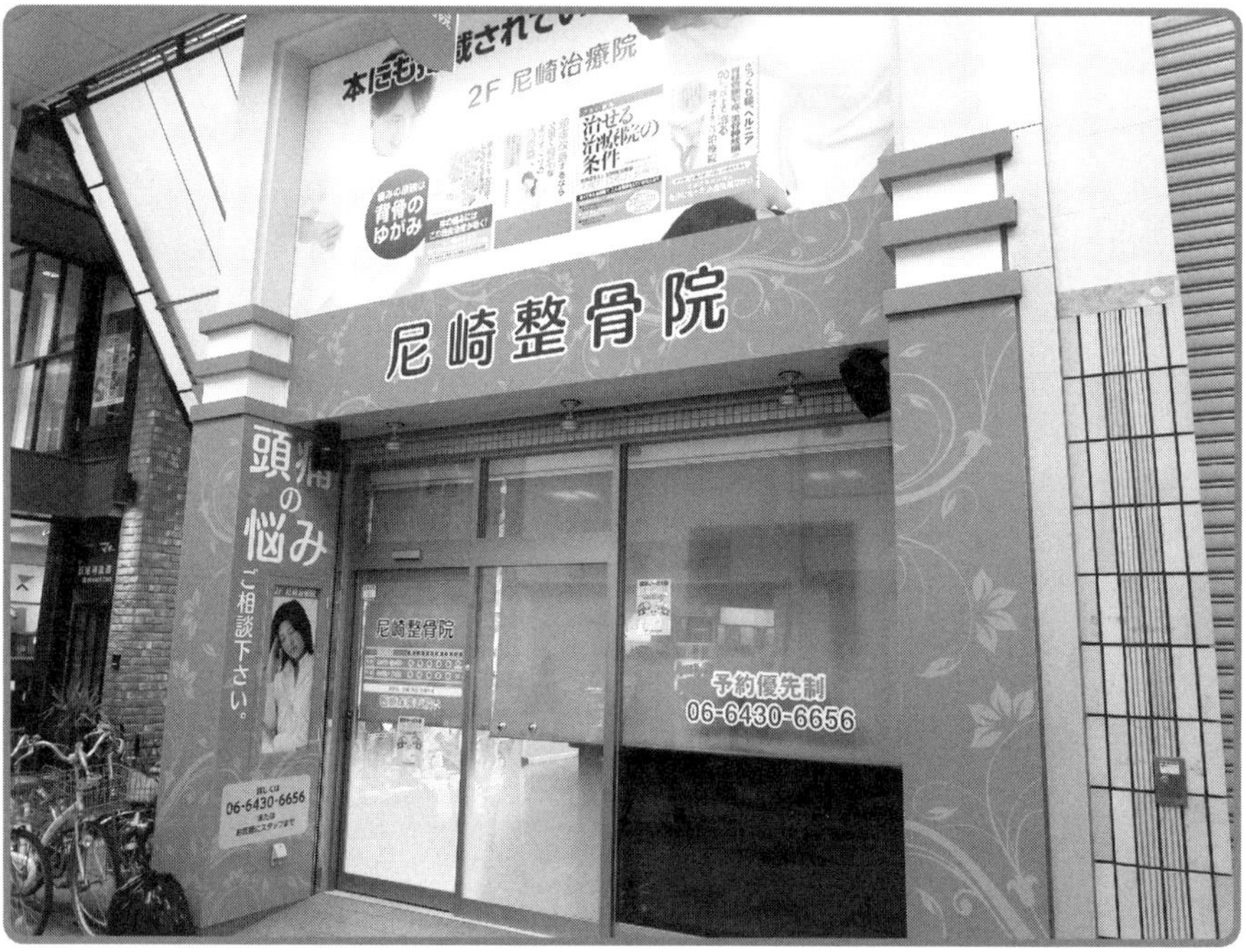

京阪の激戦区で人気を維持し高める努力
コミュニケーションで築く信頼関係の輪

診療時間

月〜金	**9:00〜12:00　15:30〜19:30**
土	**9:00〜13:00**
休診日	**日曜日、祝日**

尼崎整骨院

〒660-0884 兵庫県尼崎市神田中通り4-88-7
Tel. 072-634-5533
https://amagasaki-seikotsuin.com/

院へのアクセス

電車ご利用の場合
阪神「尼崎」駅より
徒歩７分

京都・大阪で整骨院を展開するサンキューグループが初めて兵庫県尼崎市に進出したのが「尼崎整骨院」。「整骨院激戦区」の尼崎で開院するには高い技術力が求められるのはいうまでもない。治療にあたるスタッフは「B&M背骨ゆがみ矯正法」を徹底的にマスターし、患者さんとのコミュニケーションをしっかりととれるように指導が行き届いている。

　これは、サンキューグループで共通になっている大方針で、現在まで41院を開院させてきた原動力になっている。

　尼崎整骨院に通う子育て中の患者さんは20~40歳代で、腰痛、肩こり、股関節痛、尿もれ、不眠、うつ、腱鞘炎など痛みや身体的不調は多種多様。しかし、産後に骨盤を矯正することで、改善することが多いという。筋肉や骨格の調整して内臓を正しい位置に戻すことで単に不調の改善だけでなく再発防止にもつながっているのである。

「産後に体型が元に戻らない、下半身をもっとスリムにしたい」という痛み以外の相談も多いのは、スタッフと患者さんの間でコミュニケーションがとれているから。患者さんの悩み全般に付き合いながら、きちんとフォローする態勢が出来上がっているのである。

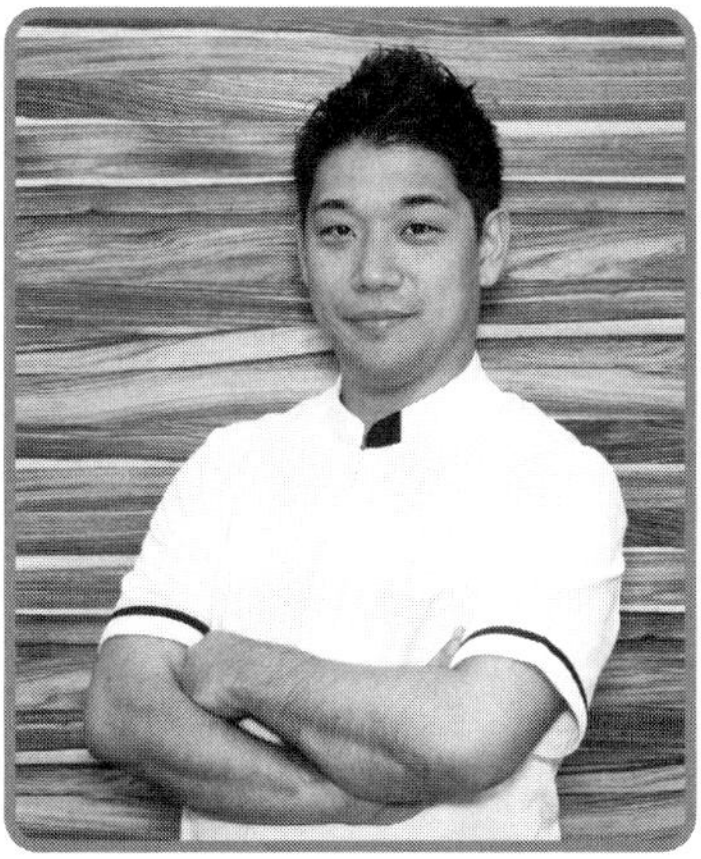

馬越 啓一 先生

プロフィール

まごし けいいち

1981年京都生まれ。整骨院の専門学校を卒業後、数々の治療を学び、京都市にかつら整骨院を開業。以降11年間に京都・大阪・兵庫など全国に41院を開院。サンキューグループの代表として活躍している。各41の整骨院とともに地域の一番人気院として業績を上げている。B&M背骨ゆがみ矯正法を開発し「1回で効果が実感できる」と好評。現在では全国各地からその技術などを学びに来る先生方も多い。

淡路駅前整骨院

阪急京都線・阪急千里線の淡路駅から徒歩3分。サンキューグループの各治療院に共通する「駅から近くに」という、馬越院長が「患者さまのために」の理念に基づいて開院。その理念はスタッフから治療方針、院内レイアウトまで息づいている。

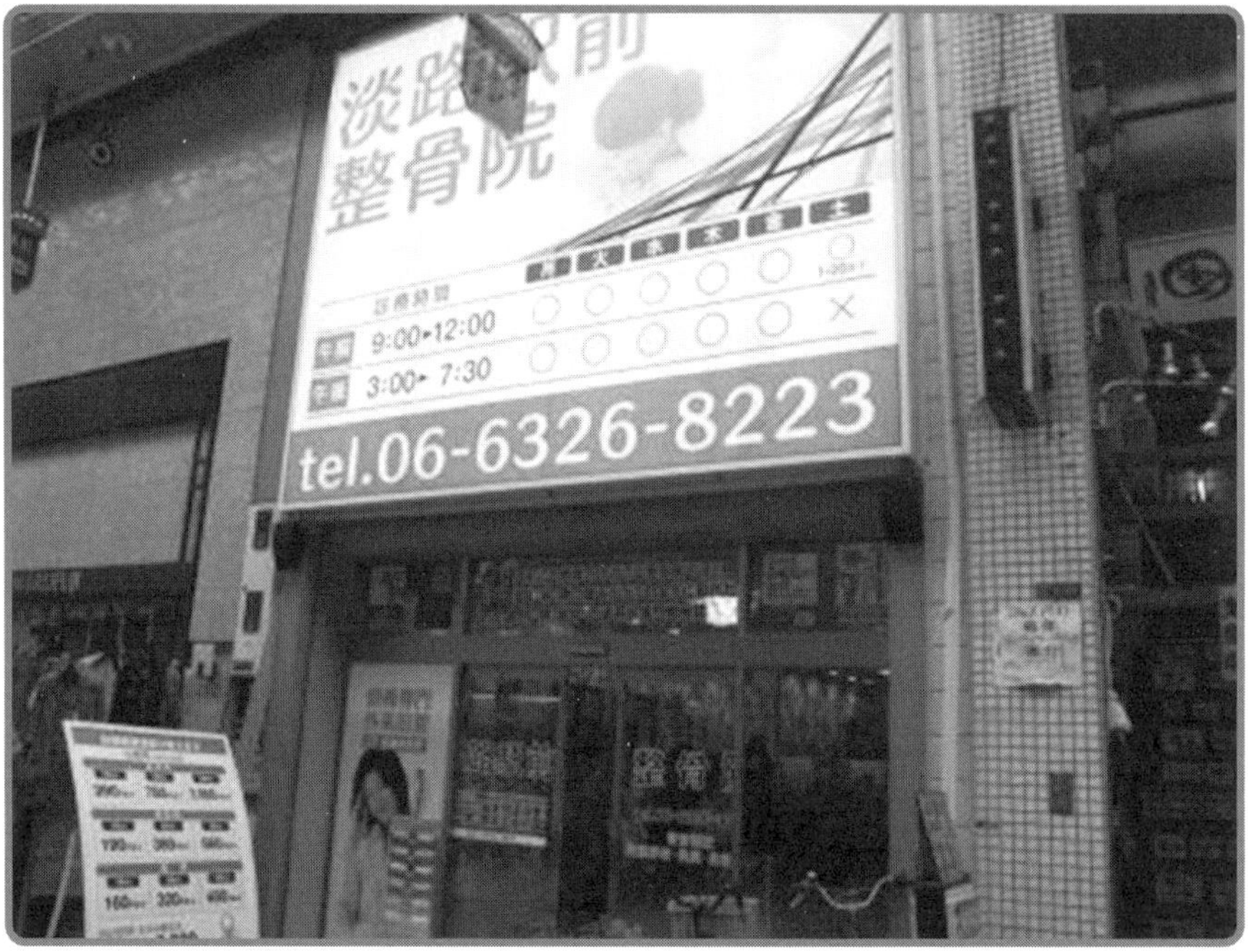

徹頭徹尾貫かれた「患者さんのために」
人気の秘密は口コミで広がる安心感

診療時間

月～金　**9:00～12:00　15:30～19:30**
土　**9:00～13:00**
休診日　**日曜日、祝日**

淡路駅前整骨院

〒567-0829 大阪府大阪市東淀川区淡路4-7-13
Tel. 06-6326-8223
https://awaji-seikotsu.com/

院へのアクセス

電車ご利用の場合
阪急「淡路」駅より
徒歩３分

淡路駅前整骨院の特徴は、口コミによる患者さんの来院が多いことである。その声の一部を紹介しよう。「ホームページを見て来ました。怖そうなイメージのある整骨院ですが、こちらのスタッフの方は皆さん明るく笑顔で接してくださります。説明もていねいでわかりやすい」「いろんなことを相談しやすい雰囲気です！　先生がたくさん話しかけてくださるので人見知りの自分でも行きやすいです」「全身の体のゆがみ、硬さと頭、首の痛みで来院。最初の施術ですごくよくなった感覚があり通っています」「全従業員のみなさんは元気よく、ていねいに治療してくれます！　いままでいろんな整骨院に行きましたが、淡路駅前整骨院は本当にいろんな人に紹介したいお店です」などなど、患者さんのオススメの声は枚挙にいとまがないほど。

　馬越院長が「患者さまのために」というサンキューグループの理念をスタッフ全員がていねいに実践しているのが院の隅々まで行き渡っているのがわかる。

　産後の骨盤矯正に限らず施術の中核をなすのは「B&M背骨ゆがみ矯正法」で、深部の筋肉に対しては「トリガーポイント療法」。痛みの原因を根本から取り除く手技である。

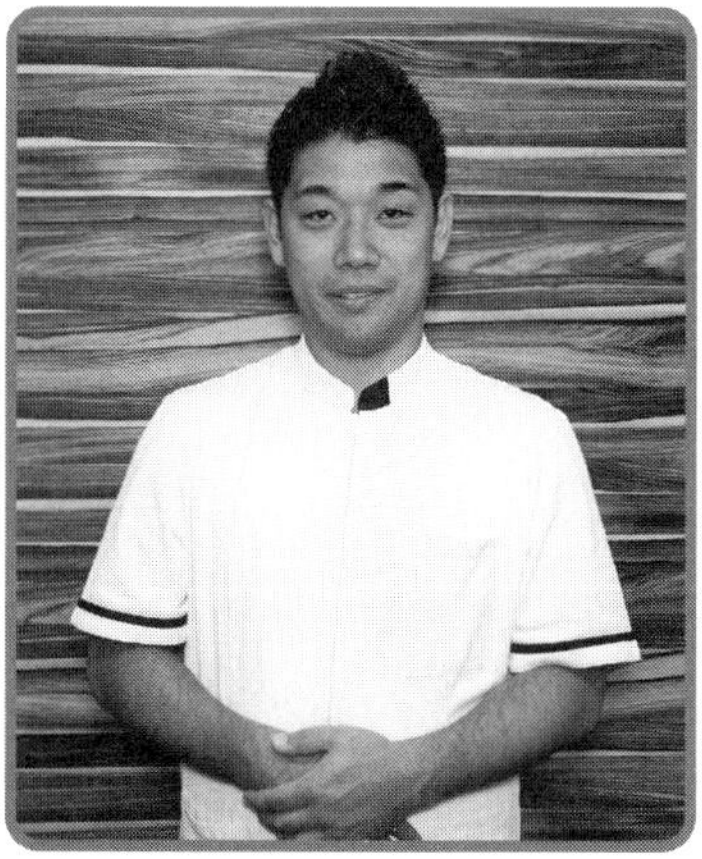

馬越 啓一 先生

プロフィール

まごし けいいち

1981年京都生まれ。整骨院の専門学校を卒業後、数々の治療を学び、京都市にかつら整骨院を開業。以降11年間に京都・大阪・兵庫など全国に41院を開院。サンキューグループの代表として活躍している。各41の整骨院とともに地域の一番人気院として業績を上げている。B&M背骨ゆがみ矯正法を開発し「1回で効果が実感できる」と好評。現在では全国各地からその技術などを学びに来る先生方も多い。

板橋大山整骨院

板橋大山整骨院はグループの理念を忠実に再現している。施術者の高い技術力はいうまでもなく、患者さんにできるだけ負担をかけないように駅の近くであること、院内は明るく清潔な空間であること、人間性豊かなスタッフであること、などである。

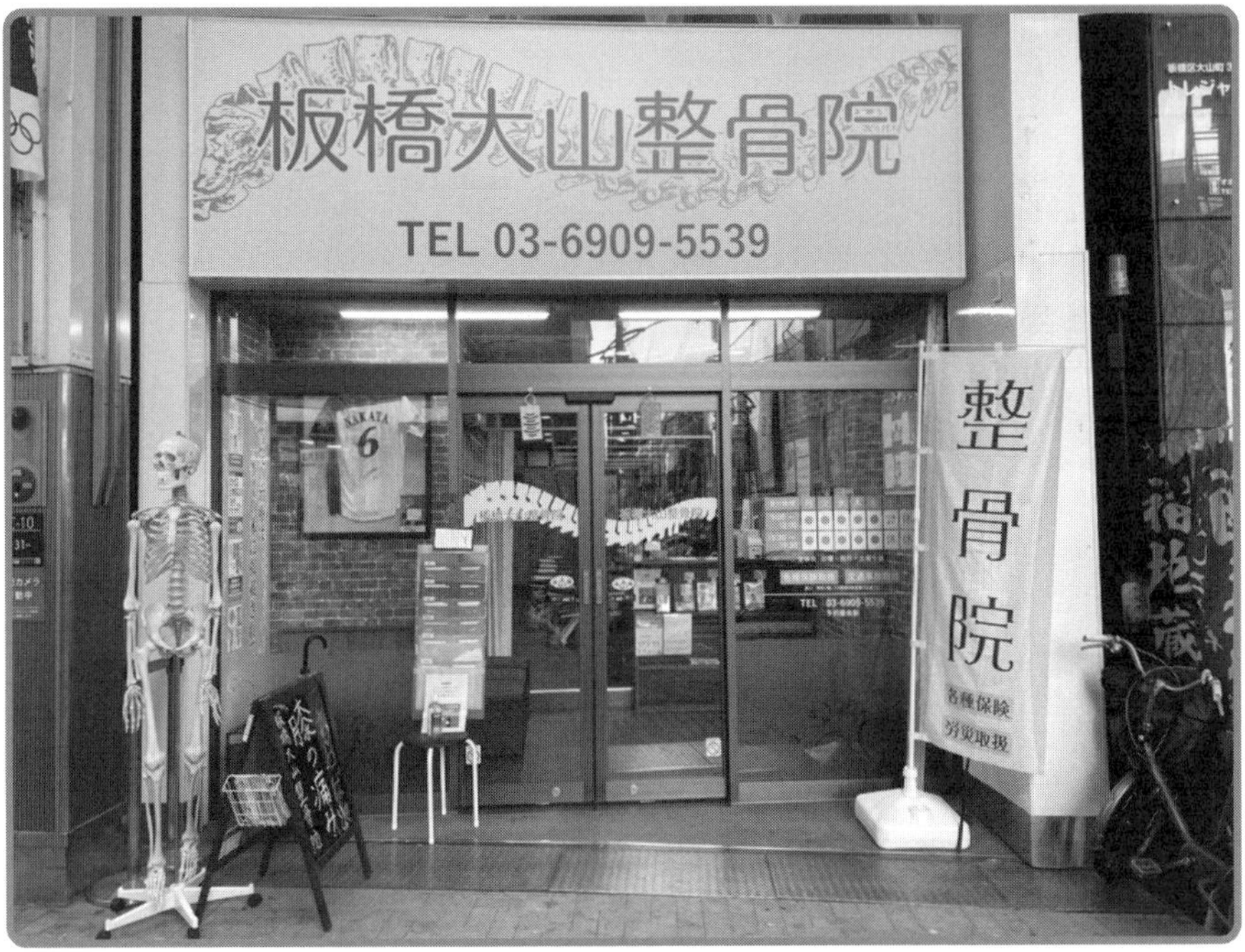

産後の骨盤のゆがみを治して安心ライフ
グループの理念を体現した人気の整骨院

診療時間

月〜金　**9:00〜12:00　15:30〜19:30**
土　**9:00〜13:00**
休診日　**日曜日、祝日**

板橋大山整骨院

〒173-0023 東京都板橋区大山町31番
Tel. 03-6909-5539
https://itabashiooyama-seikotsu.com/

院へのアクセス

電車ご利用の場合
東武東上線「大山」駅
より徒歩3分

グループの治療院は原則として予約優先制で、来院する患者さんに余分な負担をかけないように配慮されている。板橋大山整骨院でも至る所に「患者さんファースト」の理念が貫かれているのが特徴だ、院内は掃除が行き届いて明るく清潔で、除菌も完璧で。スタッフが楽しそうに動き回っているのを見ているだけで、元気をもらえそうな雰囲気が漂っている。

初めて訪れた患者さんでも、どのような治療を求めているのか、現在困っている症状は何か、目指すべきゴールはどこか、スタッフは患者さんと時間をかけてコミュニケーションをとっていく。口に出せない患者さんの悩みをしっかりととらえ、実際の治療へとつなげていく体制ができあがっている。これもグループの考えが一人ひとりのスタッフにしっかりと根づいている証拠でもある。

施術は、馬越院長が長い経験・研究の末に開発した「B&M背骨ゆがみ矯正法」である。特に産後の女性に多くみられる骨盤のゆがみの矯正に高い効果があり、多くの場合は1回の手技で、かなりひどい頭痛や腰痛、坐骨神経痛、生理痛や便秘などでも6回の施術で痛みから解放されると評判である。

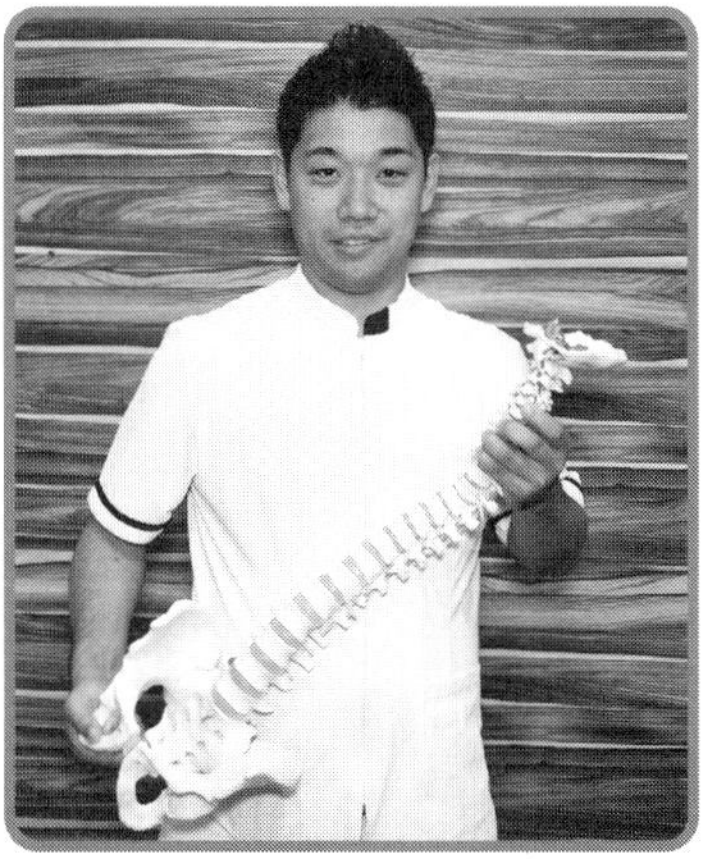

馬越 啓一 先生

プロフィール

まごし けいいち

1981年京都生まれ。整骨院の専門学校を卒業後、数々の治療を学び、京都市にかつら整骨院を開業。以降11年間に京都・大阪・兵庫など全国に41院を開院。サンキューグループの代表として活躍している。各41の整骨院とともに地域の一番人気院として業績を上げている。B&M背骨ゆがみ矯正法を開発し「1回で効果が実感できる」と好評。現在では全国各地からその技術などを学びに来る先生方も多い。

茨木ゆがみ整骨院

茨木市だけでなく周辺の地域からも口コミで集まる人気店「茨木ゆがみ整骨院」。その人気の秘密は、施術のていねいさにある。赤ちゃんを産むことによっておこる産後の不調の数々。身体の中心の背骨のゆがみを正すことで劇的に改善する。

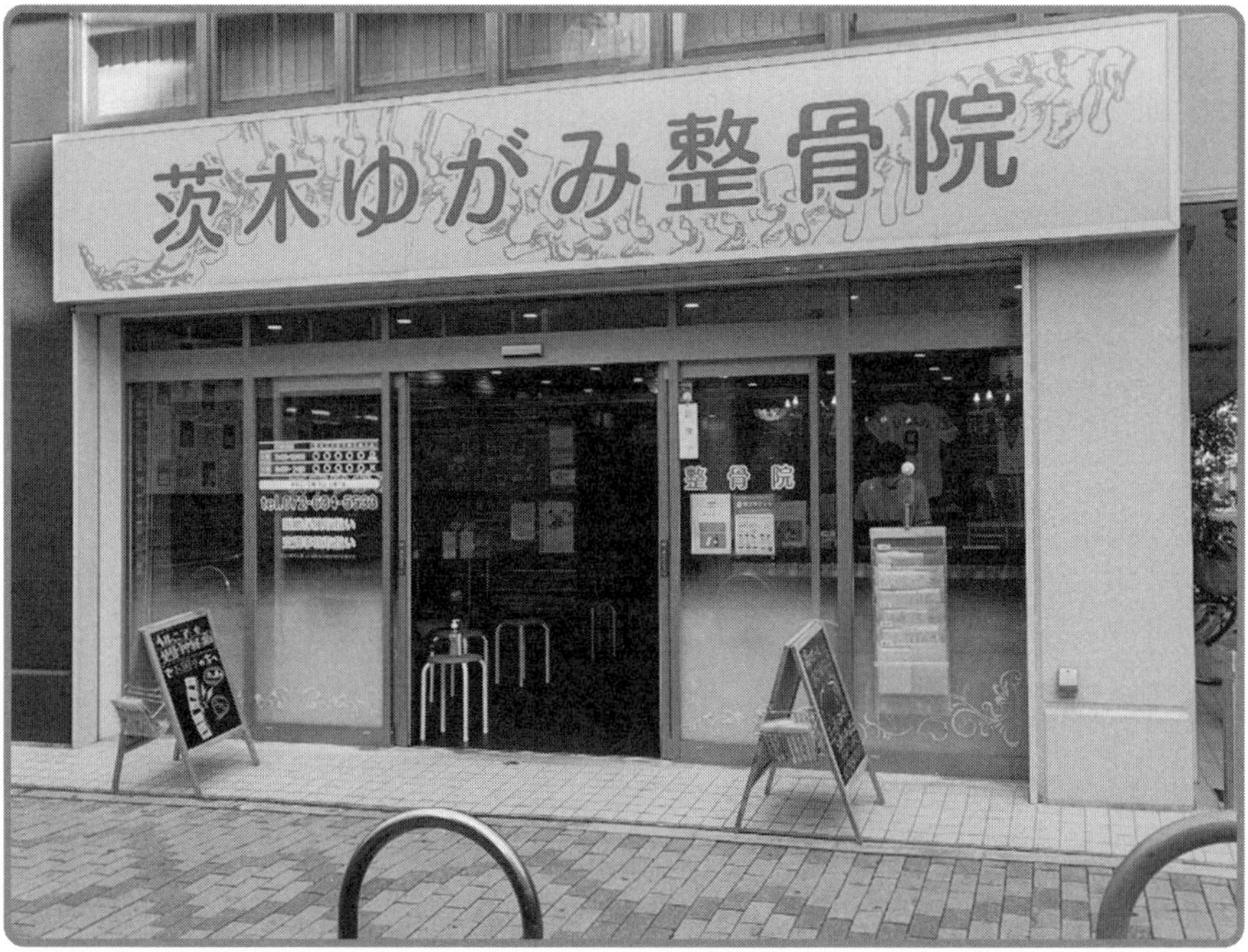

骨盤のゆがみを治して憂いのない生活
腰痛などの痛みや心的な疲労を改善

診療時間

月～金　**9:00～12:00　15:30～19:30**
土　**9:00～13:00**
休診日　**日曜日、祝日**

茨木ゆがみ整骨院

〒567-0829 大阪府茨木市双葉町4-21
Tel. 072-634-5533
https://www.yugami-seikotsu.com/

院へのアクセス

電車ご利用の場合
阪急「茨木市」駅より
徒歩３分

雑誌などで産後の『骨盤のゆがみチェック』が特集されることがある。その中で多いのが「スカートが右なら右、左なら左の一方向に回転する」という項目。これは、骨盤にゆがみが出ることで腰の筋肉の硬さに左右差が生じ、歩くときにも影響することでスカートが回転することになる。これがひいては腰痛の原因となる。

「茨木ゆがみ整骨院」で行われている施術は馬越院長が自ら編み出した「B&M背骨ゆがみ矯正」は骨盤のゆがみの改善にも大いに効果を発揮し、同院を茨木市とその周辺の地域の人気院に押し上げる要因となっている。骨盤は腰の影響を受けやすく、背骨のバランスを整えることで腰痛は改善していくのである。

馬越院長は、産後の腰痛を改善することで健康には計り知れない効果があると語る。「腰痛がなくなると、背中がしっかりベッドにつくのでぐっすり眠れるようになり疲労回復につながります。深い睡眠は体力の回復だけでなく、美容やダイエットにも絶大な効果が期待できるのです。さらに筋肉が柔らかくなることでリンパ管が圧迫から解放されてリンパ液の流れがよくなり〝むくみ〟が起きにくくなります。ママさんの健康はそのまま赤ちゃんの健康につながっているのです」

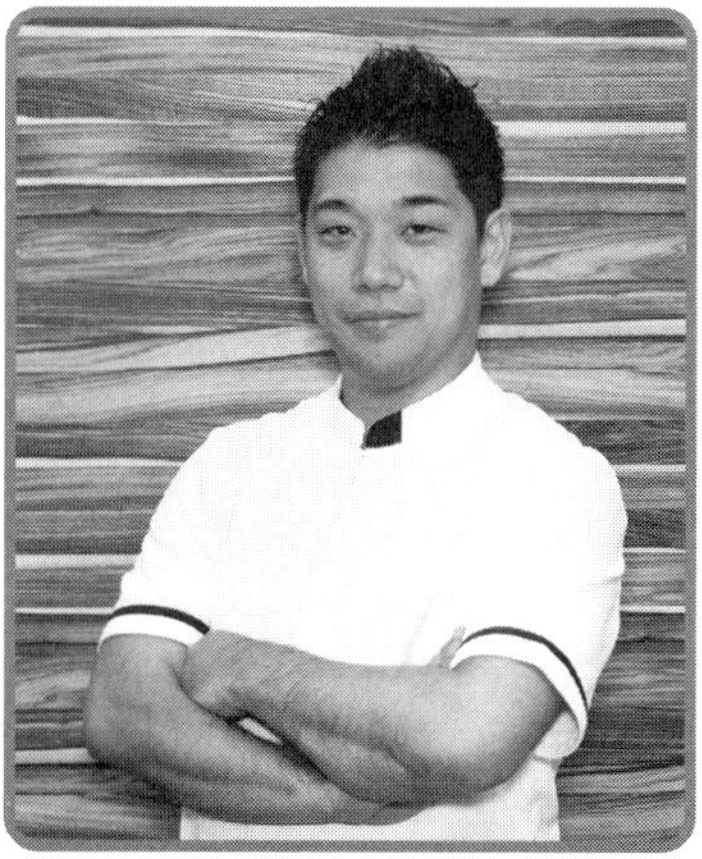

馬越 啓一 先生

プロフィール

まごし けいいち

1981年京都生まれ。整骨院の専門学校を卒業後、数々の治療を学び、京都市にかつら整骨院を開業。以降11年間に京都・大阪・兵庫など全国に41院を開院。サンキューグループの代表として活躍している。各41の整骨院とともに地域の一番人気院として業績を上げている。B&M背骨ゆがみ矯正法を開発し「1回で効果が実感できる」と好評。現在では全国各地からその技術などを学びに来る先生方も多い。

浦安整骨院

産後の腰痛は、骨盤矯正に浦安整骨院を訪れる患者さんの一番の悩みになっている。妊娠中、お腹の重さを支えるために骨盤が前側に傾くことで起こるゆがみで、解剖学や生理学などを学んだ国家資格を持つスタッフが親身になって治療にあたる。

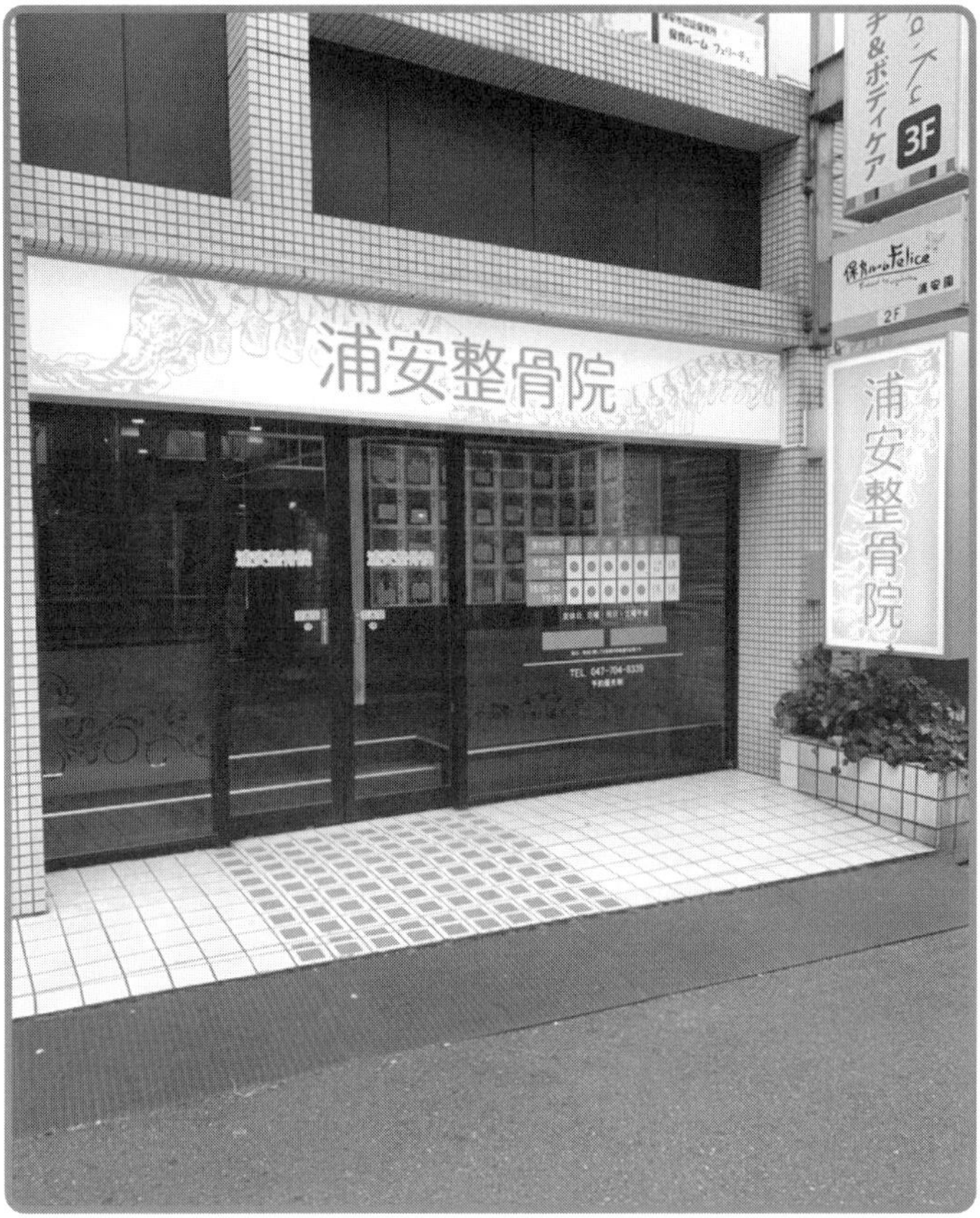

産後の悩みを解消して身体と心を健康に
患者さんの喜びの声がスタッフの励みに

診療時間

月～金　**9:00～12:00　15:30～19:30**
土　**9:00～13:00**
休診日　**日曜日、祝日**

浦安整骨院

〒279-0002 千葉県浦安市北栄1-15-9
Tel. 047-704-8339
https://urayasu-seikotsu.com/

院へのアクセス

電車ご利用の場合
東京メトロ東西線
「浦安」駅より
徒歩1分

浦安整骨院の大きな特徴は、治療を終えたり治療中の患者さんからの喜びの声が多く寄せられていることである。そのいくつかを紹介しておこう。

「あれだけ悩まされた腰痛が治り歩きやすくなりました」「出産後から続いていた股関節の痛みがなくなりました！」「産後なかなか戻らなかった体重が元通りに。ダイエット成功！」「お尻から足への痛みが治りました」「産後のお腹のお肉が引き締まりました」「慢性的な肩こりがなくなりました」「脚の付け根の痛みが取れて歩きやすい！」「妊娠前のズボンが履けるようになった」「便秘や尿漏れが治りました」などなど。これらの患者さんの喜びの声が、スタッフのやる気を一層奮い立たせているという。

　産後もホルモンバランスが崩れた状態が続くので、靭帯や関節がゆるく、骨盤はぐらぐらしたまま。これが腰痛や肩こりなどの慢性疲労の原因にもなっている。浦安整骨院の特徴は背骨、骨盤のゆがみを瞬時で改善する「B&M背骨ゆがみ矯正法」というソフトな施術で、ママさん達の人気を集めているようだ。

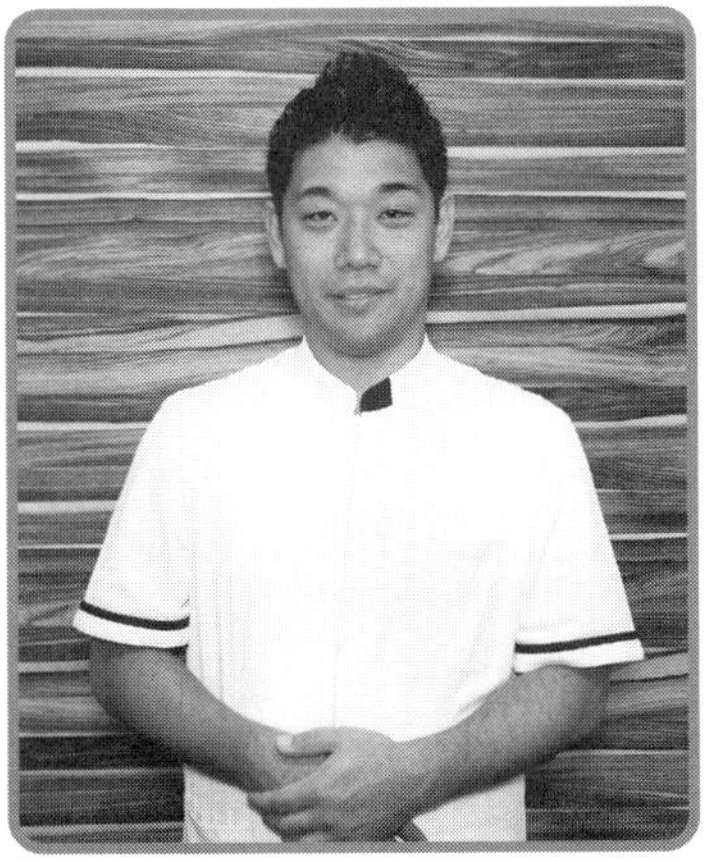

馬越 啓一 先生

プロフィール

まごし けいいち

1981年京都生まれ。整骨院の専門学校を卒業後、数々の治療を学び、京都市にかつら整骨院を開業。以降11年間に京都・大阪・兵庫など全国に41院を開院。サンキューグループの代表として活躍している。各41の整骨院とともに地域の一番人気院として業績を上げている。B&M背骨ゆがみ矯正法を開発し「1回で効果が実感できる」と好評。現在では全国各地からその技術などを学びに来る先生方も多い。

AIC 整骨院グループ

東大島整骨院、押上整骨院、本所吾妻橋整骨院

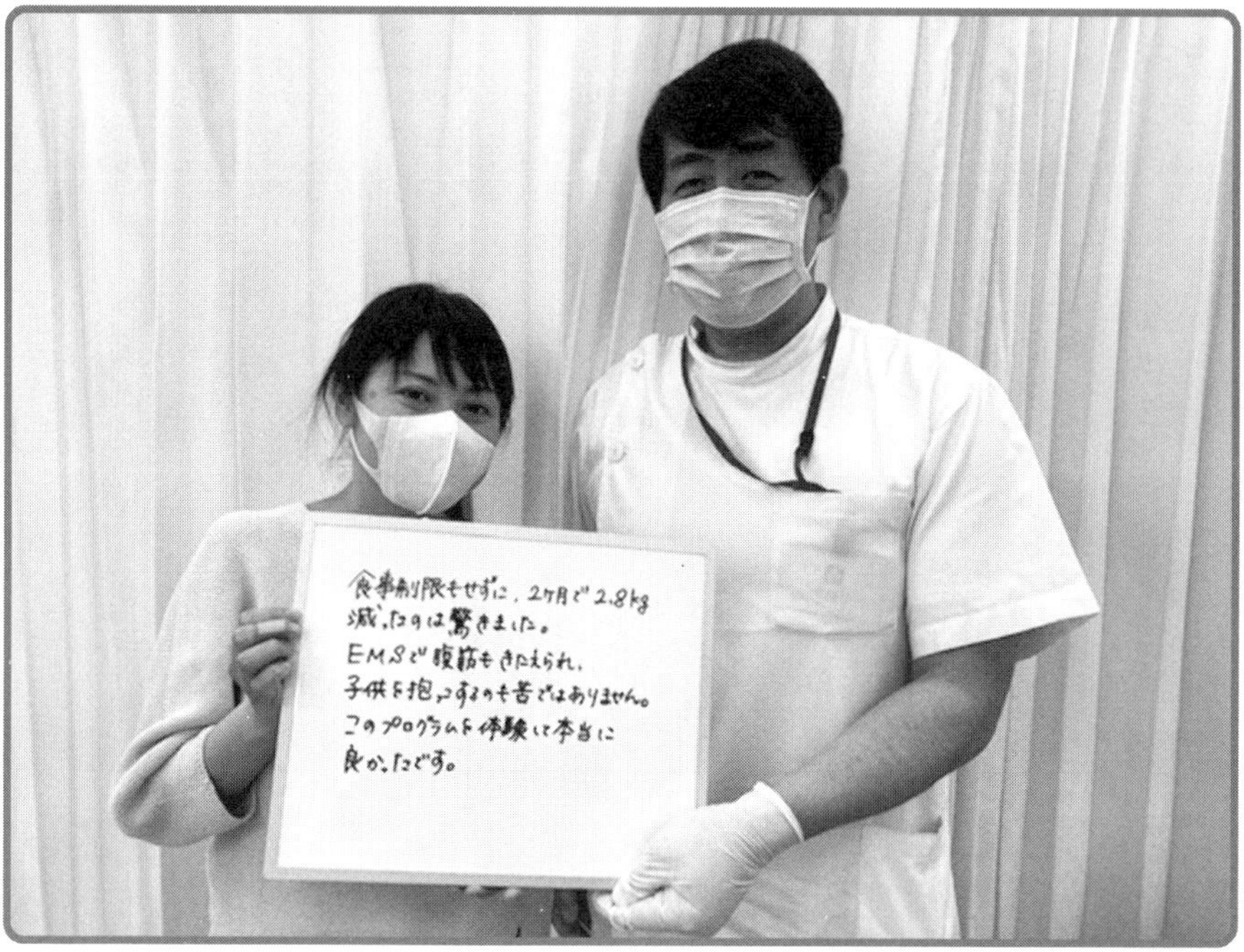

患者さんと施術者の二人三脚で治療
「是枝式治療法」で身体をリセット！

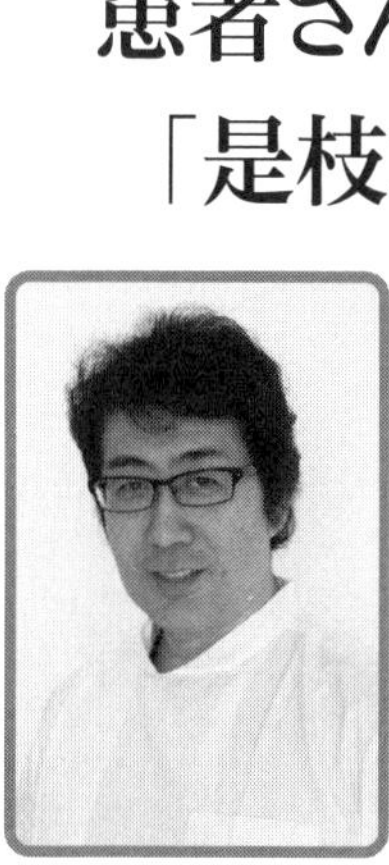

是枝 稔彦 先生

プロフィール

これえだなるひこ

AIC 整骨院グループ代表・総院長。東京都生まれ。大学卒業後、東京柔道整復専門学校を卒業。接骨院、整形外科病院で臨床経験を重ね、1988年より施術を始める。外傷の治療経験多数。カイロプラクティック、操体法を勉強、メンタルセラピスト、日本水泳連盟第二種指導員。日本赤十字社水上安全法救助員。

A　ＩＣ整骨院グループ代表の是枝稔彦総院長の開発した「是枝式脊椎骨盤矯正法」が施術の基本となる。骨盤のずれがその上に載っている背骨のゆがみにつながり、そのゆがみにより神経の圧迫や筋肉・靭帯の緊張が発生して各種の病気や痛みを引き起こすので、普段から正しく整えていくことが改善・予防につながるという考え方で、筋肉の瞬間弛緩法や血液リンパマッサージなどを症状に応じて組み合わせて治療していく。

「患者さんに適した最善の施術法を見出して、最善の効果を引き出す」という是枝総院長の治療方針が各院に行き渡っている。

東大島整骨院
〒136-0072
東京都江東区大島9-3-1
パークサイドコート104
Tel. 03-3682-5906
院へのアクセス：電車ご利用の場合
都営新宿線東大島駅 徒歩1分

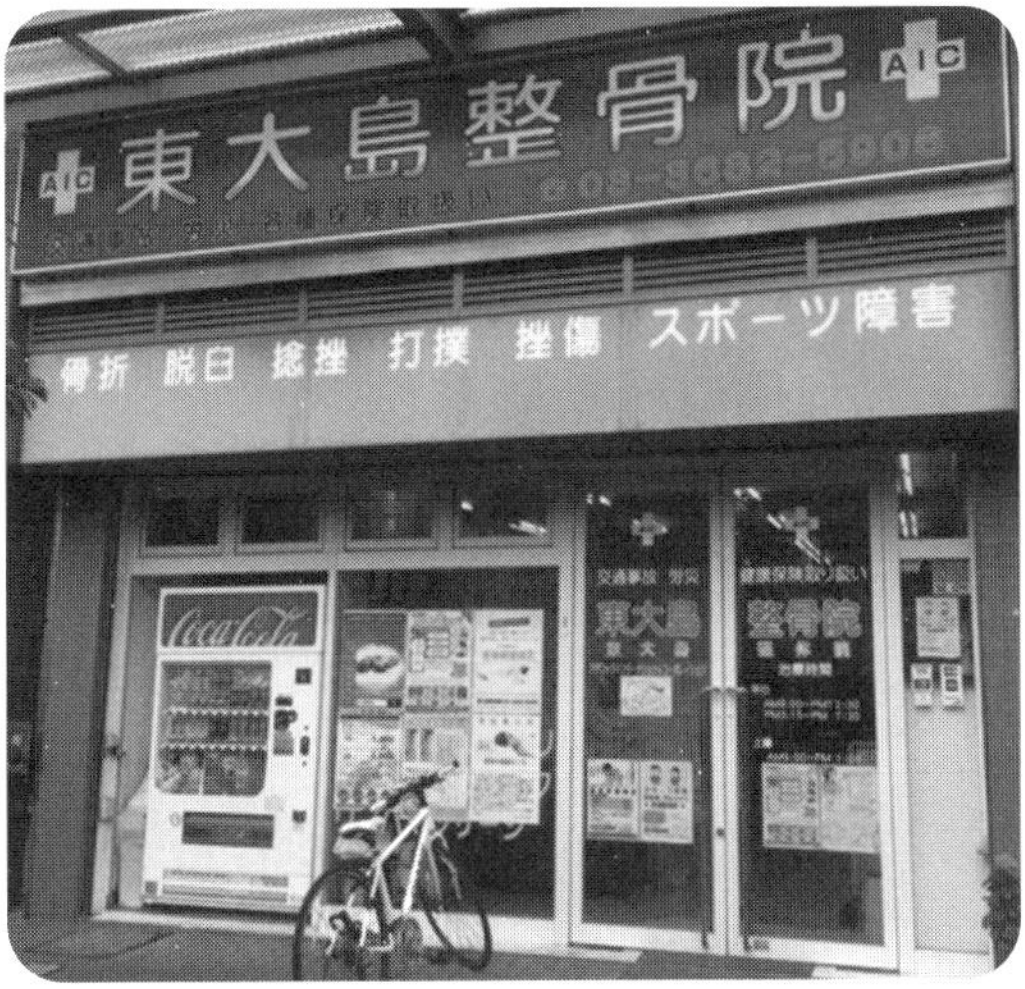

押上整骨院
〒130-0002
東京都墨田区業平2-17-1
グレイスフルサカイ101
Tel. 03-3626-2182
院へのアクセス：電車ご利用の場合
都営浅草線・東京メトロ半蔵門線
押上駅 徒歩1分

本所吾妻橋整骨院
〒130-0001 東京都墨田区吾妻橋3-7-15　ナイトアズサン101
Tel. 03-3625-1072
院へのアクセス：電車ご利用の場合　都営浅草線本所吾妻橋駅 徒歩1分

診療時間

東大島整骨院・押上整骨院
平日 午前9:30～12:30 午後15:15～19:30
土曜 午前9:00～13:00
休診日 日・祝日

http://www.aderok.com/

本所吾妻橋整骨院
平日 午前10:00～13:00 午後15:45～21:00
土曜 午前9:00～13:00
休診日 日・祝日

http://www.aderok.com/

エイト鍼灸整骨院

産後の骨盤矯正を行いながらダイエットも同時進行で行う独自のプログラムは院長自らが考案。産後太りで困っている人を全力でサポート。院長のモットーは「地域で一番笑顔をありがとうが一番集まる治療院を目指す」で、着実に地域一番を目指している。

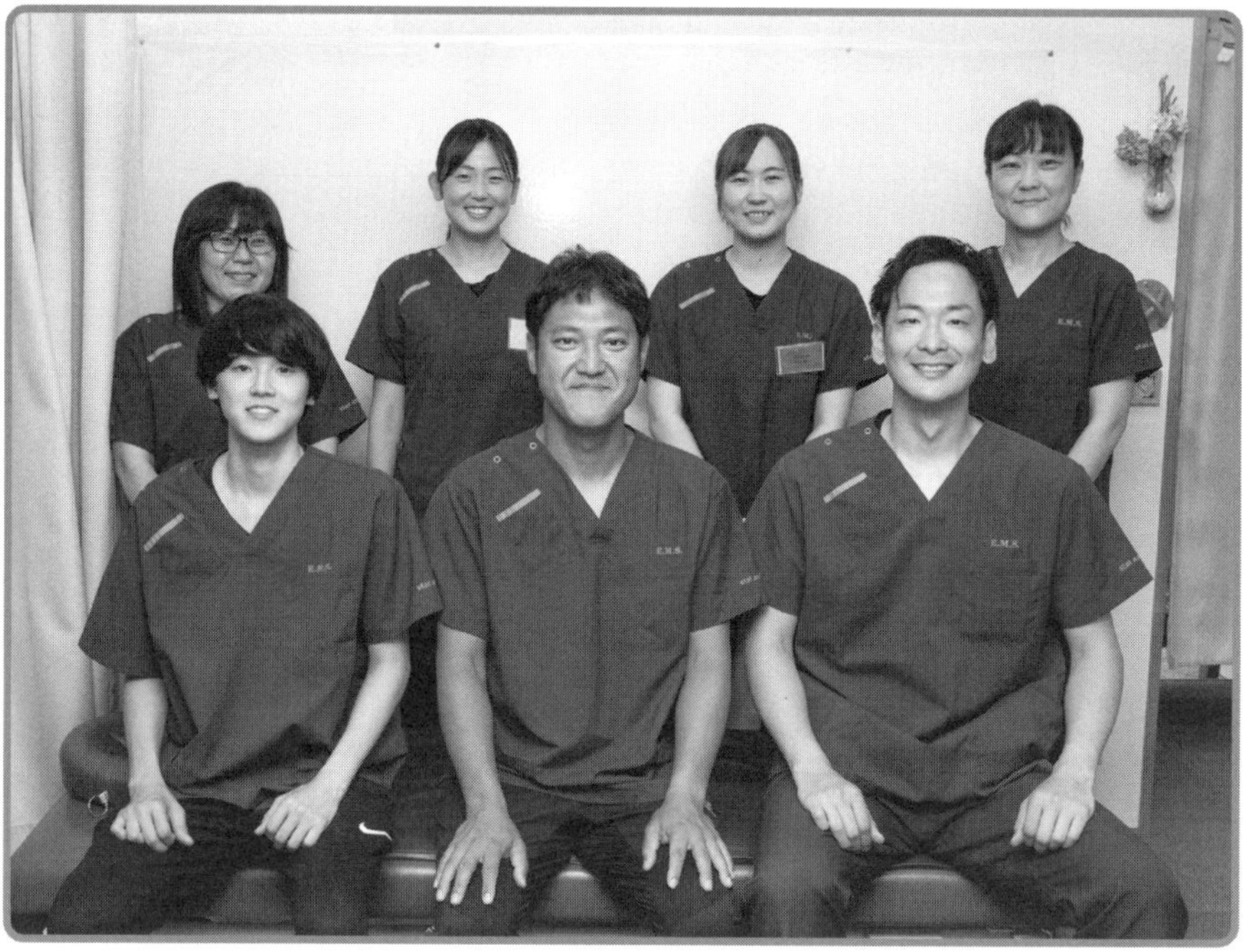

全身整体とEMS筋トレで根本改善を図る院独自のダイエットプログラムで高い効果が

診療時間

平日　**8:00～13:00　14:30～20:30**
休診日　**日・祝日**

エイト鍼灸整骨院

〒997-0023　山形県鶴岡市鳥居町21-11
メゾン鳥居102

Tel. 0235-23-3884
https://coataccess.org/

院へのアクセス

電車ご利用の場合
JR羽越本線「鶴岡駅」より
徒歩15分

〈駐車場のご案内〉
駐車場10台

東京で修業を積んで40歳になったら故郷の鶴岡で整骨院を開業しようと思っていた三浦院長。夏休みや正月休みで帰郷する度に「なかなかいい病院ないんだよねー」「スポーツをやめろって言われた」などの相談をたくさん受けるようになり、25歳で開業することに。それだけに地元への思いは強く、地域で一番笑顔とありがとうが一番集まる治療院を目指している。

院ではダイエットプログラムを導入しているためダイエットのノウハウがあり、産後の骨盤矯正と同時進行でダイエットも行っているのが最大の特徴。全身整体とＥＭＳ筋トレを同時に行うことによって根本的な改善を図る施術が人気を集めている。ＥＭＳとは「Electric Muscle Simulation」の略で、筋肉や運動神経に電気刺激を与えて筋肉を収縮させるトレーニングのこと。どのタイミングで筋肉のどの部位にどの強さの電気刺激を当てるかが重要なポイントになる。

3カ月で10キロのダイエットに成功し腰痛も改善した例など、エイト鍼灸整骨院での骨盤矯正とダイエットの成功例は枚挙にいとまがない。産後太りで困っている患者さんの笑顔とありがとうのために全力でサポートしている。

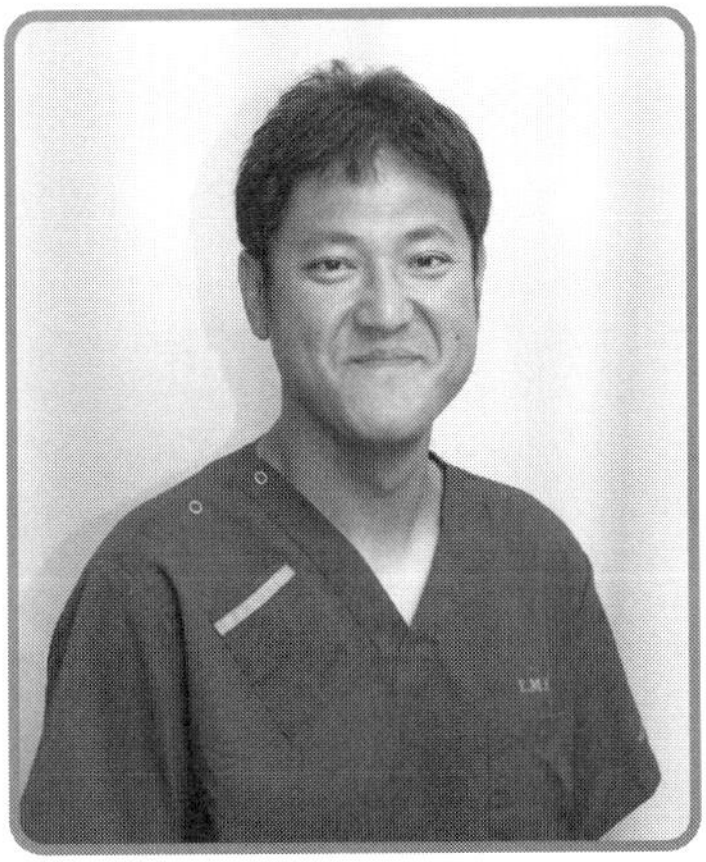

三浦 憲明 先生

プロフィール

みうらのりあき

1987年山形県生まれ。東京メディカルスポーツ専門学校卒業。2014年開業。高校球児を目指していた院長。高校1年、2年で膝を痛めて歩くことも困難に。整形外科病院や整骨院に行くも、「この膝は治らない、一生付き合っていくしかないね」と言われる。そんな時に友人からある整骨院を紹介されて受診。先生と二人三脚で治療に取り組み、3カ月で完治。野球もできるようになった。この経験から整体師を目指し、東京の医療専門学校に入学。通常は8年かかるところを5年で資格を取得し、25歳で地元に帰る。

江戸川平井整骨院

地域密着型として人気の江戸川平井整骨院だが、その秘密はスタッフの患者さんに対する思いやりにある。問診～治療～今後の治療方針の説明という流れで治療が始まるが、ていねいすぎるほど問診に時間をかけて患者さんの不安を取り除いている。

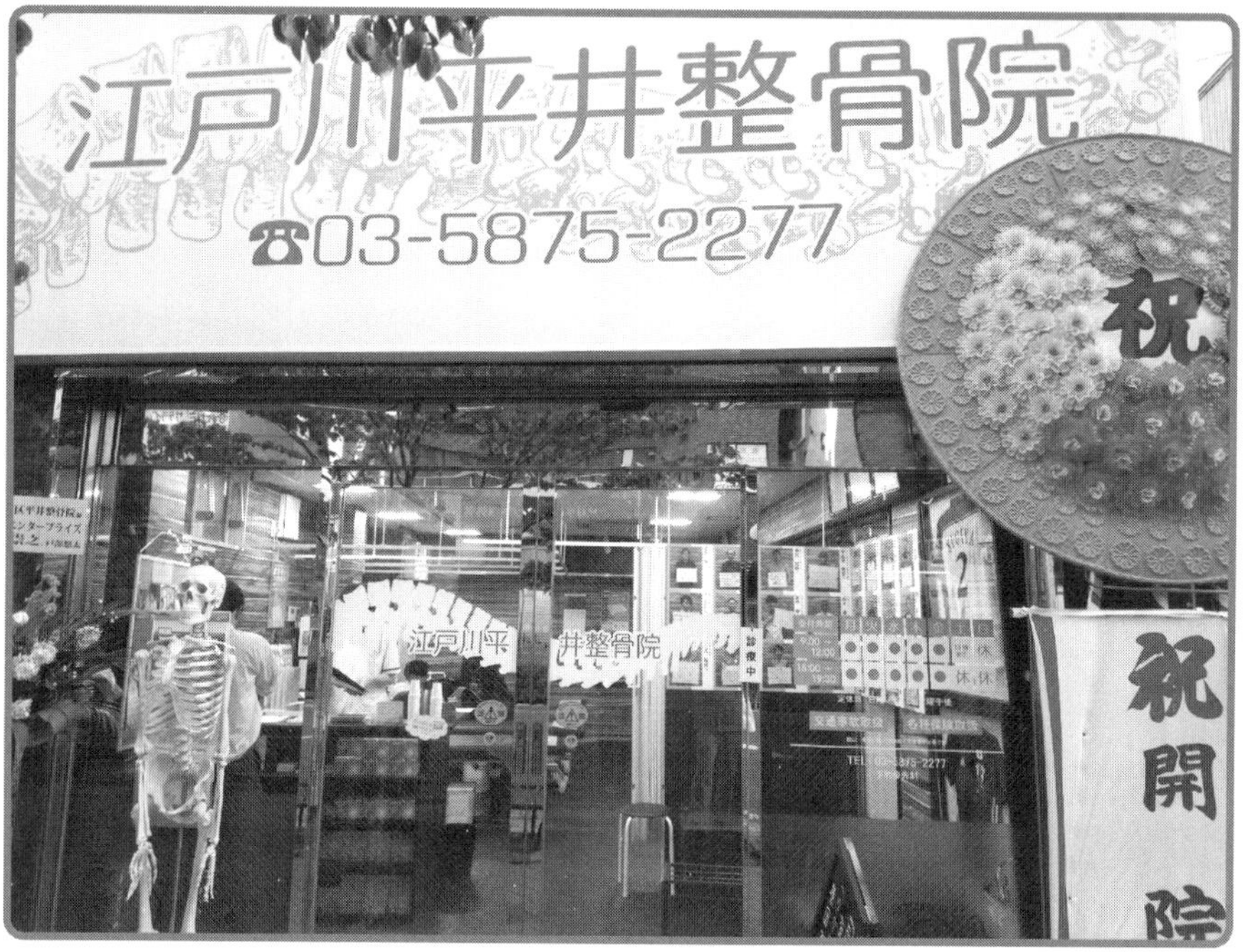

患者さんの悩みに正面から向き合う
スタッフの真摯な応対は癒しの効果も

診療時間

月～金　9:00～12:00　15:30～19:30
土　9:00～13:00
休診日　**日曜日、祝日**

江戸川平井整骨院

〒132-0035 東京都江戸川区平井3丁目25-10
Tel. 03-5875-2277
https://edogawahirai-seikotsu.com/

院へのアクセス

電車ご利用の場合
JR「平井」駅より
徒歩2分

産後のママさんは育児を一手に引き受けることが多く、自分の身体のケアはつい後回しになりがちだ。腰痛や肩・首痛、恥骨痛、坐骨神経痛、生理痛だけでなく冷え性・むくみがある、姿勢が悪くなった、長時間の座り仕事・立ち仕事をしなければならないなどなど、病気のデパートといってもよいほど、身体の不調に悩まされている。

開院以来、地域密着型の整骨院として産後のママさんに人気の高いのが「江戸川平井整骨院」。通常、初めて訪れた患者さんには、問診票の記入から問診、治療、今後の治療方針の説明という順に行われていくが、なにごとにも「患者さんファースト」という馬越院長の方針によってスタッフの説明はていねいで、しっかりと時間をかけている。治療を受けるママさんがどのような日常生活を送っているのか、身体の痛みや不調がいつからあるのか、どのように改善していきたいのか、治療のポイントをどこにおくのか、を聞き出していく。それによって、目指すべきゴールを患者さんとともに相談して決めていくという。

「江戸川平井整骨院」での施術の基本は「B&M背骨ゆがみ矯正法」で、ゆがみのある骨盤とそのゆがみを引き起こしている筋肉に対して治療を進めていくもので、痛みがほとんどないのも人気である。

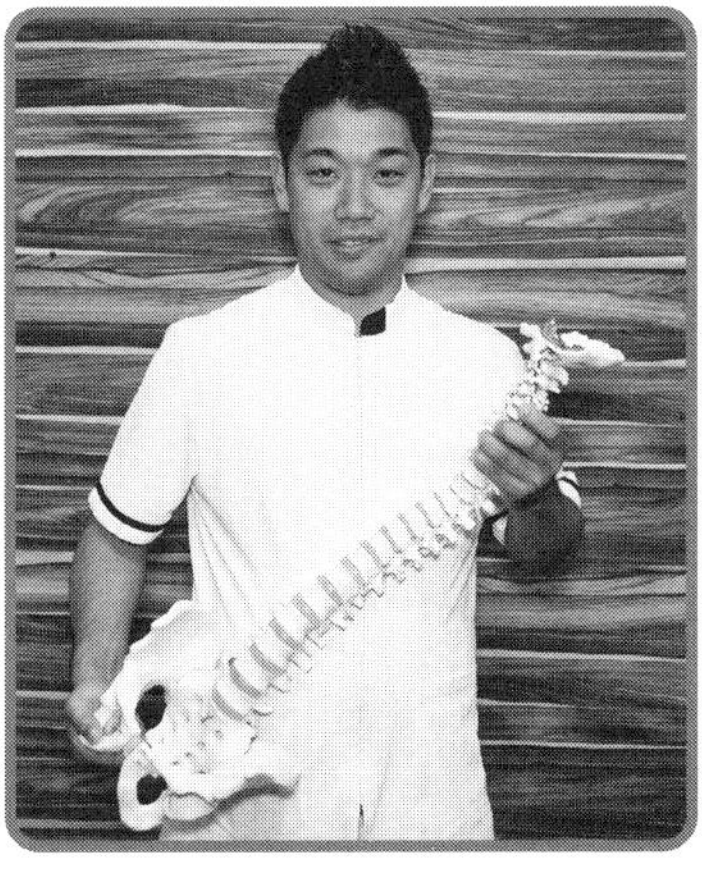

馬越 啓一 先生

プロフィール

まごし けいいち

1981年京都生まれ。整骨院の専門学校を卒業後、数々の治療を学び、京都市にかつら整骨院を開業。以降11年間に京都・大阪・兵庫など全国に41院を開院。サンキューグループの代表として活躍している。各41の整骨院とともに地域の一番人気院として業績を上げている。B&M背骨ゆがみ矯正法を開発し「1回で効果が実感できる」と好評。現在では全国各地からその技術などを学びに来る先生方も多い。

愛媛松山整骨院

松山市駅から徒歩3分、松山市内でも有数の商店街・松山銀天街にある愛媛松山整骨院。人気のバラメーターとなっているのがその高いリピート率だ。明るく広々とした院内はもちろん、元気で話しやすいスタッフの笑顔が常に満ちあふれている。

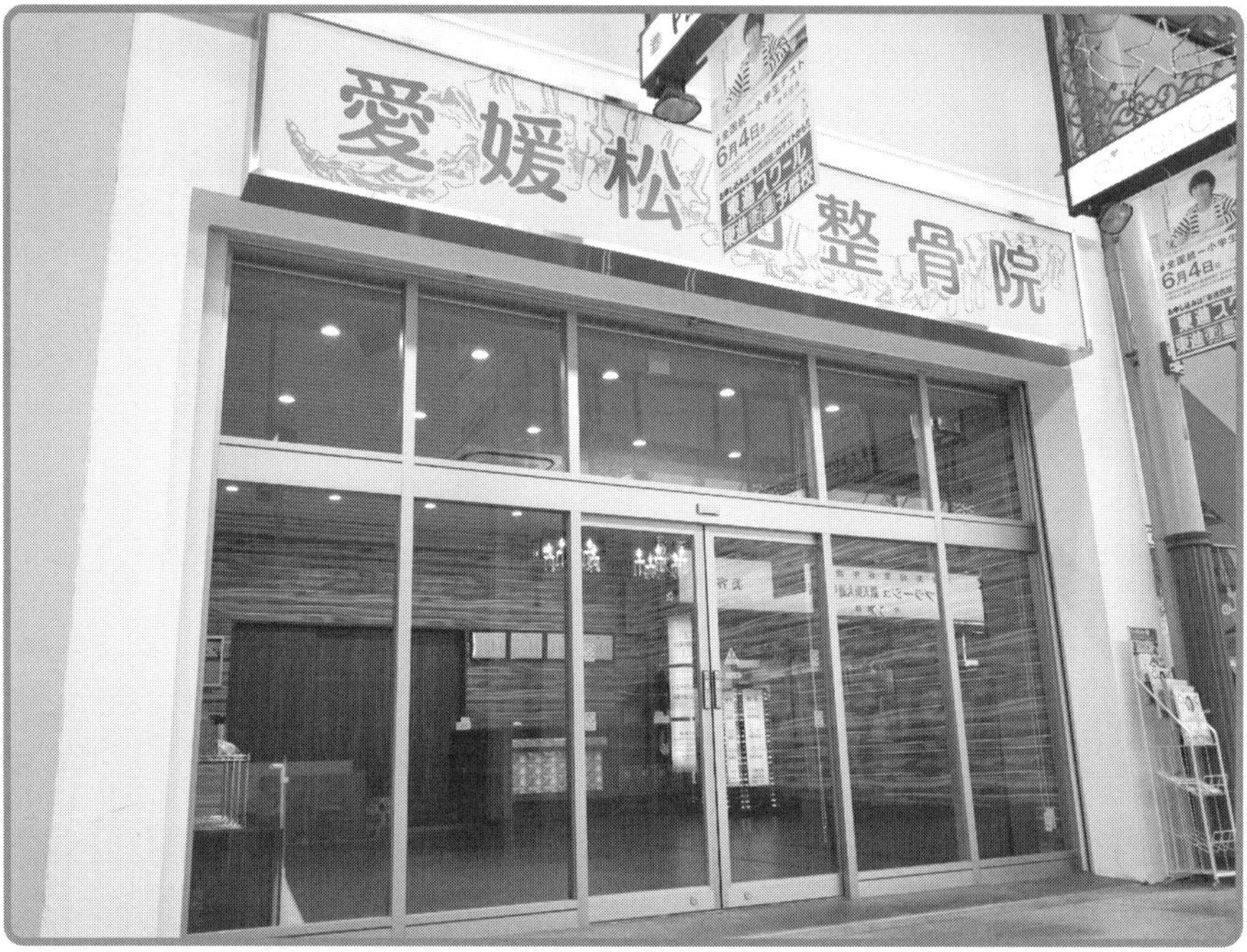

人気の秘密はリピート率が高いこと
痛みの原因はまず診療前の問診から

診療時間

月～金　**9:00～12:00　15:30～19:30**
土　**9:00～13:00**
休診日　**日曜日、祝日**

愛媛松山整骨院

〒790-0012 愛媛県松山市湊町4-8-10
Tel. 089-909-4370
https://ehimematsuyama-seikotsu.com/

院へのアクセス

電車ご利用の場合
伊予鉄道「松山市」駅より
徒歩3分

人口約50万人を誇る、四国最大の都市・松山市の中心になっている松山市駅。伊予鉄道の高浜線・横河原線・郡中線が市内各所を結び、市内電車の花園線も乗り入れ、四国地方で最多の乗降人員を誇る。駅周辺はオフィス街、ショッピング街となって一日中賑わいを見せているが、なかでも松山銀天街は松山を代表するアーケード商店街として老舗店から全国ブランドのFC店舗まで軒を接して並んでいる。その一角に松山市民から人気を集めている整骨院が愛媛松山整骨院である。

人気の秘密はリピート率が高いことだが、院が掲げる「患者さんファースト」の精神がしっかりと根づいていることがその理由となっている。施術の中心は「B&M背骨ゆがみ矯正法」で、身体の中心線のゆがみを取ることで痛みや不調を治していくものである。この「B&M背骨ゆがみ矯正法」は、産後の骨盤矯正にも高い効果があり、若いママさんたちから圧倒的に支持されている。

実際に「妊娠中から尿漏れや便秘がある」「お腹の贅肉が取れない」「骨盤が不安定だ」「疲れやすくなった」「姿勢が悪くなった」「産前のスキニー、デニムが履けなくなった」などで来院される患者さんが多く、施術後の経過はみな良好だという。

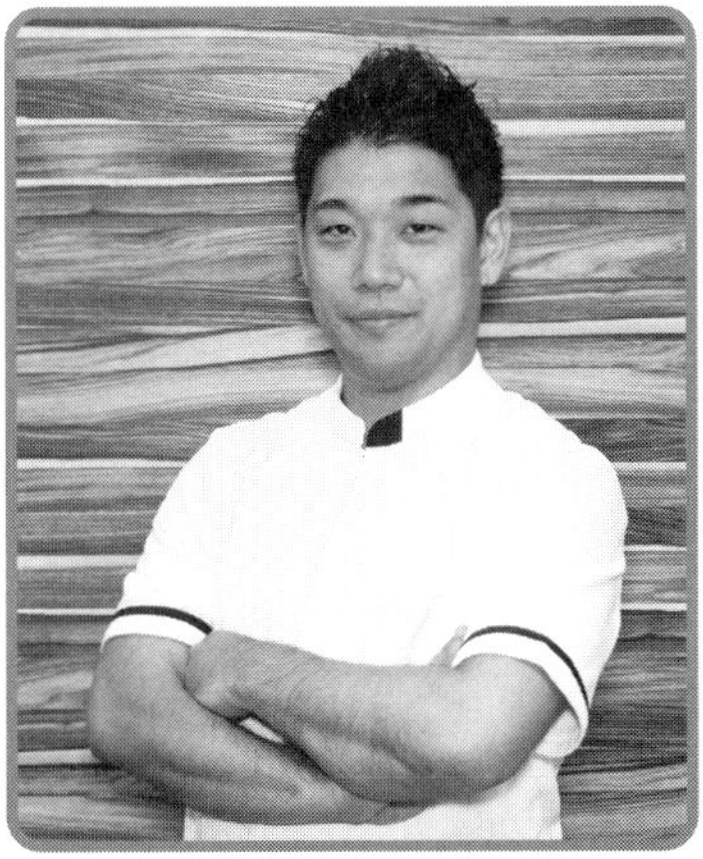

馬越 啓一 先生

プロフィール

まごし けいいち

1981年京都生まれ。整骨院の専門学校を卒業後、数々の治療を学び、京都市にかつら整骨院を開業。以降11年間に京都・大阪・兵庫など全国に41院を開院。サンキューグループの代表として活躍している。各41の整骨院とともに地域の一番人気院として業績を上げている。B&M背骨ゆがみ矯正法を開発し「1回で効果が実感できる」と好評。現在では全国各地からその技術などを学びに来る先生方も多い。

大分賀来整骨院

「大分賀来整骨院」での施術はトリガーポイント療法が中心になる。トリガーポイントとは、痛みの引き金になる筋肉の硬縮部位（帯状のコリコリした硬い部分）のこと。骨盤矯正では筋肉バランスと柔軟性を出すように施術している。

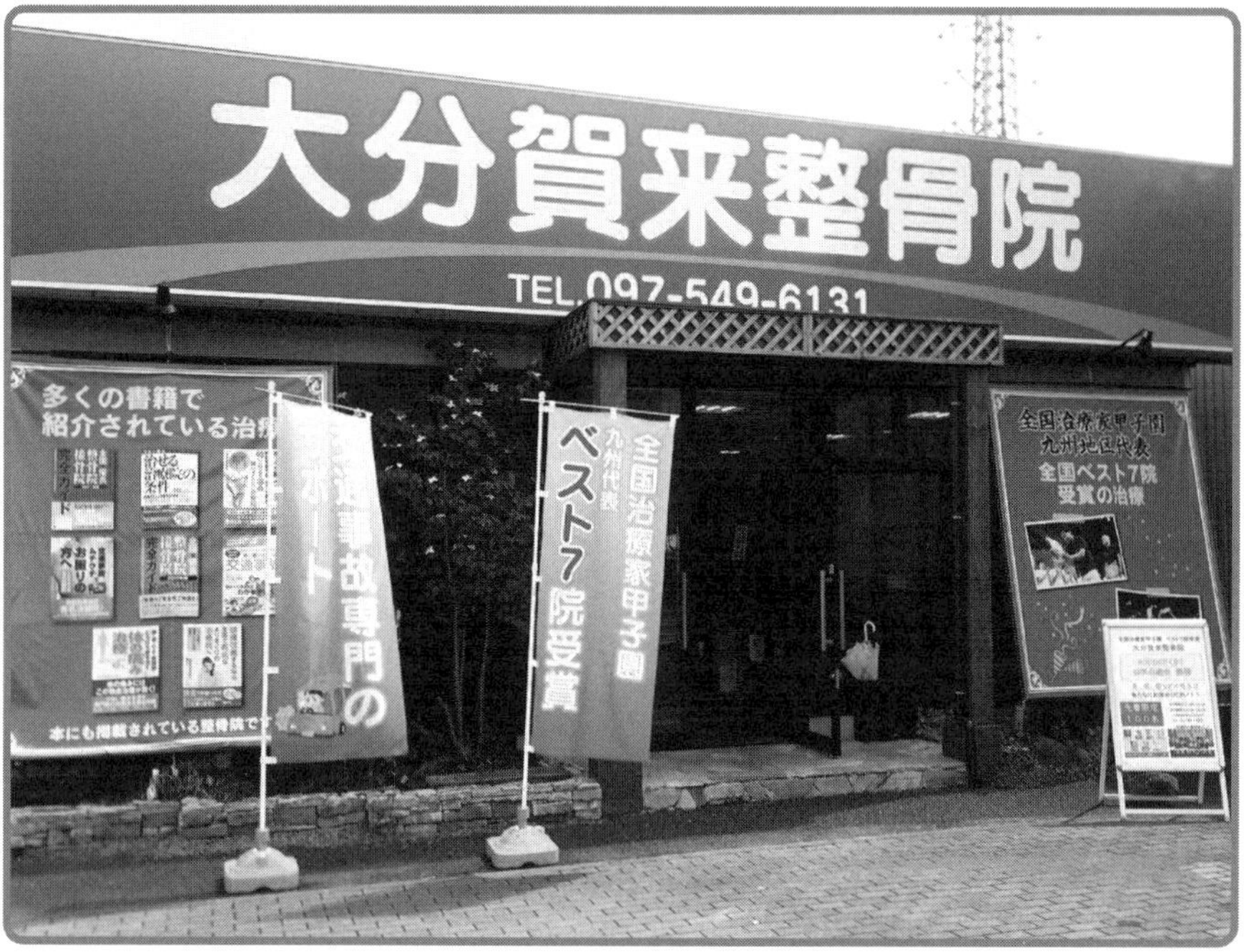

痛みの原因を探るトリガーポイント療法
また来たいと思える施術をていねいに施す

診療時間

平日　**9:00～12:30　15:30～19:30**
休診日　**日曜・祝日・盆・年末年始**

大分賀来整骨院
〒870-0849　大分県大分市賀来南3-4-53
（マックスバリュ賀来店敷地内）
Tel. 097-549-6131
https://大分賀来交通事故整骨院.com/

院へのアクセス

電車ご利用の場合
JR久大本線「賀来」駅より徒歩約8分

お車ご利用の場合
東九州自動車道大分ICから約10分

〈駐車場のご案内〉
マックスバリュ賀来店
共用大型駐車場あり

大分賀来整骨院」での骨盤矯正の治療の流れは、概ね次の通りである。①予約、②問診票の記入、③問診、④治療、⑤今後の治療計画、である。多くの治療院と流れ自体は変わらないが、特筆すべきは、③の問診に時間をかけること、そして④の治療に入る前に患者さん自身の症状を理解してもらうために、痛みが出ている原因と、その解決法について十分な説明をし、納得してもらった上で治療に入ることである。そして治療が済んでからは、治療前と治療後の身体の変化について説明し、今後の通院計画について説明をしていく。

施術は主に機械類を用いないで母指を使ったトリガーポイント療法になる。痛みが現れる部位と痛みの原因となる部位とは異なることが多く、痛みの引き金になる筋肉の硬縮部位（帯状のコリコリした硬い部分）を的確に探り出して施術していくのである。筋肉のバランスを改善し、骨格のバランスをよくすることで治療前は頑固だった痛みを短時間・短期間で軽減させていく。

「地域で一番の地域密着型整骨院を目指し、痛みだけでなくどんな悩みも解決できるように」という廣瀬院長の「笑顔で施術にあたる。結果が出るまで、決してあきらめない」考えが根づいているのが特徴。

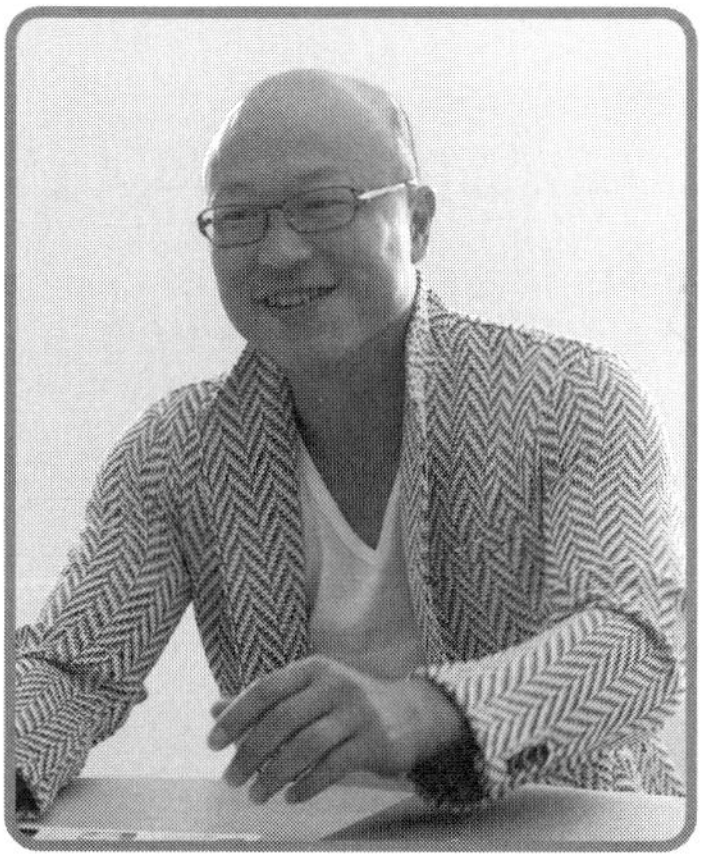

廣瀬 慶 先生

プロフィール

ひろせけい

1974年大分県生まれ。米田柔整専門学校卒業。2005年大分市に「ファミー午後の整骨院」開業。2013年名古屋市瑞穂区に「名古屋瑞穂接骨院」、2017年大分市賀来南に「大分賀来整骨院」を開業。常に技術・知識・人間力向上に全力でチャレンジし、スタッフと患者の笑顔と「ありがとう」の言葉がなによりパワーの源になっているという。人間性へのこだわりは強く、院長のチャレンジ精神や患者との深い心の関わり、治療活動が評価され「全国治療家甲子園」で全国優秀ベスト7院を受賞している。

大手筋整骨院

信頼できる整骨院かそうでないかを見極めるポイントは、問診に時間をかけているか、機械・器具に頼らない施術かどうかで判断がつくという。京都・伏見で地域一番の人気を誇る大手筋整骨院は患者さんの不安に正面から取り組んでいる。

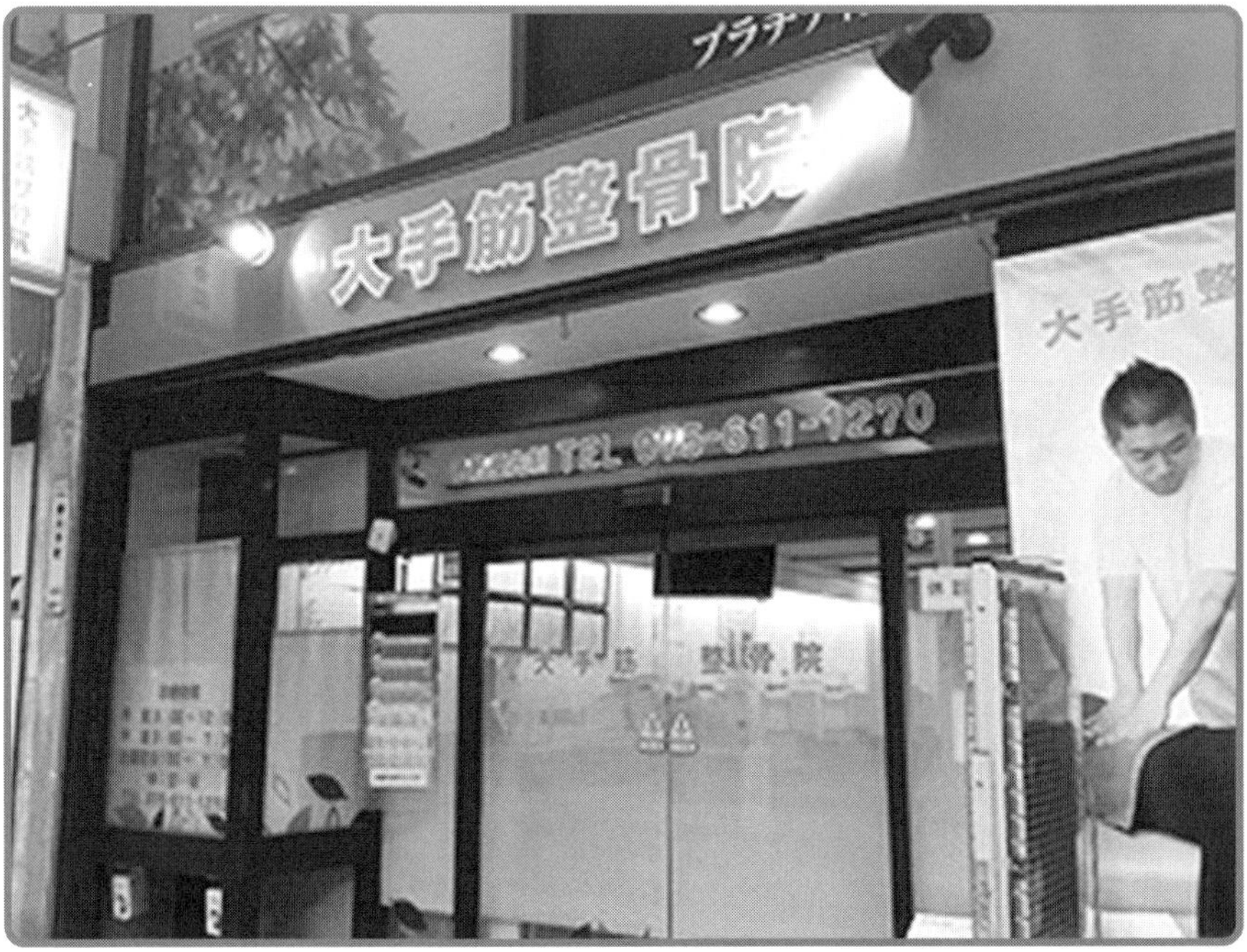

女性に圧倒的に支持される骨盤矯正
経験と研究から編み出した施術法で改善

診療時間

月～金　**9:00～12:00　15:30～19:30**
　土　　**9:00～13:00**
休診日　**日曜日、祝日**

大手筋整骨院

〒612-8053 京都府京都市伏見区東大手町784-4
Tel. 075-611-1270
https://www.otesuji.com/

院へのアクセス

電車ご利用の場合
JR「桃山」駅より徒歩10分
近鉄「桃山御陵前」駅、
京阪「伏見桃山」駅より
徒歩3分

患者さんと向きあい施術を行うスタッフの多くが柔道整復師で、その高い技術力が人気の源泉になっている「大手筋整骨院」。馬越院長が自らの経験と研究から編み出した施術法「B&M背骨ゆがみ矯正」は、筋肉の深部のバランスを取り戻していくもので、応用範囲が広いのが特徴だ。

腰痛や坐骨神経痛、脊柱管狭窄症、ヘルニア、変形性膝関節症だけでなく、開き切った骨盤を正しい位置に矯正することによって産後の身体の不調やダイエットにも効果がある。産後の骨盤矯正というと骨盤だけに目が行きがちだが、まずは身体の中心線ともいえる背骨の歪みを矯正することで痛みを改善していくことになる。

京都・伏見で地域一番の整骨院と評判の「大手筋整骨院」は、問診の丁寧さや症状の聴き取りなどに時間を割き、患者さんが施術によって何を望んでいるのか、細かい要望まできちんと向き合い、聴き出してくれる。それにプラスして、施術スタッフの技術力の高さ、そして身体の状態や日常生活での注意点など事後説明もしっかりしている。患者さん一人ひとりへの対応がすばらしく、それが口コミで訪れる患者さんの多さにつながっているのだろう。

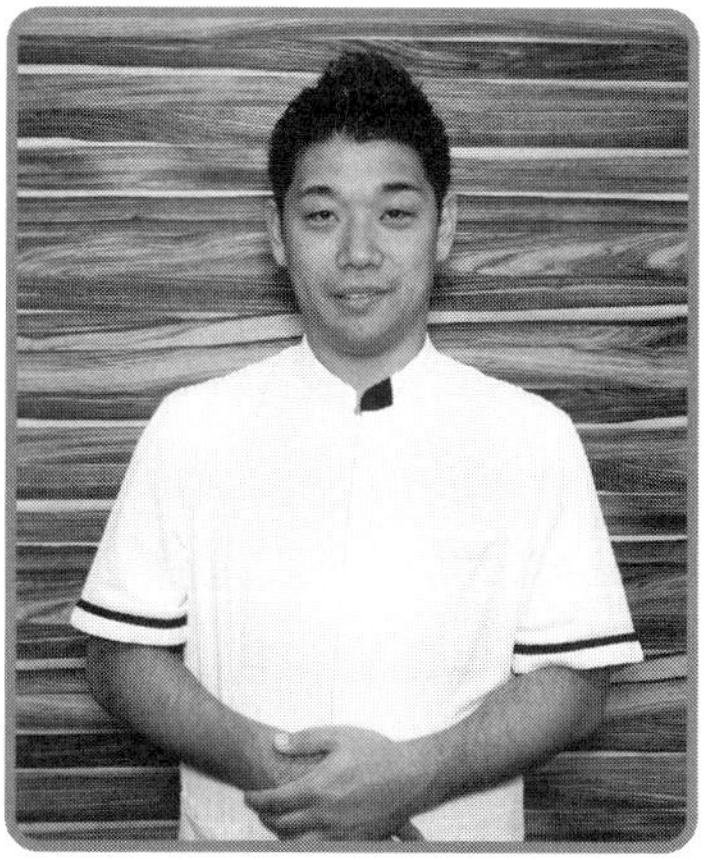

馬越 啓一 先生

プロフィール

まごし けいいち

1981年京都生まれ。整骨院の専門学校を卒業後、数々の治療を学び、京都市にかつら整骨院を開業。以降11年間に京都・大阪・兵庫など全国に41院を開院。サンキューグループの代表として活躍している。各41の整骨院とともに地域の一番人気院として業績を上げている。B&M背骨ゆがみ矯正法を開発し「1回で効果が実感できる」と好評。現在では全国各地からその技術などを学びに来る先生方も多い。

大原接骨院

神奈川県大和市の人気店として、産後矯正にも力を入れていることもあり出産後の女性で大変賑わっている。万が一赤ちゃんが泣いてぐずってしまってもスタッフ全員でサポートしてもらえるので、安心、安全な産後の女性にとても優しい接骨院だ。

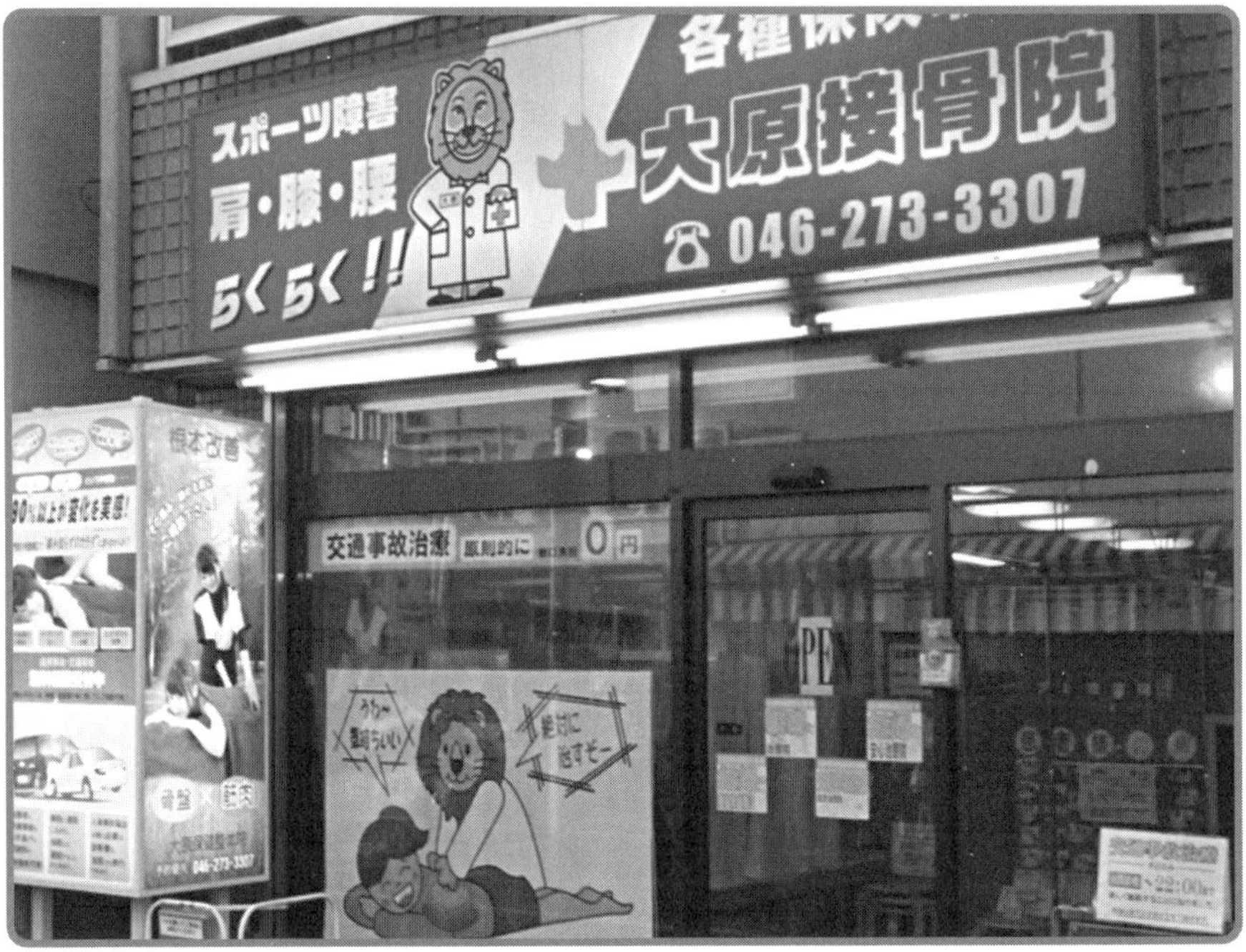

出産後のさまざまな不調に真摯に取り組む 患者とその子どもが溢れる大人気の接骨院

診療時間

平日	8:50〜12:00	15:00〜19:30
	21：00〜22：00	
土・祝	8:50〜12:00	15:00〜18:00
日曜	8:50〜12:00	休診日　**正月三が日**

大原接骨院

〒242-0026　神奈川県大和市南林間 1-10-19
Tel. 046-273-3307
https://oohara-s.com/

院へのアクセス

電車ご利用の場合
小田急江ノ島線
「南林間」駅西口より
徒歩1分

治

せる治療院ということで、テレビや本など様々な媒体で数多く紹介されているが、産後骨盤矯正の分野でも20年以上に渡る施術実績を評価され多くの方が来院されている。産後の骨盤は徐々に元に戻ろうとして動くが、時間が経過してしまうと歪んだ状態のままで固定されてしまう。そうすると様々な不調が引き起こされる。産後に骨盤が歪んだ状態で生活を続けていると、筋肉バランスを崩すことで腰や肩への負荷が大きくなり、そこに子供を抱く等の育児も加わることで、腰痛や肩こり等を引き起こす。また骨盤の歪みは血行を悪くする為、自律神経やホルモンの乱れも引き起こすとともに内臓機能までも低下させ、産後に体型が戻りにくい原因にもなる。こういった不調を改善する施術が大原院長が行っている「産後骨盤矯正」である。それぞれの症状に合った矯正プログラムを受けることにより、ダイエットに成功して理想のボディーを手に入れたり、様々な不調から解放されている。産後から半年過ぎてしまうと骨盤を戻すまでに時間が掛かってしまう為、出産後～半年までに施術を受けることが理想。出産による骨盤の歪みだけではなくこれまでの歪みも矯正できるチャンスと言える。1回で効果を感じる方が殆どであるが、遅くとも6回の治療で感じることができるだろう。

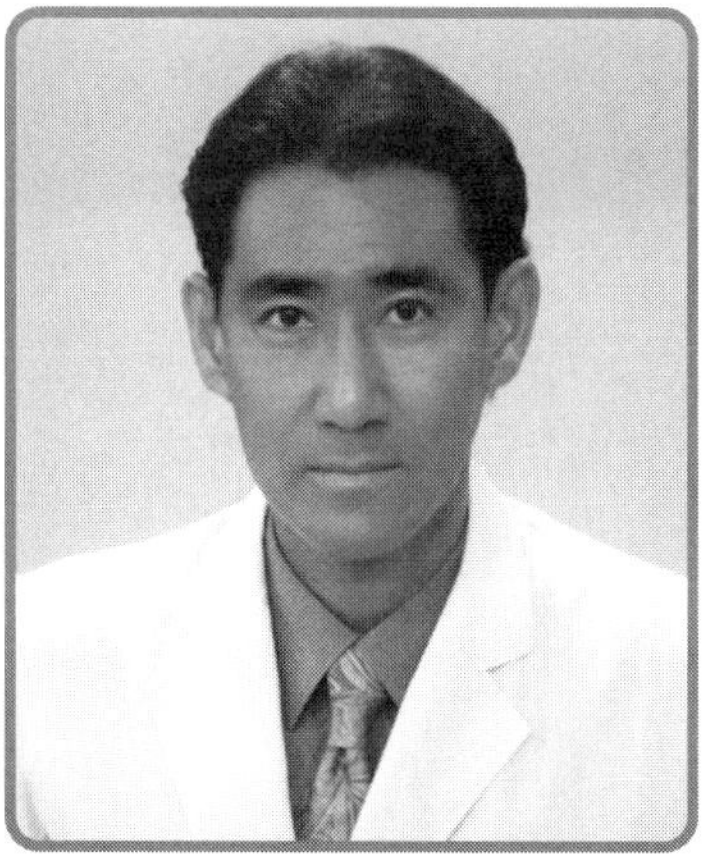

大原 昌之 先生

プロフィール

おおはらまさゆき

法政大学法学部卒業。全日本選手権に10年連続出場するなどテニストッププレイヤーとして活躍。選手生活の後半はケガに悩まされ29歳で引退。引退後は自分のようにケガで苦しむ選手をなくしたい一心で治療家を志し国家資格を取得。2001年開業。開業後も全日本選手権や国際大会の公式トレーナーを頼まれるなど数多くの世界トップ選手のコンディショニングづくりや治療に携わっている。

岡本駅前整骨院

開院してそれほど時間を置かずに地域を代表する整骨院を傘下に収めるサンキューグループ。グループ代表の馬越院長が開発した「B&M背骨ゆがみ矯正法」が頭痛や腰痛、膝痛、産後の不調などに悩む人に大きな救いの手になっている。

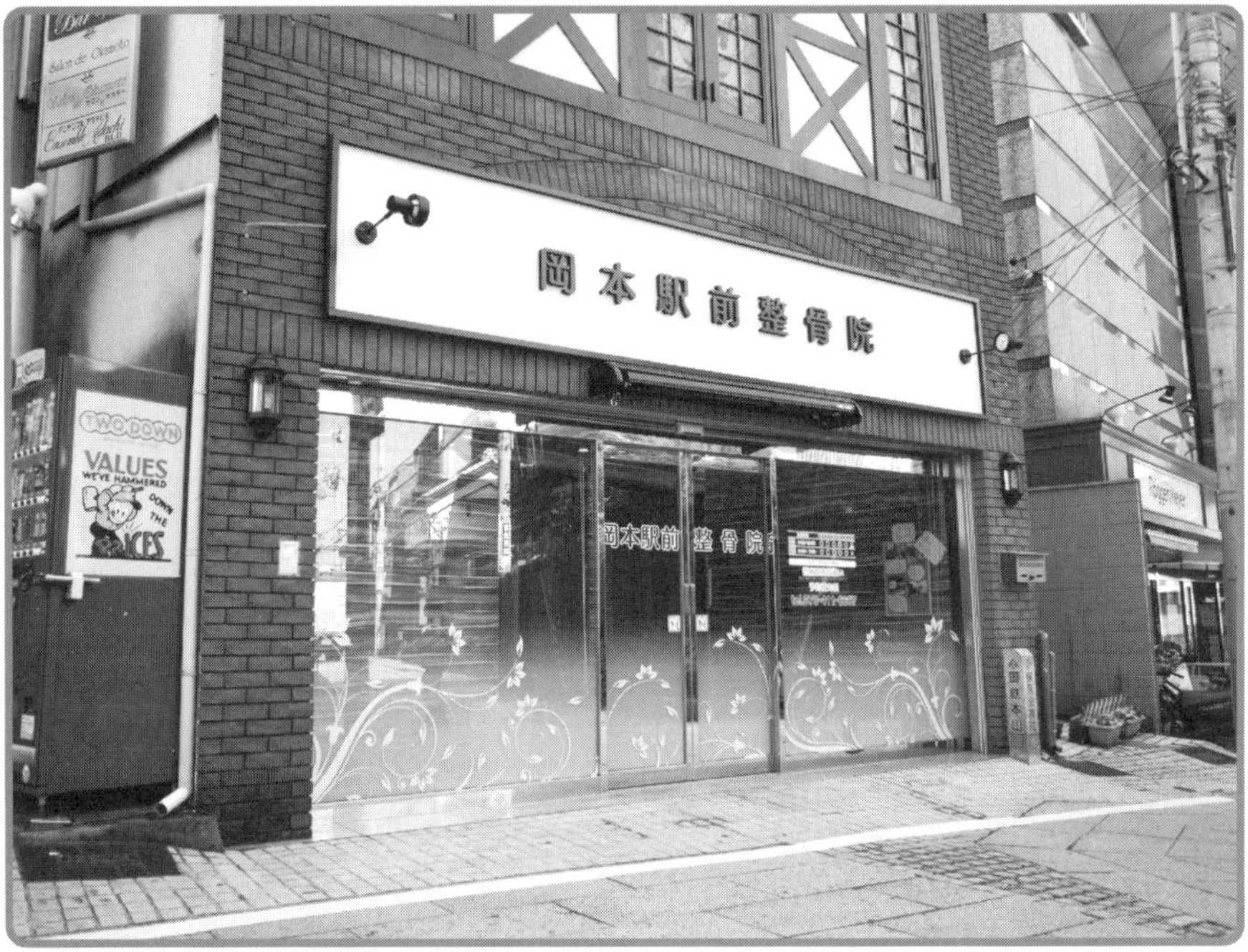

身体の中心線を真っ直ぐにスッキリ
産後の骨盤矯正で安心・快適な日常

診療時間

月〜金　**9:00〜12:00　15:30〜19:30**
　土　　**9:00〜13:00**
休診日　**日曜日、祝日**

岡本駅前整骨院

〒658-0072 兵庫県神戸市東灘区岡本 1-13-12
Tel. 078 - 411 - 6667
https://okamoto-seikotsu.com/

院へのアクセス

電車ご利用の場合
阪急神戸線「岡本」駅より
徒歩１分

Ｂ＆Ｍ背骨ゆがみ矯正法」はグループ代表の馬越先生が患者さんと日々接する中で開発した施術法である。身体の中心線となっている背骨を矯正し、身体全体のゆがみを正していくことで、さまざまな痛みや身体の不調に対応できるのが特徴となっている。痛みの根本的な原因となる骨格や筋肉のバランスを整えることで、歪みによって生じていた患部の血流不足が改善されると同時に圧迫されていた神経経路なども解放されて痛みがスッキリと消えていくのである。

産後の骨盤矯正には「Ｂ＆Ｍ背骨ゆがみ矯正法」が最も効果的な施術である。骨盤は、身体の中心線を構成する背骨の影響を強く受け、背骨とその周囲の筋肉のバランスを整えれば、骨盤の負担が軽減され、腰痛や恥骨痛、肩こりや首痛、頭痛などの痛みは解消されていく。

さらに、産後には骨盤の底にある骨盤底筋がゆるむことで、これまで支えられていた内臓が下がってしまい、内臓が膀胱や腸を圧迫。これによって、尿漏れや便秘を起こしやすくなるのである。また下腹部のぽっこりとした出っ張りも胃や腸などの内臓が下垂していることで起きるとされる。産後にしっかりと骨盤を矯正し、妊娠前よりもすてきなスタイルを手に入れ流ことができるのである。

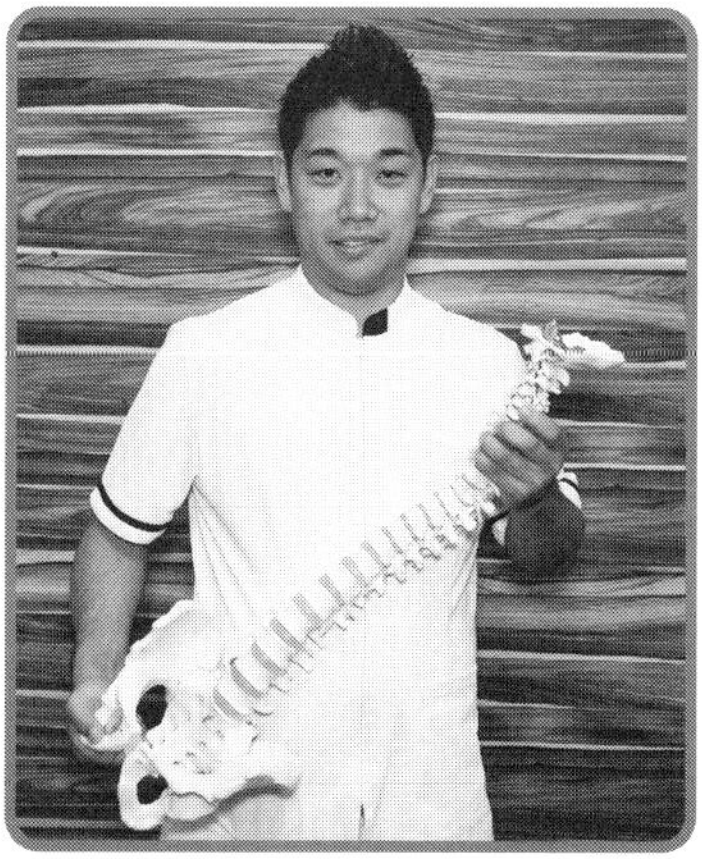

馬越 啓一 先生

プロフィール

まごし けいいち

1981年京都生まれ。整骨院の専門学校を卒業後、数々の治療を学び、京都市にかつら整骨院を開業。以降11年間に京都・大阪・兵庫など全国に41院を開院。サンキューグループの代表として活躍している。各41の整骨院とともに地域の一番人気院として業績を上げている。B&M背骨ゆがみ矯正法を開発し「1回で効果が実感できる」と好評。現在では全国各地からその技術などを学びに来る先生方も多い。

小倉駅前整骨院

京都から奈良へ向かう近鉄京都線の小倉駅。奈良方面行きの改札口から徒歩１分もかからないビルの１階にある。駅前という立地だけでなく、明るく話し好きで患者さんの悩みによりそうスタッフ、安心できる施術はまさに患者さんファーストである。

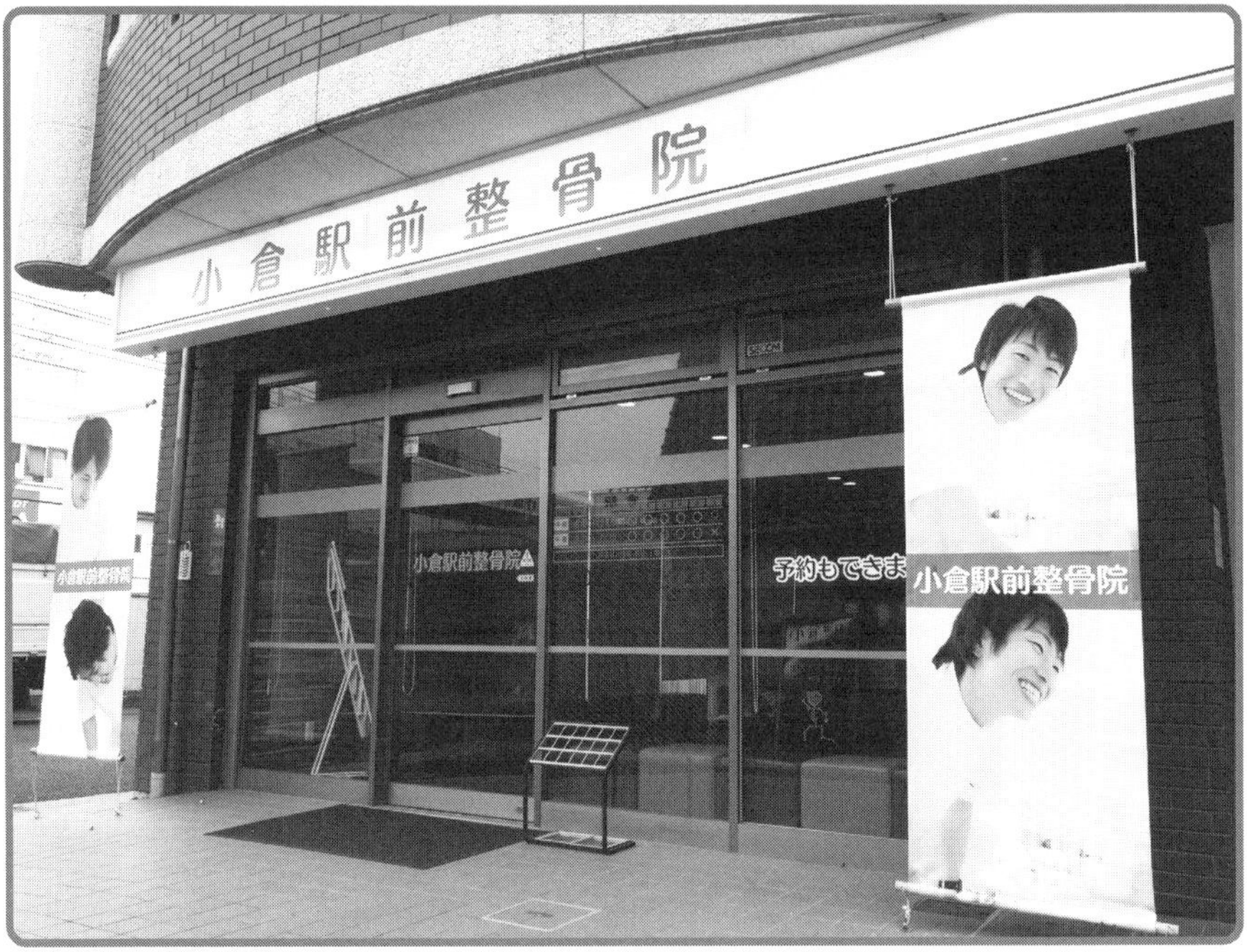

新時代を見据えた理想の整骨院へ向けて 患者さんファーストを徹底的に追求する！

診療時間

月〜金　**9:00〜12:00　15:30〜19:30**
土　**9:00〜13:00**
休診日　**日曜日、祝日**

小倉駅前整骨院

〒611-0042 京都府宇治市小倉町神楽田 11-1
Tel. 0774-21-7214
https://ogura-seikotsu.com/

院へのアクセス

電車ご利用の場合
阪急「小倉」駅より
徒歩１分

小倉駅前整骨院」は文字通り、駅の改札口の目の前に位置する。駅を利用する通勤・通学者には優しい整骨院で、院長の馬越啓一が展開するサンキューグループの特徴の一つに、駅の近くで、患者さんが通いやすいことが挙げられる。それに加えてスタッフの高い技術力と働くことの楽しさを味わえる環境の整備だ。高い技術力は、馬越院長が自らの経験から確立した「B&M背骨ゆがみ矯正法」をスタッフに徹底的にマスターさせることで解決した。

「B&M背骨ゆがみ矯正法」は傷んだ箇所に直接的に施術するのではなく、身体全体のバランスを考えるのが特徴。特に骨盤の矯正には有効で、腰痛や恥骨痛、身体の不調に悩まされる産後の女性には喜ばれている。冷え性やむくみ、下半身の脂肪のつきすぎ、生理不順など、骨盤を正しく矯正することではっきりと改善している。

さらに、「B&M背骨ゆがみ矯正法」は原因不明の痛みや、精神的な不調を是正するのに最適な施術として人気が出ている。厳しい研修とテストをクリアしてから初めて施術として使えるもので、整骨の基本となるものとして最近ではサンキューグループ以外の施術者も見学に訪れ、習得するものが増えている。

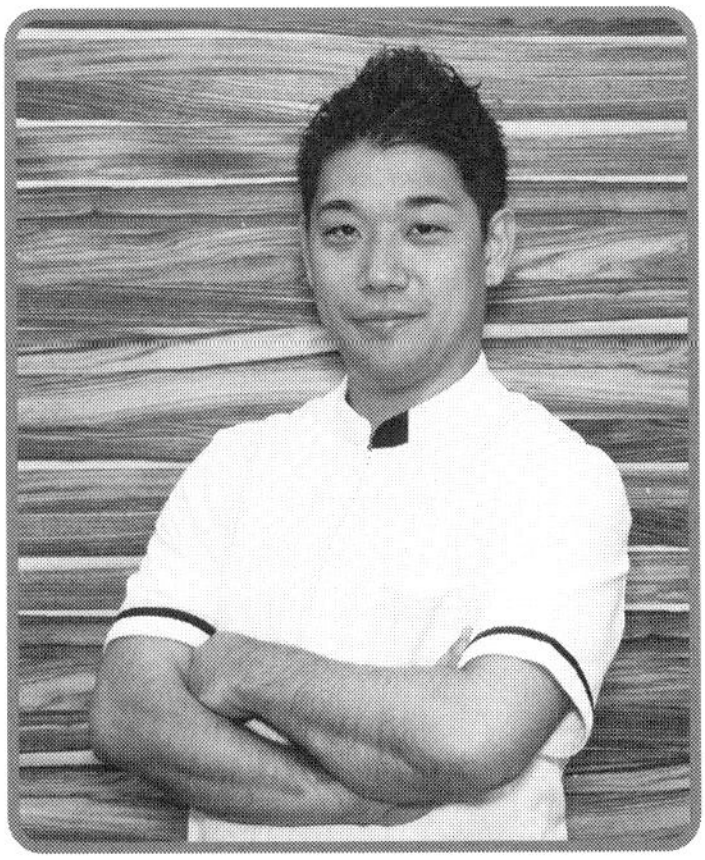

馬越 啓一 先生

プロフィール

まごし けいいち

1981年京都生まれ。整骨院の専門学校を卒業後、数々の治療を学び、京都市にかつら整骨院を開業。以降11年間に京都・大阪・兵庫など全国に41院を開院。サンキューグループの代表として活躍している。各41の整骨院とともに地域の一番人気院として業績を上げている。B&M背骨ゆがみ矯正法を開発し「1回で効果が実感できる」と好評。現在では全国各地からその技術などを学びに来る先生方も多い。

オレンジ整骨院

オレンジ整骨院では育児経験のあるスタッフ３名を擁し、ママさんの痛みやつらさに対して真摯にアドバイスを送ることができるほか、キッズコーナーやベビーベッドを備えているので、子連れでも安心して施術を受けることができる。

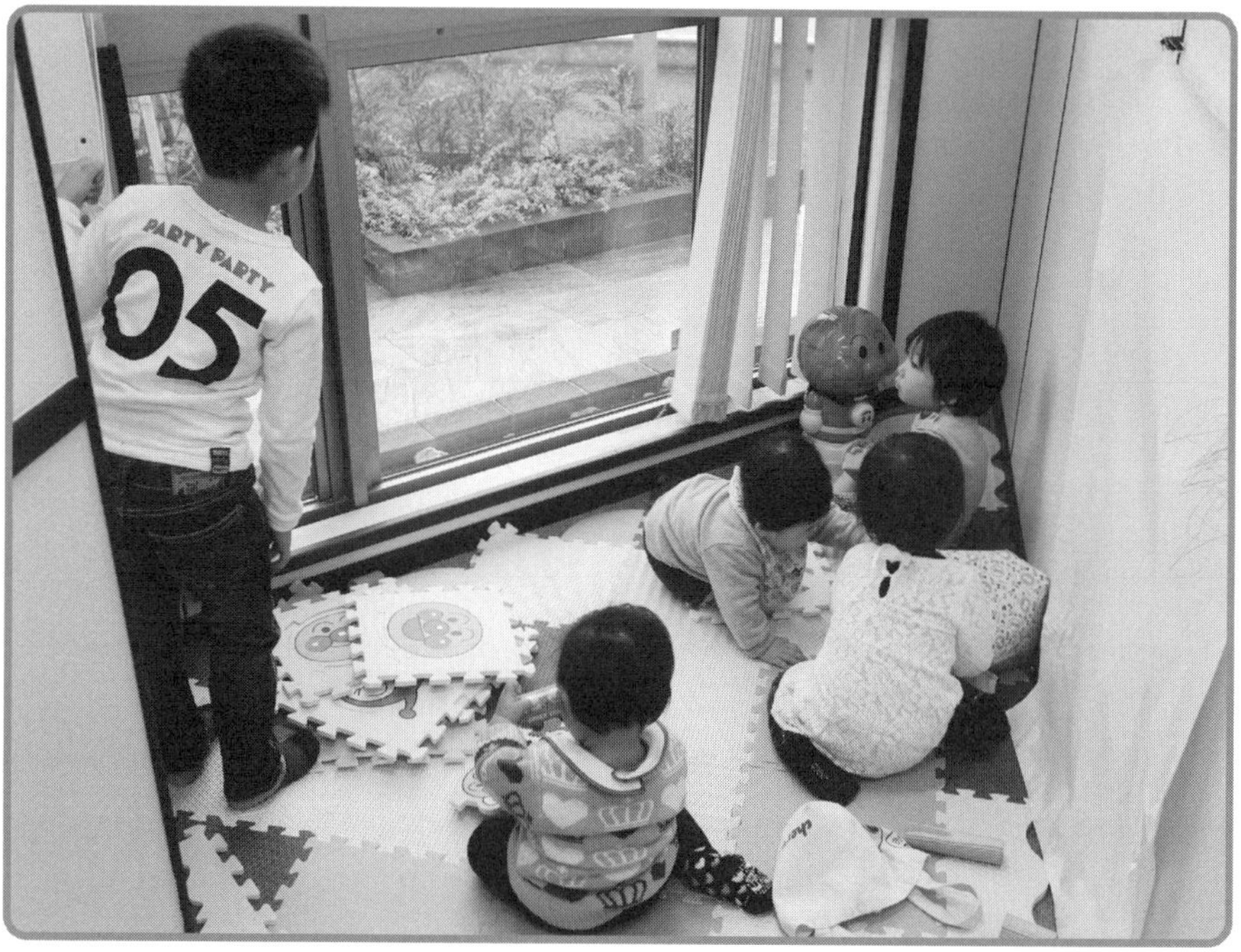

医療オリンピック全国２位の技術力!
院のモットーは「患者さんファースト」

診療時間

平日　**10:00～12:30　15:00～21:30**
土日　**10:00～17:30**
休診日　**水曜日　第一日曜日　稀に祝日**

オレンジ整骨院

〒261-0001 千葉県千葉市美浜区幸町 1-12-6
Tel. 043-239-6656　　フードスクエアカスミ 1F
https://chibaminato-orange.com

院へのアクセス

電車ご利用の場合
総武本線駅「西千葉」から徒歩15分
京成線「西登戸駅」から徒歩10分
京葉線「千葉みなと駅」から徒歩10分

お車ご利用の場合
京葉道路「穴川IC」から15分

〈駐車場のご案内〉
駐車場100台完備、屋根付き店内直結

オレンジ整骨院では、時間のない子育て中のママさんにゆっくりと施術所を受けていただけるよう、ベビーベッドやキッズコーナーを設置。子育て経験のあるスタッフがいるので、ママさんの悩みにも気軽に応じてくれる。快適でしかも安心・安全に治療に臨むことができるのがママさん達に好評だ。

オレンジグループは全国の治療家が集う【医療オリンピック】にて矯正・診断の両部門で全国2位を獲得し、その技術は折り紙付き。産後ケアは【スタイルアップ矯正】というオリジナル矯正とトムソンベットによる矯正が中心となっている。

「院に訪れるのは出産後の30代の患者さんが多く、皆さん腰や肩、膝のトラブルを抱えていらっしゃいます。またマタニティの患者さんも多数いらっしゃいます。体重の減量は謳っていませんが、オリジナル矯正や【スマートスカルプト】と言うトレーニング機を使って産前以上のスタイルアップが見込めます。『体重が問題ではなく、見た目と出来ないことが出来る様になること』が大切なのです。患者さんの望む結果を出すことをモットーにしています」と、あくまでも患者さんファーストに視点を置いているのが特徴だ。

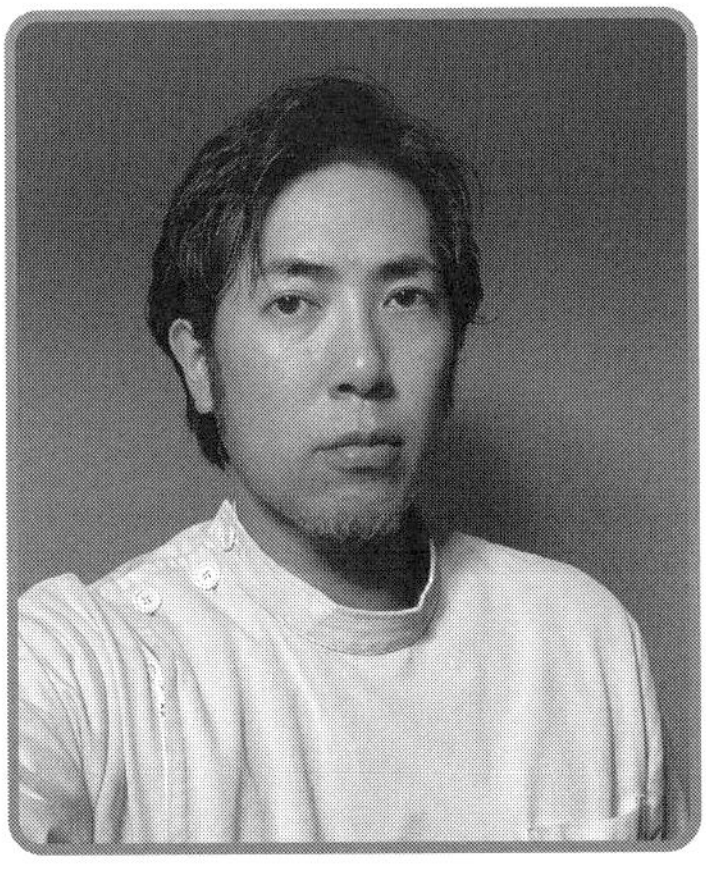

岡野 裕次 先生

プロフィール

おかのゆうじ

1981年東京都生まれ、千葉県育ち。日本医学柔整鍼灸専門学校卒業。職歴15年。株式会社Sign取締役副社長兼オレンジグループ総技術責任者。オレンジ整骨院は、矯正を中心とした根本的な治療で終わりのある治療院。矯正、診断技術が医療オリンピックで全国2位の実績を誇る。オリジナルの「スタイルアップ矯正」「トムソンベット矯正」で治療にあたる。

加古川鍼灸整骨院

「加古川鍼灸整骨院」のドロップベッドは、通常の平台状のベッドとは異なり、頭部と胸部、腰部と骨盤部ごとに足置台が独立した状態で設置されている。それと優しい振動を与えるVFアジャスターを用いたソフトな治療が特徴。

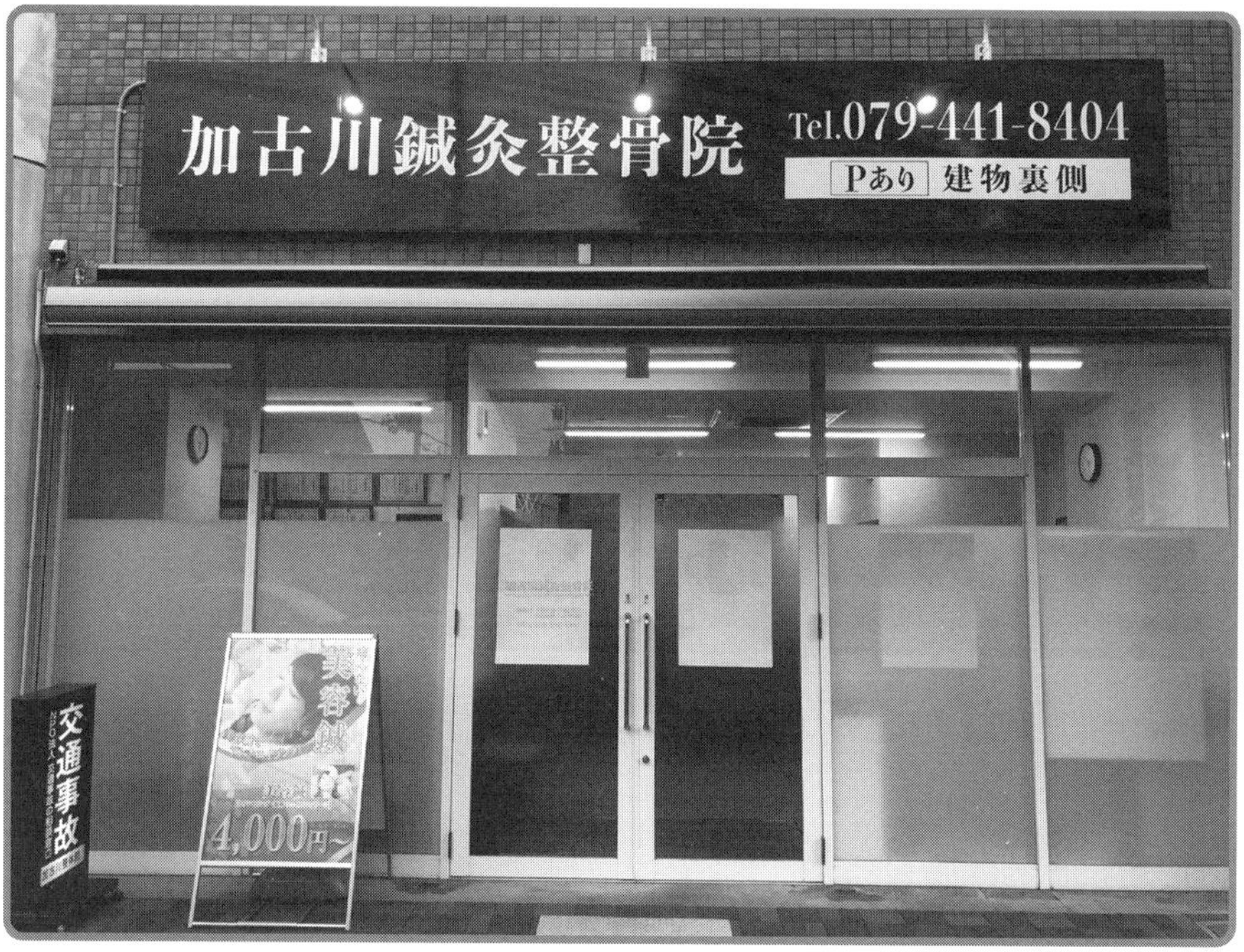

ドロップベッドとVFアジャスターの優しい治療
痛みの出ないソフトな治療が人気の秘密

診療時間

平日　**9:00～14:00　16:30～19:00**
（託児ルームは平日午前（月・火・木・金）のみ9:30～14:00）
土曜日　**8:30～13:00**
休診日　**土曜午後、日曜・祝日**

加古川鍼灸整骨院

〒675-0065 兵庫県加古川市加古川町篠原町103-5-102
Tel. 079-441-8404
https://kakogawa.sugioka777.com/

院へのアクセス

電車ご利用の場合
JR神戸線・山陽本線「加古川」駅
北口より徒歩2分

お車ご利用の場合
加古川ICから5分、
浜学園の黄色い看板が目印

〈駐車場のご案内〉
3台

本間院長は「加古川鍼灸整骨院」の骨盤矯正の特徴は身体にやさしいソフトな施術と言います。「骨盤矯正治療と聞いて、多くの方の頭に浮かぶのが『バキッ、ボキッ』などと身体を無理にねじって行う治療だと思いますが、当院では行いません。身体に負担をかけないドロップベッドと優しい振動を与える治療器ＶＦアジャスターでソフトに筋肉を刺激し施術を進めていきます」

妊娠中から骨盤は開いていき出産時に最大に広がり、関節をつなぎとめている靭帯や筋肉を緩め切ってしまうので、それを是正するために骨盤矯正が必要になる。骨盤周囲の筋肉やお腹周りの筋肉が低下することによる背骨を支える力がないため腰痛になりやすく、それを治すにはＥＭＳなどインナーマッスルで筋肉をアップしていくのが一番だという。

産後体重が思うように落ちない方に関しては、食事アドバイスや運動指導（筋トレ）なども行っている。出産後にＯ脚になった患者さんで、肩こりや疲労が抜けにくいなど自律神経症状に10年間ほど悩まされていたが、施術を受けていくごとに改善された例など多々ある。国家資格をもった保育士が常駐し、母親が不安なく施術に専念できる環境も整っているのもお母さん方から支持を集めているところだ。

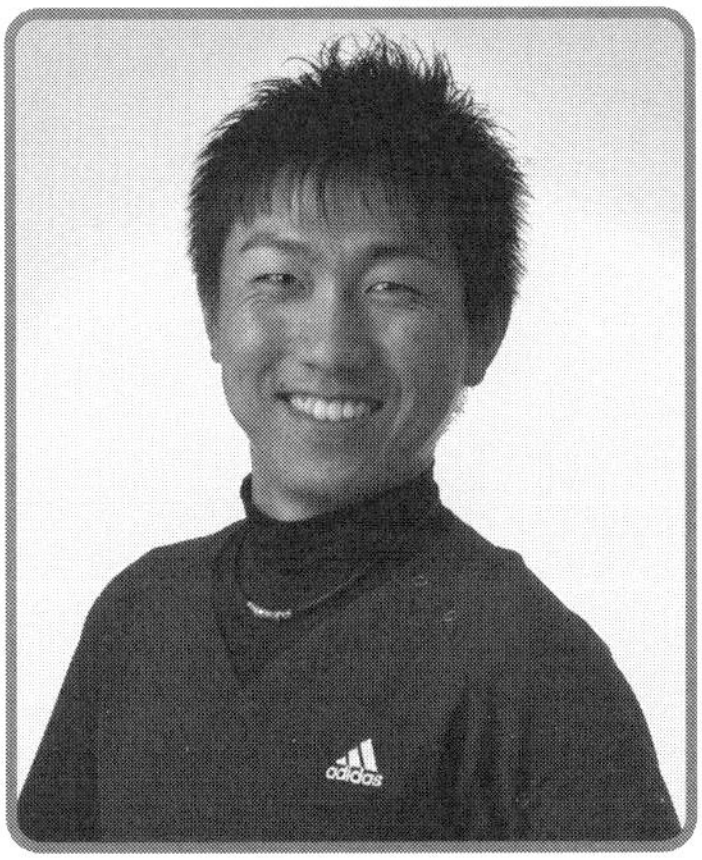

本間 拓也 先生

プロフィール

ほんまたくや

1989年兵庫県神戸市生まれ。関西健康科学専門学校卒業。2017年より「すぎおか鍼灸接骨院」（兵庫県明石市）に勤め、産後骨盤矯正を習得。定期的に幼稚園・保育園やフォトスタジオなどに出向き、無料で産後の骨盤矯正を受けて頂き、毎月院でも体験会などを数多く経験。より多くの産後の方に受けて頂けるように2020年1月に2店舗目となる「加古川鍼灸整骨院」を開業し院長に就任。

かつら整骨院

どこの整形外科や接骨院に行ってもよくならないと、産後の身体の不調を訴える患者さんが集まる整骨院が京都にある。全国41の整骨院を傘下に収める馬越院長自ら考案した「B&M背骨ゆがみ矯正」と「B&M式トリガーポイント」が大好評。

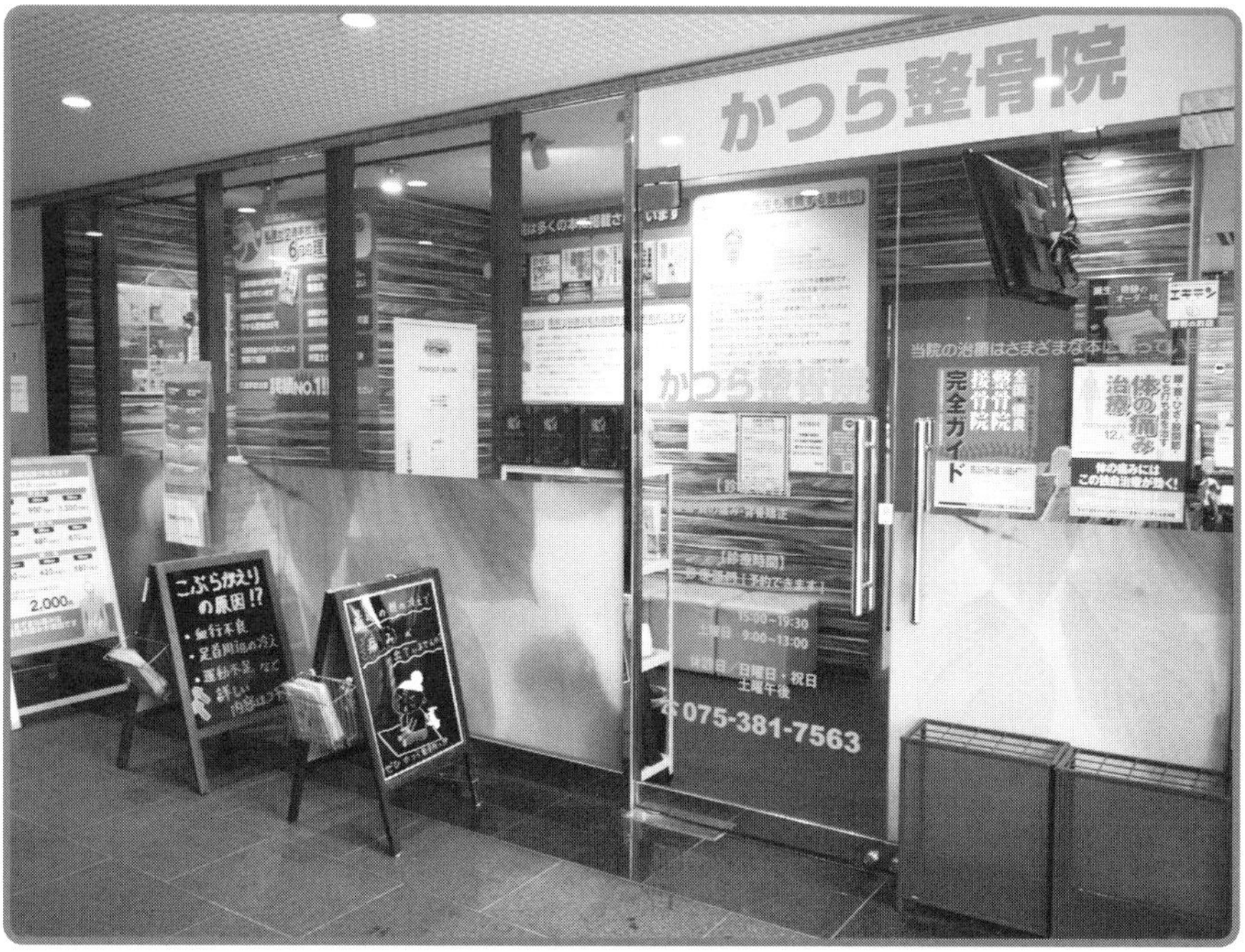

全国41の整骨院を傘下に収める総本山
信頼の技術力で悩みや不調を解決する!

診療時間

月～金　9:00～12:00　15:30～19:30
土　9:00～13:00
休診日　**日曜日、祝日**

かつら整骨院

〒615-8072京都府京都市西京区桂木ノ下町1-101-102
Tel. 075-381-7563
https://katsura-seikotsuin.com/

院へのアクセス

電車ご利用の場合
阪急「桂」駅東口
より徒歩３分

出産によって大きく開いた骨盤は元の正しい位置に戻ろうとするが、出産時のダメージや育児などによって歪んだまま定着してしまうことがある。骨盤が正しい位置に戻らないと、身体の中心部が歪んでいることにより、身体だけでなく精神的にも不調の原因となる。

施術の基本となるのが馬越院長が考案した「B&M背骨ゆがみ矯正法」と「B&M式トリガーポイント」だ。「B&M」のBは骨（Bone）、Mは筋肉（Muscle）のことで、骨とそれに付随している筋肉を一体的に施術する術式で、馬越院長は「どんなに重い症状でも6回の施術で確実に改善できる」と自信を語る。

特に「B&M式トリガーポイント」は、①石のようになった筋肉を健康な柔らかい状態へと変える、②歪みや痛みが原因で固まった筋肉を柔軟にして症状を改善、③整えたバランスが本来の姿だ身体に覚え込ませることで再発を防止、④身体の奥にある筋肉にも刺激を与えることで長期間の効果を発揮、⑤原因を根本改善することができるので一般の整体をはるかに超える効果がある。馬越院長の編み出した施術法は、従来の整骨院の常識を破るものとして高い評価を得、サンキューグループ傘の整骨院は全国で41院を数え、なお拡大中である。

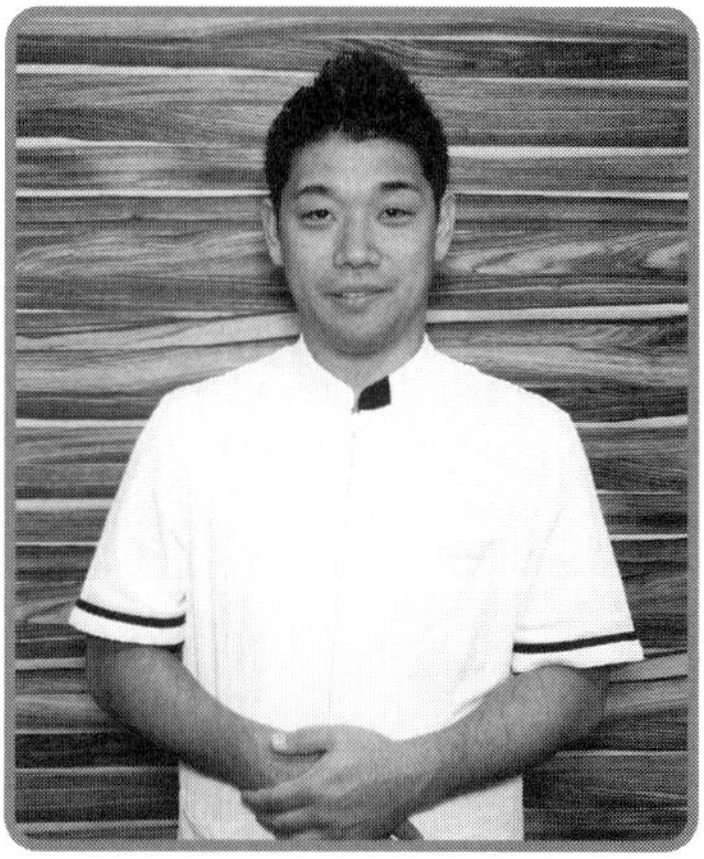

馬越 啓一 先生

プロフィール

まごし けいいち

1981年京都生まれ。整骨院の専門学校を卒業後、数々の治療を学び、京都市にかつら整骨院を開業。以降11年間に京都・大阪・兵庫など全国に41院を開院。サンキューグループの代表として活躍している。各41の整骨院とともに地域の一番人気院として業績を上げている。B&M背骨ゆがみ矯正法を開発し「1回で効果が実感できる」と好評。現在では全国各地からその技術などを学びに来る先生方も多い。

川越整骨院

治療院には毎日毎日多くの患者さんが訪れる。症状も悩みもそれぞれ異なり、生活レベルや環境なども異なる。治療院に求めるものもみな異なっている。治療院のスタッフは、患者さんたちが願う最良の治療は何かを判断しなければならない。

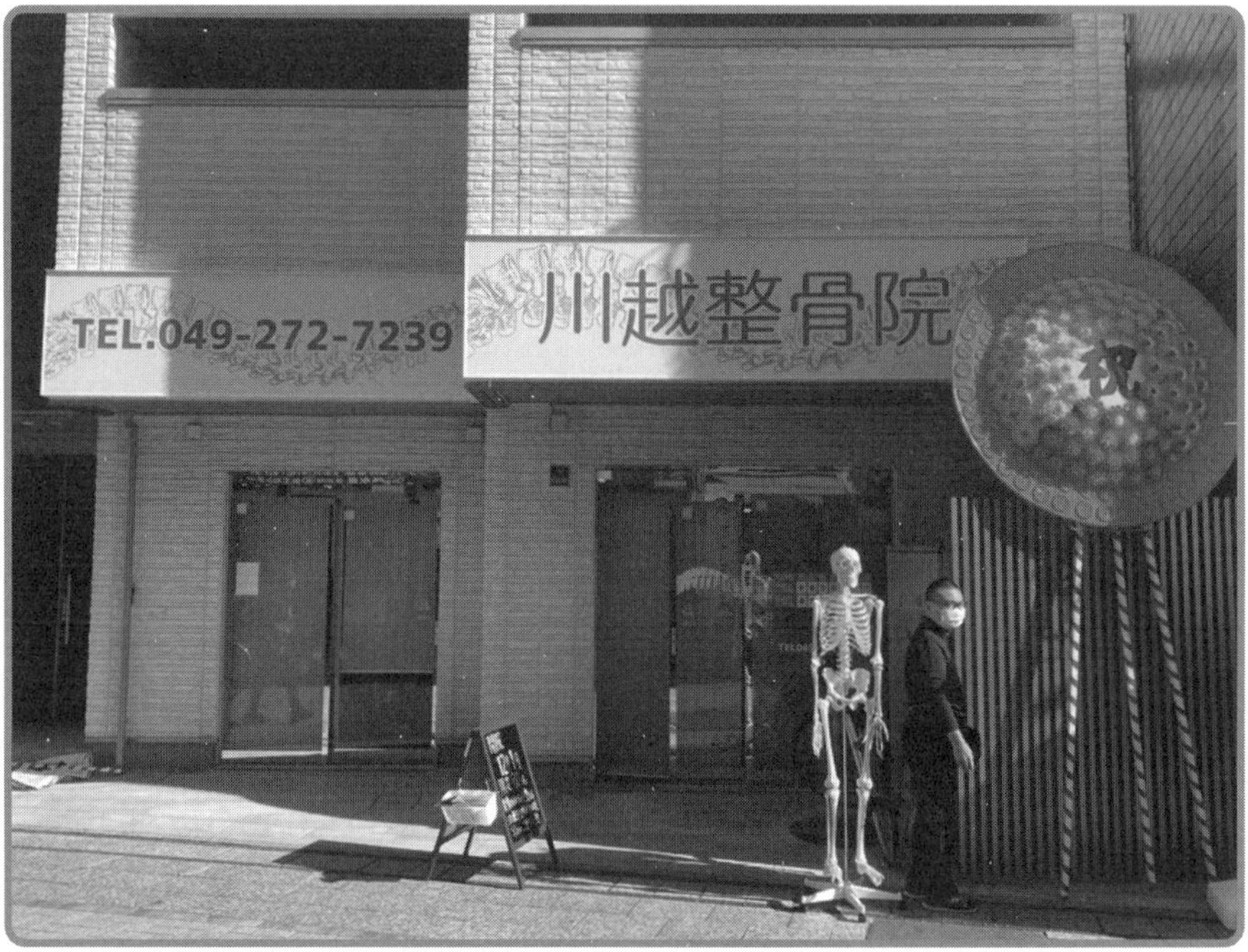

患者さん一人ひとりの状況に応じて
それぞれに適した治療法を提案し実践

診療時間

月～金　**9:00～12:00　15:30～19:30**
土　**9:00～13:00**
休診日　**日曜日、祝日**

川越整骨院

〒350-1122 埼玉県川越市脇田町８-２
Tel. 049-272-7239
https://kawagoe-seikotsuin.com/

院へのアクセス

電車ご利用の場合
JR「川越」駅
より徒歩３分

どの治療院スタッフに関して言えることだが、治療院に患者さんが何を期待しているのか、それを的確に判断し、治療をし、説明をすることが求められている。どんなに手技が優れていても、また、どんなにコミュニケーション能力が高くても、患者さんの痛みや不安を解消することはできない。患者さんの心身の状態を正確に判断し、適切な治療を施し、施術の効果はどうだったかを、患者さんにきちんと向き合うことがスタッフには大切なのである。

新しい整骨院として全国展開するサンキューグループの最新院が「川越整骨院」だが、グループの理念が凝縮している。グループの総師である馬越院長の「患者さんファースト」の精神がどの院にも等しく根づき、どの治療院でも同じように最高の施術を受けられるのである。

施術の中核をなすのが「B&M背骨ゆがみ矯正法」。腰痛や膝痛、頭痛、産後の骨盤矯正などに幅広く効果があると注目を集めている施術だが、各院の治療スタッフは柔道整復師という国家資格者でなければならず、研修も受けなければならない。そして厳格なテストに合格することが必要で、その上に患者さんへの対応力やコミュニケーション能力を鍛えられていくのである。

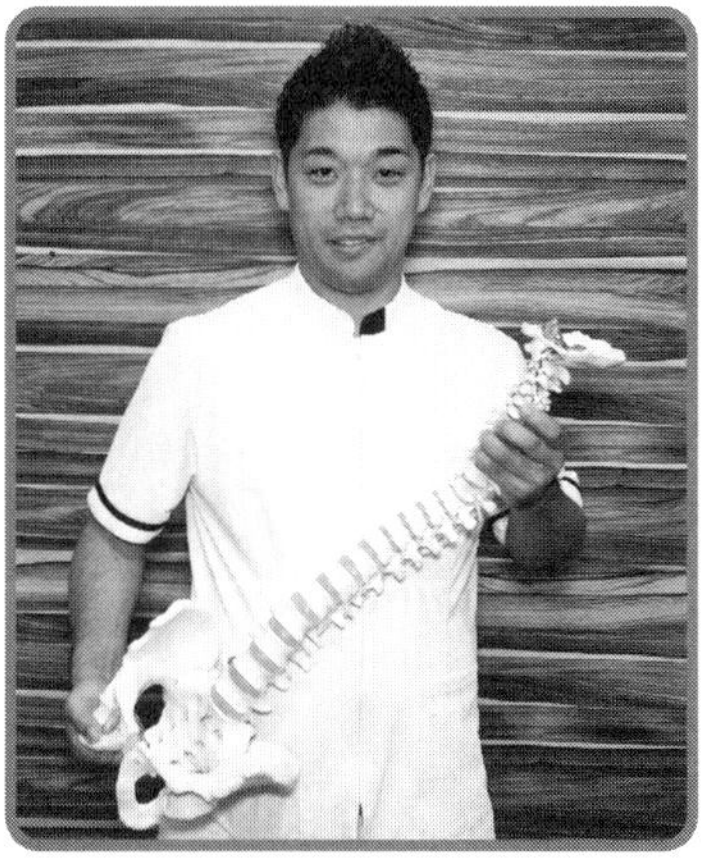

馬越 啓一 先生

プロフィール

まごし けいいち

1981年京都生まれ。整骨院の専門学校を卒業後、数々の治療を学び、京都市にかつら整骨院を開業。以降11年間に京都・大阪・兵庫など全国に41院を開院。サンキューグループの代表として活躍している。各41の整骨院とともに地域の一番人気院として業績を上げている。B&M背骨ゆがみ矯正法を開発し「1回で効果が実感できる」と好評。現在では全国各地からその技術などを学びに来る先生方も多い。

河内天美整骨院

産後の身体の不調はいろいろな所に現れる。腰痛や肩・首こり、背中のハリ、X脚・O脚、下腹部の出っ張り、坐骨神経痛など。これらの痛みなどの症状を改善するには一時的に痛みをとるアプローチではなく原因をしっかり見極める施術が必要である。

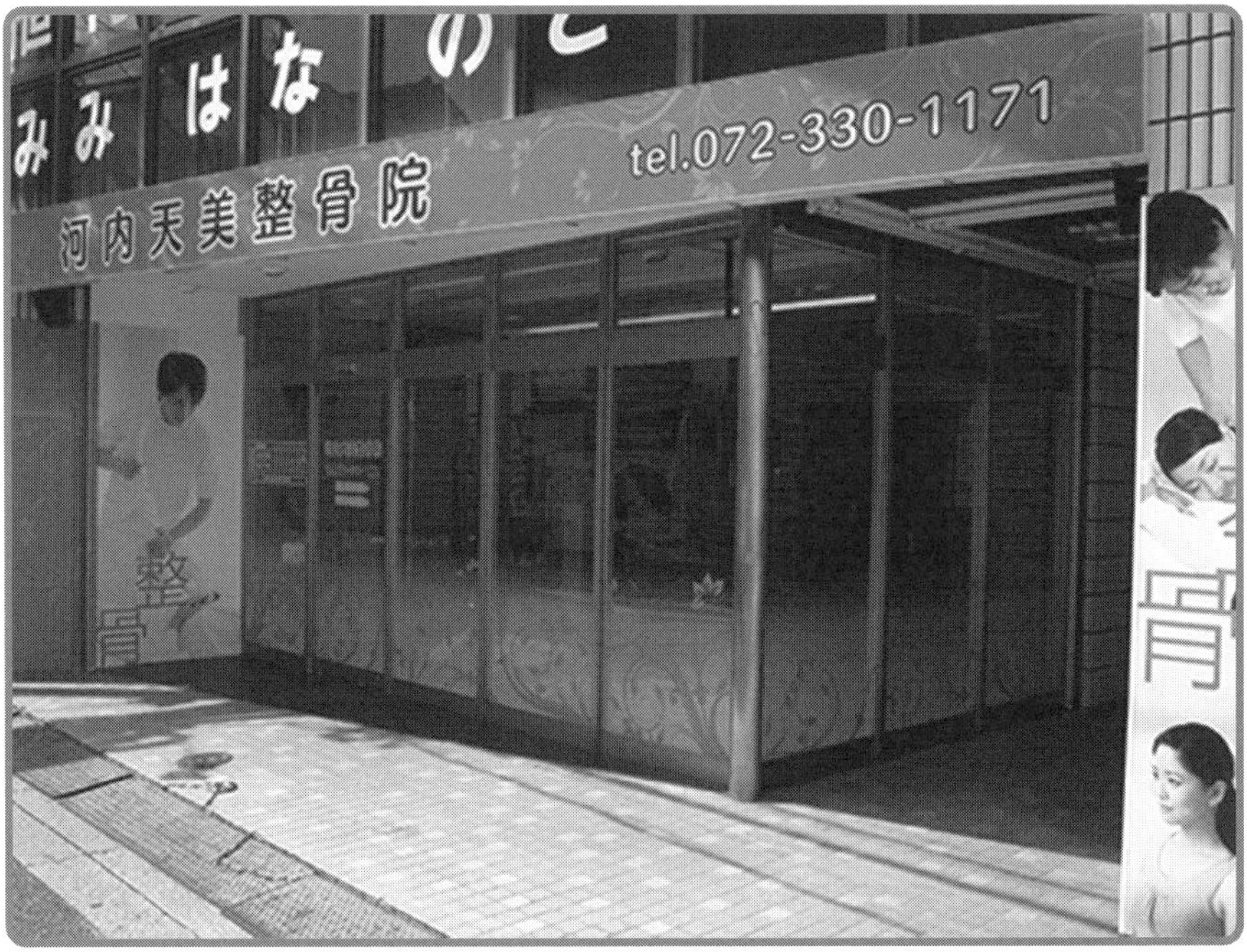

一時的に痛みをとるアプローチではなく
症状の原因を見極めて改善に導く施術

診療時間

月～金　**9:00～12:00　15:30～19:30**
土　**9:00～13:00**
休診日　**日曜日、祝日**

河内天美整骨院

〒580-0032 大阪府松原市天美東7-7-1
Tel. 072-330-1171
https://kawachiamami-seikotsuin.com/

院へのアクセス

電車ご利用の場合
南海本線・地下鉄堺筋線
「河内天美」駅より
徒歩３分

整骨院業界に新たな風を送りこむサンキューグループ。その新風のもとになっているのが、代表の馬越院長が開発した「B＆M背骨ゆがみ矯正法」である。B＆M背骨ゆがみ矯正は、どこの整骨院やマッサージ院に通ってもよくならない痛みに対して、その原因となる背骨の歪みを整える治療法である。

サンキューグループでは臨床試験を行い、施術前後の全身の血流・体温が変化し、首・肩・腰に改善が見られる（95％）ことが証明され、B＆M背骨ゆがみ矯正法は商標登録されている。

多くの整骨院やマッサージ院では患部に対しての手技が中心になり、体幹の基本となる背骨に対しては何らの処置が施されないで見過ごされてしまっている。その結果、一時的に痛みは和らぐが、痛みはすぐにぶり返すことになるのである。

身体の中心軸となる背骨のゆがみを治すことは産後の骨盤矯正にもつながり、産後に多い腰痛、背部痛、肩こり、頭痛だけでなく、尿漏れや便秘、X脚・O脚、下腹部の出っ張り、坐骨神経痛など身体の至る所の不調を正すことが可能となっている。さらに通院治療だけでなく、家庭でのセルフケアも指導。ダイエットも期待できるという。

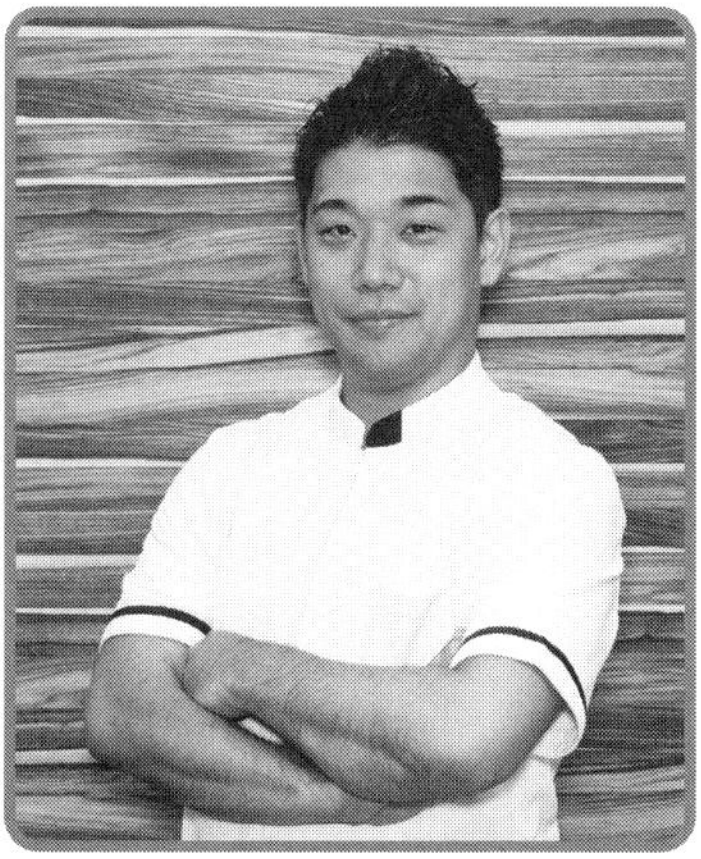

馬越 啓一 先生

プロフィール

まごし けいいち

1981年京都生まれ。整骨院の専門学校を卒業後、数々の治療を学び、京都市にかつら整骨院を開業。以降11年間に京都・大阪・兵庫など全国に41院を開院。サンキューグループの代表として活躍している。各41の整骨院とともに地域の一番人気院として業績を上げている。B＆M背骨ゆがみ矯正法を開発し「1回で効果が実感できる」と好評。現在では全国各地からその技術などを学びに来る先生方も多い。

関内伊勢佐木整骨院

骨盤は上半身の体重を支え、内臓を入れる器である。特に女性の骨盤はゆがみやすく、年齢とともに開いていく。出産によっても骨盤は大きく開きやすくなっている。ゆがみがあるとその部分だけでなく全身に及び、早めの手当が必要である。

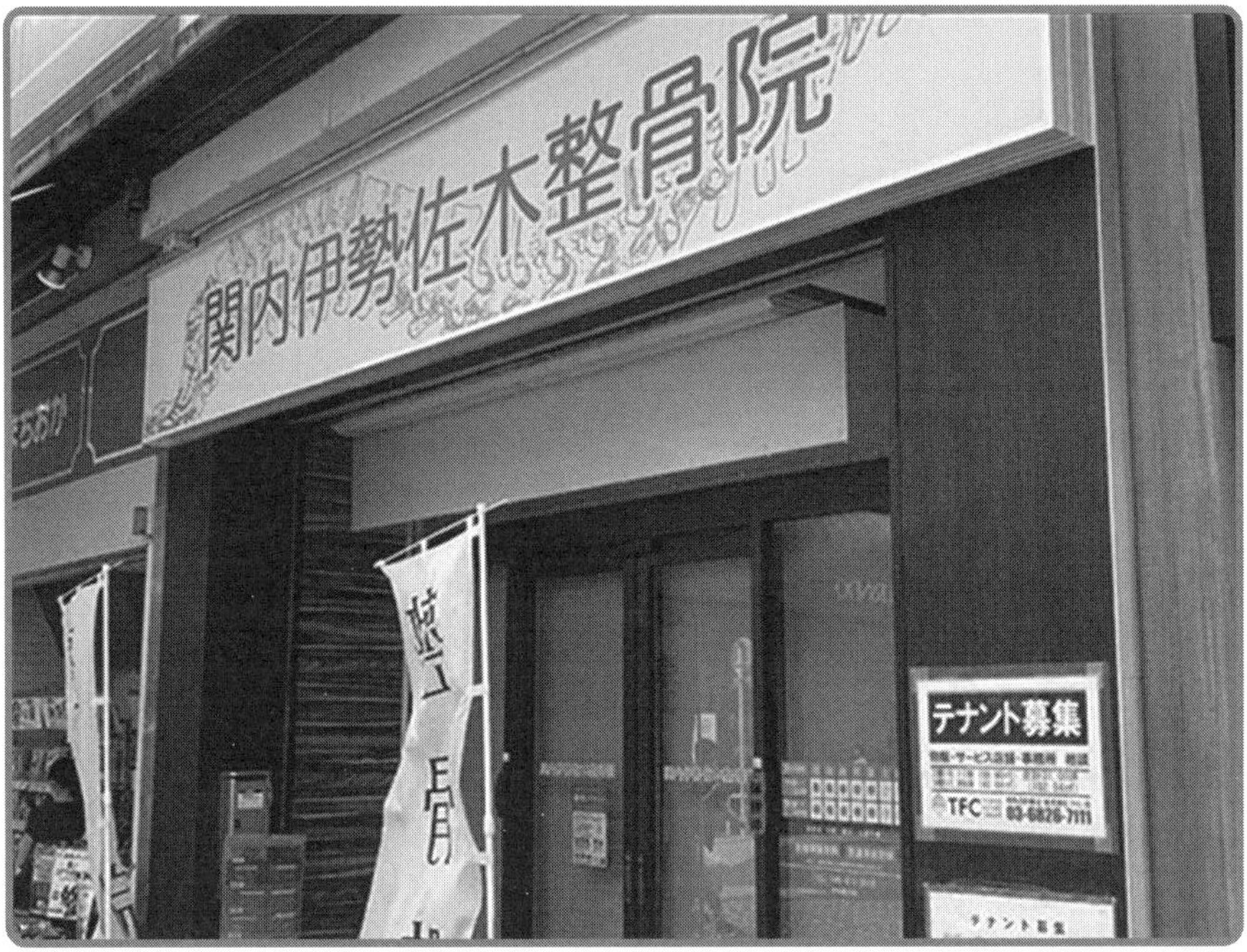

不調の原因となる骨盤のゆがみを是正
一人ひとりの症状に合わせた施術を！

診療時間

月〜金　9:00〜12:00　15:30〜19:30
土　9:00〜13:00
休診日　**日曜日、祝日**

関内伊勢佐木整骨院

〒231-0045 神奈川県横浜市中区伊勢佐木町1-5-1
Tel. 045-315-5015
https://kannaiisezaki-seikotsu.com/

院へのアクセス

電車ご利用の場合
JR「関内」駅
より徒歩３分

骨盤のゆがみは身体の不調のさまざまな原因になる。腰痛や肩痛、首痛や頭痛などの肉体的な痛みだけでなく、下半身の血行を悪くさせ下半身のむくみや冷え性、生理痛、便秘にも注意が必要だ。「関内伊勢佐木整骨院」は産後の骨盤矯正に定評のある整骨院として知られるが、その秘密は院独自の「B&M背骨ゆがみ矯正法」にある。背骨のゆがみを正すと同時にゆがんだ骨盤を正しい位置に戻しながら、骨盤とその周辺の筋肉の深部のバランスを、やさしい手技で整えていくもの。患者さんの痛みや悩みに正面から向き合うスタッフに安心して任せられるのが「関内伊勢佐木整骨院」の特徴だ。

骨盤のゆがみを矯正することで血液やリンパ液の流れが正常に改善されるので、新陳代謝も上がり効率のよい脂肪燃焼にもつながると期待できる。特に出産でダメージを受けた子宮や卵巣に負担がかからなくなり、女性ホルモン作用が正常に戻るため、肌荒れの解消や育児などによる疲労も軽減できるといわれている。

出産後、骨盤は一気に閉じていくが、1~2カ月ほどは骨盤の骨と骨をつなぐ筋が非常に弱い状態にある。この時期の悪い姿勢は強いゆがみの原因になるので、産後は早めの手当てがお勧めである。

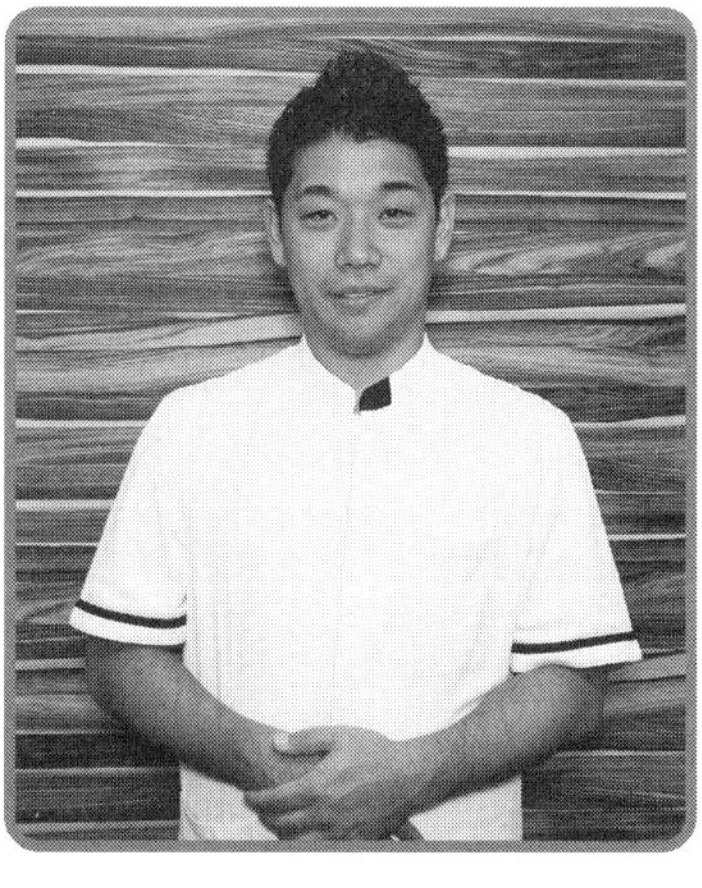

馬越 啓一 先生

プロフィール

まごし けいいち

1981年京都生まれ。整骨院の専門学校を卒業後、数々の治療を学び、京都市にかつら整骨院を開業。以降11年間に京都・大阪・兵庫など全国に41院を開院。サンキューグループの代表として活躍している。各41の整骨院とともに地域の一番人気院として業績を上げている。B&M背骨ゆがみ矯正法を開発し「1回で効果が実感できる」と好評。現在では全国各地からその技術などを学びに来る先生方も多い。

きくち鍼灸整骨院

「きくち鍼灸整骨院」では柔道整復師・鍼灸師・マッサージ師の国家資格者が20人ほど在籍。一人の患者さんに対し20人の先生が多様な技術と知識を駆使して最良の施術を進めていく。「健康的な美しさ」を目指したエステサロンを併設。

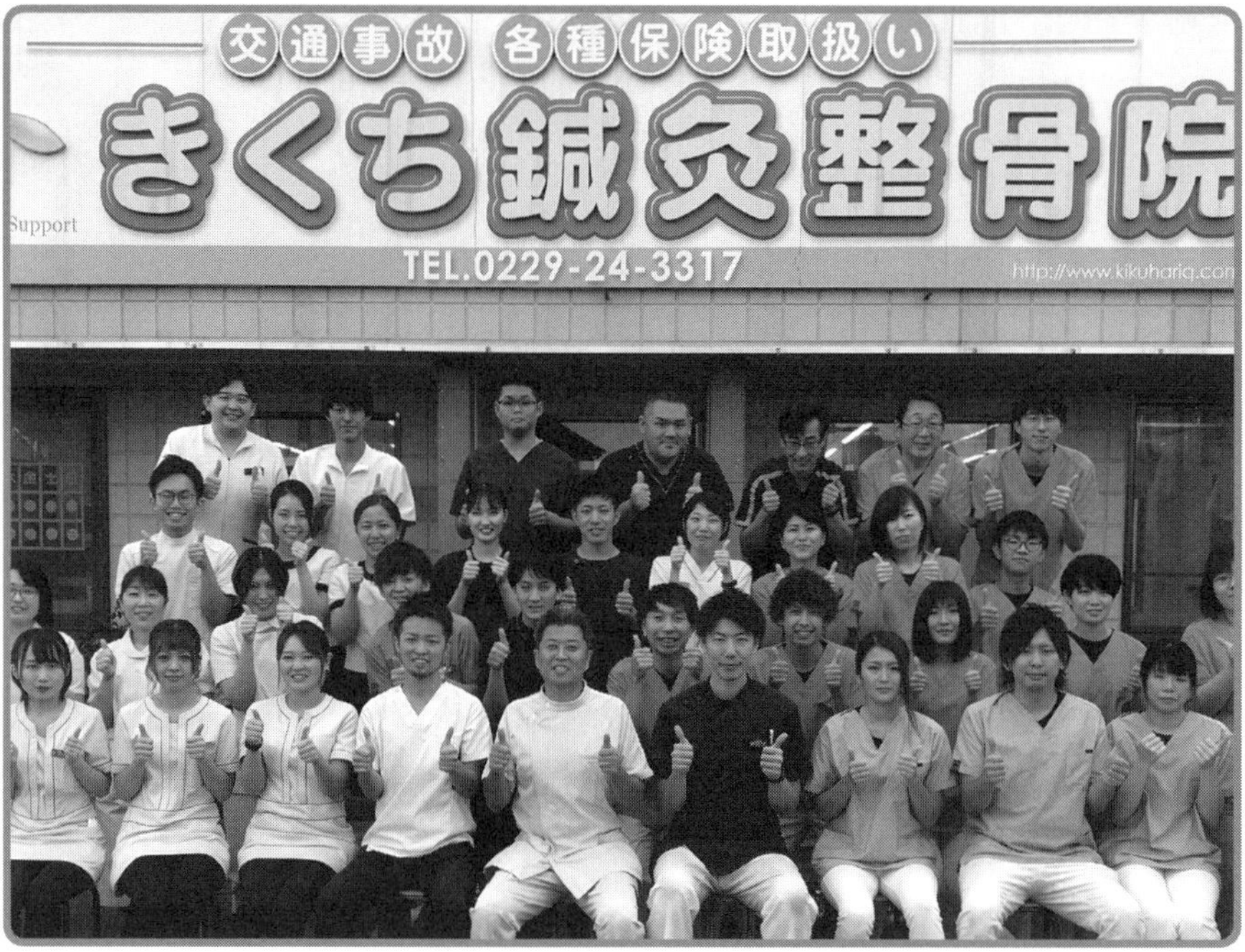

最新の姿勢分析装置と矯正機器で安全に産後のデリケートな体調に配慮した施術

診療時間

平日	8:30〜12:00	14:30〜19:30
土日祝	8:30〜12:00	14:00〜18:30
休診日	なし（年中無休）	

きくち鍼灸整骨院

〒989-6171　宮城県大崎市古川北町2-2-31
Tel. 0229-24-3317
https://www.kikuhariq.com

院へのアクセス

電車ご利用の場合
JR東北新幹線・陸羽東線「古川駅」より徒歩10分

お車ご利用の場合
古川ICより車で10分

〈駐車場のご案内〉
30台

妊娠中と産後に歪んだ骨盤は、専門家による適切な治療で正常な位置に戻し、痛みや不調の改善に向けたアプローチをしていく必要がある。これらの悩みに対しては、「きくち鍼灸整骨院」では骨盤矯正を勧めている。

菊地院長は「最新の姿勢分析装置と産後女性のデリケートな体調に配慮した身体に負担の少ない矯正専門の機器を使用して行う治療法を用いています。当院の矯正施術は『バキバキする』『痛みが強い』などの強い刺激がなく、安全性に配慮し、良好な状態で育児やライフスタイルを充実されることを目指しています。骨盤周辺の筋肉を本来の位置に戻して筋肉の緊張や血流を改善させる治療法です。症状の再発を防ぐため、アフターケアを徹底しています」と語る。

「きくち鍼灸整骨院」は開院13年が経過し、開院当初は学生だった方が社会人になり結婚・出産し、今ではその方のお子さんが通われている。

「患者さんとのコミュニケーションを大切にし、身体の不調だけではなく、人生を豊かにするサポートができ、地域に根付き地域の皆さまに必要とされる治療院を目指す」という菊地院長が開業以来描き続けていた理念がしっかりと生き残っている。

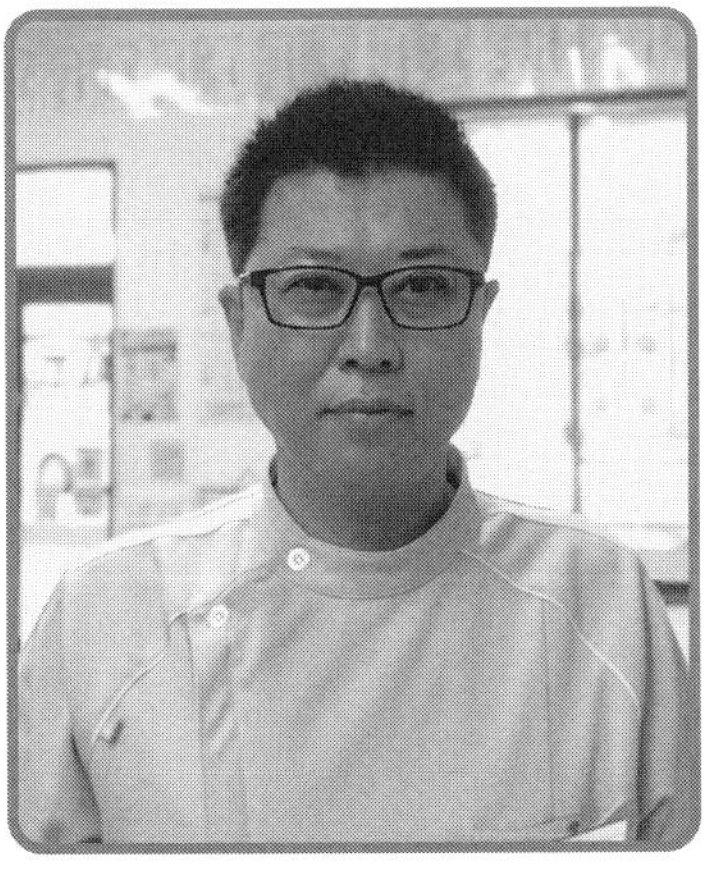

菊地 慎治 先生

プロフィール

きくちしんじ

1974年宮城県生まれ。仙台接骨医療専門学校卒業、赤門鍼灸専門学校卒業。整形外科、大学病院での東洋医学による難治性疾患の治療研修等を経験後2008年開業。日本柔道整復師会、宮城県柔道整復師会（元理事）、日本鍼灸師会、TATAC（日本アスレチックトレーナーズ）所属、機能訓練指導者、卒後臨床研修指導者。地域の皆さまのお役に立てる治療院を創造し、日々知識・技術の向上に励み、身体の不調だけではなく、人生を豊かにするサポートができる治療院を目指している。

吉祥寺サンロード整骨院

東京でも有数の住宅地、吉祥寺。人気の住宅地だが、中央線の吉祥寺駅から歩いて3分、アーケードのサンロード商店街に立地する吉祥寺サンロード整骨院は、ヤングからファミリー、お年寄りと幅広い世代から支持を集めている。

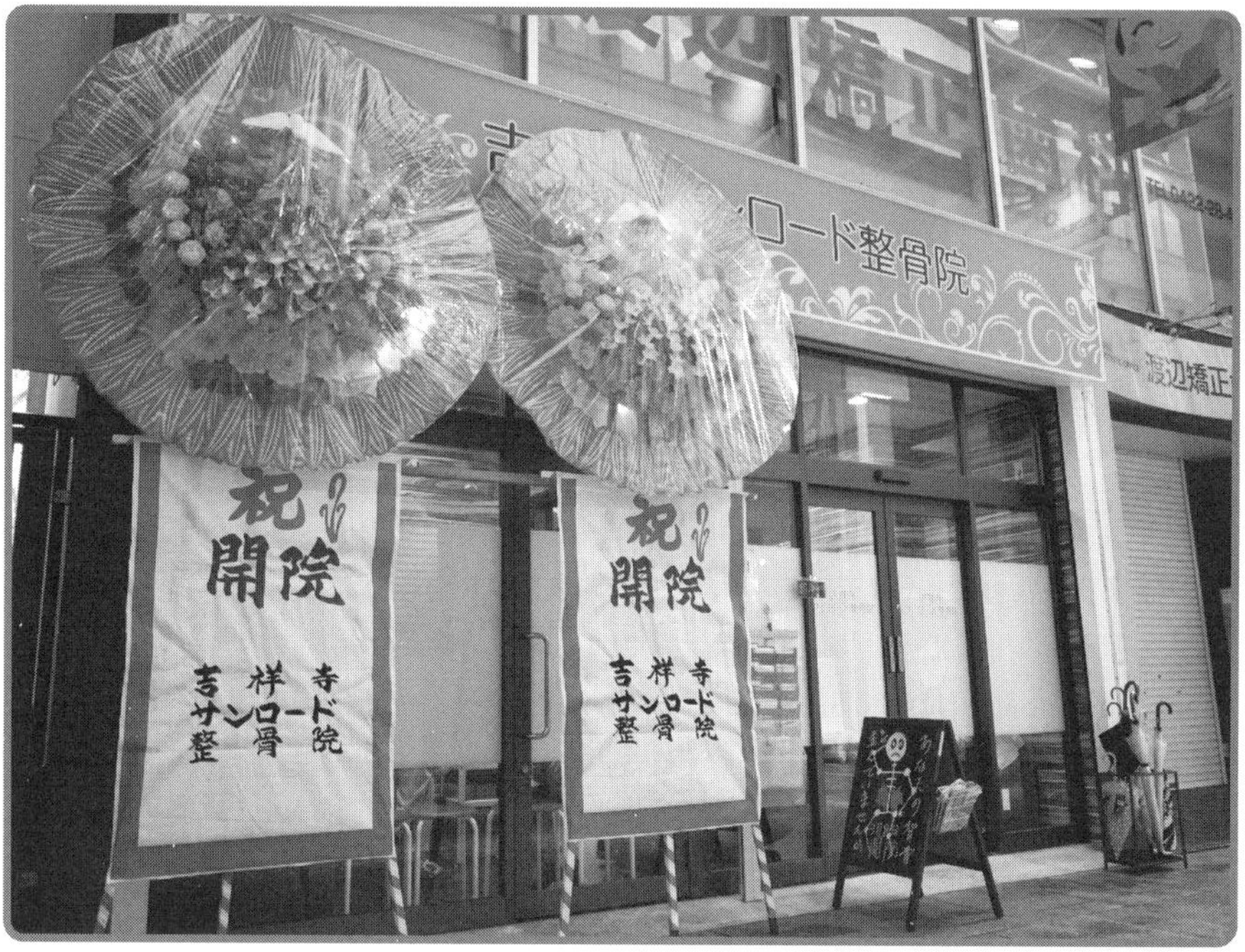

なぜトリガーポイント療法が効くのか
筋肉をほぐして心身ともにリラックス

診療時間

月〜金　**9:00〜12:00　15:30〜19:30**
土　**9:00〜13:00**
休診日　**日曜日、祝日**

吉祥寺サンロード整骨院

〒180-0004 東京都武蔵野市吉祥寺本町1-11-26
Tel. 0422-27-2866
https://kichijoji-seikotsu.com/

院へのアクセス

電車ご利用の場合
JR「吉祥寺」駅より
徒歩３分

吉祥寺サンロード整骨院の施術の特徴は、サンキューグループ代表の馬越院長が経験に基づいて開発した「Ｂ＆Ｍ背骨ゆがみ矯正法」を用いることである。身体の中心線を構成する背骨に焦点を当て、そのゆがみを矯正していく施術だ。

　腰痛や坐骨神経痛などの痛みの根本原因となる骨格や筋肉のバランスを整えるため、ゆがんでいた患部の血流不足が改善されると同時に、圧迫されていた神経経路も解放され、痛みが治るのにそれほどの時間はかからない。

　次に骨の周りにある筋肉の緊張状態をほぐしていく。このときに必要な手技が「Ｂ＆Ｍトリガーポイント療法」である。筋肉を横から触り、しっかりと深部を調整する方法だ。トリガーポイント療法は産後の骨盤矯正にも大変効果があることが特徴である。開いたのまま形状記憶されてしまった骨盤周囲の筋肉をほぐすことで、産後の不調の原因を取り除いていくことができる。腰痛や骨盤痛、尿もれや生理痛、首や肩こりだけでなく、自律神経失調や出産に伴う体型の変化などにも効果がある。全身がリラックスし血行がよくなるので、産後のむくみや身体の不調も改善するのである。

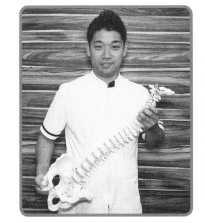

馬越 啓一 先生

プロフィール

まごし けいいち

1981年京都生まれ。整骨院の専門学校を卒業後、数々の治療を学び、京都市にかつら整骨院を開業。以降11年間に京都・大阪・兵庫など全国に41院を開院。サンキューグループの代表として活躍している。各41の整骨院とともに地域の一番人気院として業績を上げている。B&M背骨ゆがみ矯正法を開発し「1回で効果が実感できる」と好評。現在では全国各地からその技術などを学びに来る先生方も多い。

香里園整骨院

京阪本線・香里園駅周辺は整骨院や整体院、鍼灸院などが多く、駅から半径一キロ以内に限っても30院近く。本院は駅改札から330メートル、徒歩4分のところに立地。競争が激しい地区で人気の整骨院として人を集めている秘密を探ってみた。

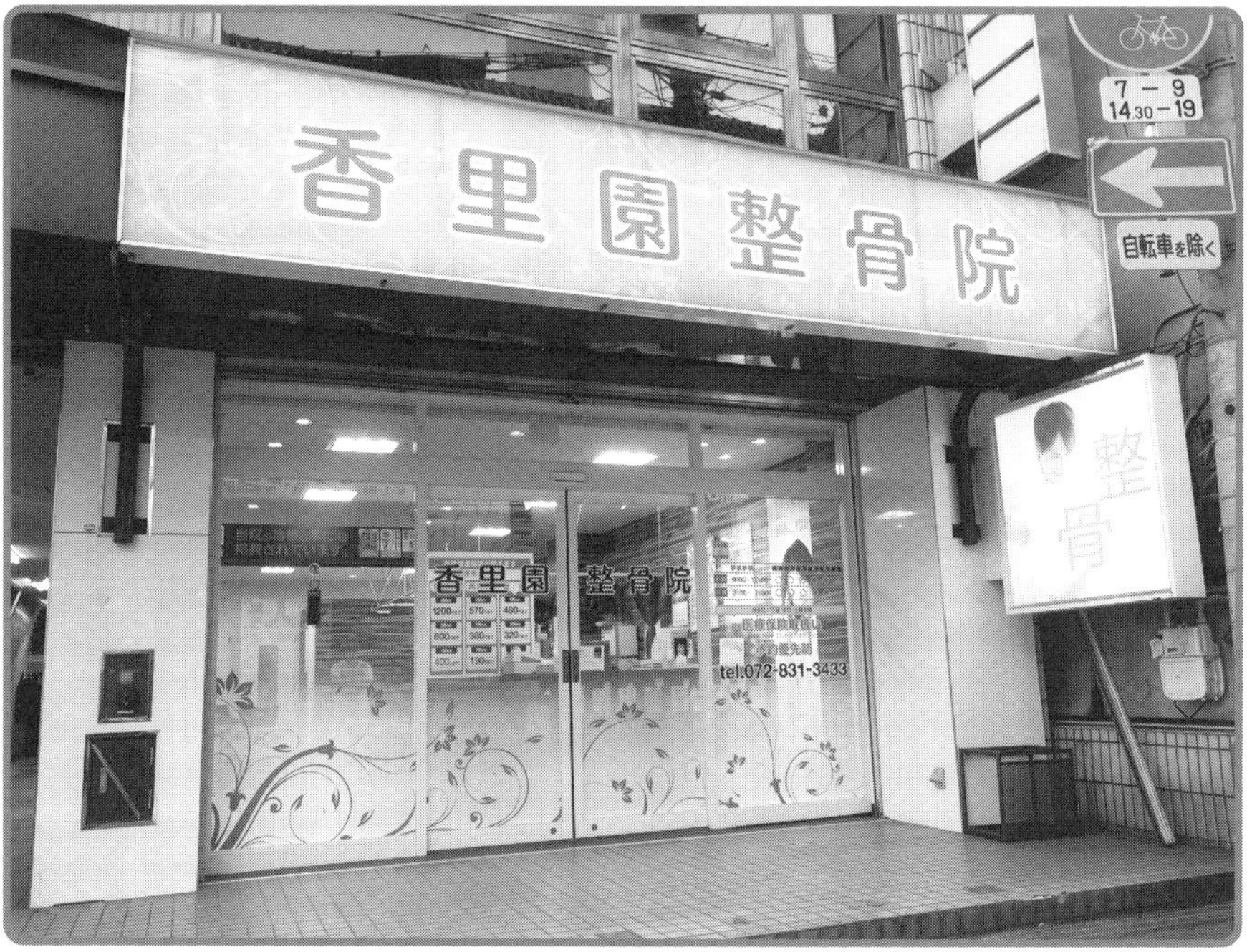

人気整骨院の秘密は口コミで広がる輪
身体バランスを整える背骨ゆがみ矯正

診療時間

月～金　**9:00～12:00　15:30～19:30**
土　**9:00～13:00**
休診日　**日曜日、祝日**

香里園整骨院

〒572-0084 大阪府寝屋川市香里南之町32-5
Tel. 072-831-3433
https://kourien-seikotsu.com/

院へのアクセス

電車ご利用の場合
京阪線「香里園」駅より
徒歩５分

香里園整骨院の人気の高さは、患者さんからの口コミが元になっているという。その実際の声をいくつか紹介しよう。

「こちらは院内もすごく清潔ですし、先生方がとても親切で、ていねいに相談に乗ってくださるので、安心してお任せすることができました。施術では徐々に痛みが取れ、身体が軽くなっているのが感じました」

「これまでは鍼灸マッサージに通っていましたが、よくなったと思ったらまたぶり返し…という感じでした。こちらに来てからは痛みがなくなり、仕事にも前向きに取り組んでいます」

「施術もそうですが、先生方がいつも元気でパワフルなのですごく元気をもらっています」

当院での施術は「B&M背骨ゆがみ矯正法」で、体幹の基本となる背骨に対しての処置で、身体のバランスを整えていくので高い効果がある。特に産後の女性への骨盤矯正は高い効果があると評判を呼んでいる。

「腰痛に悩まされていたが、痛みがスーッと引いていった」

「尿漏れで出かけるのが億劫だったけど、よくなった」

「下腹部がすっきりとしたので、体型が戻った」

などの声が寄せられ、スタッフの励みになっているようだ。

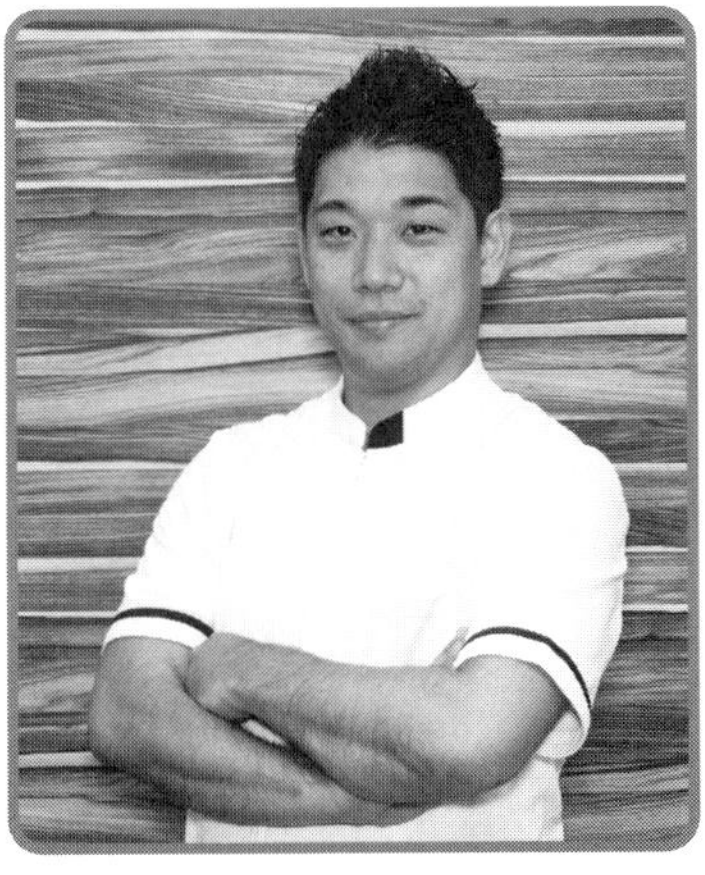

馬越 啓一 先生

プロフィール

まごし けいいち

1981年京都生まれ。整骨院の専門学校を卒業後、数々の治療を学び、京都市にかつら整骨院を開業。以降11年間に京都・大阪・兵庫など全国に41院を開院。サンキューグループの代表として活躍している。各41の整骨院とともに地域の一番人気院として業績を上げている。B&M背骨ゆがみ矯正法を開発し「1回で効果が実感できる」と好評。現在では全国各地からその技術などを学びに来る先生方も多い。

学芸大学整骨院

京阪神地区から東京へと全国展開するサンキューグループ。学芸大学整骨院は東京進出の４番目の院だが、ヤングからファミリー層まで人気の東急東横線ということもあり、近隣だけでなく沿線住民から評判の整骨院となっている。

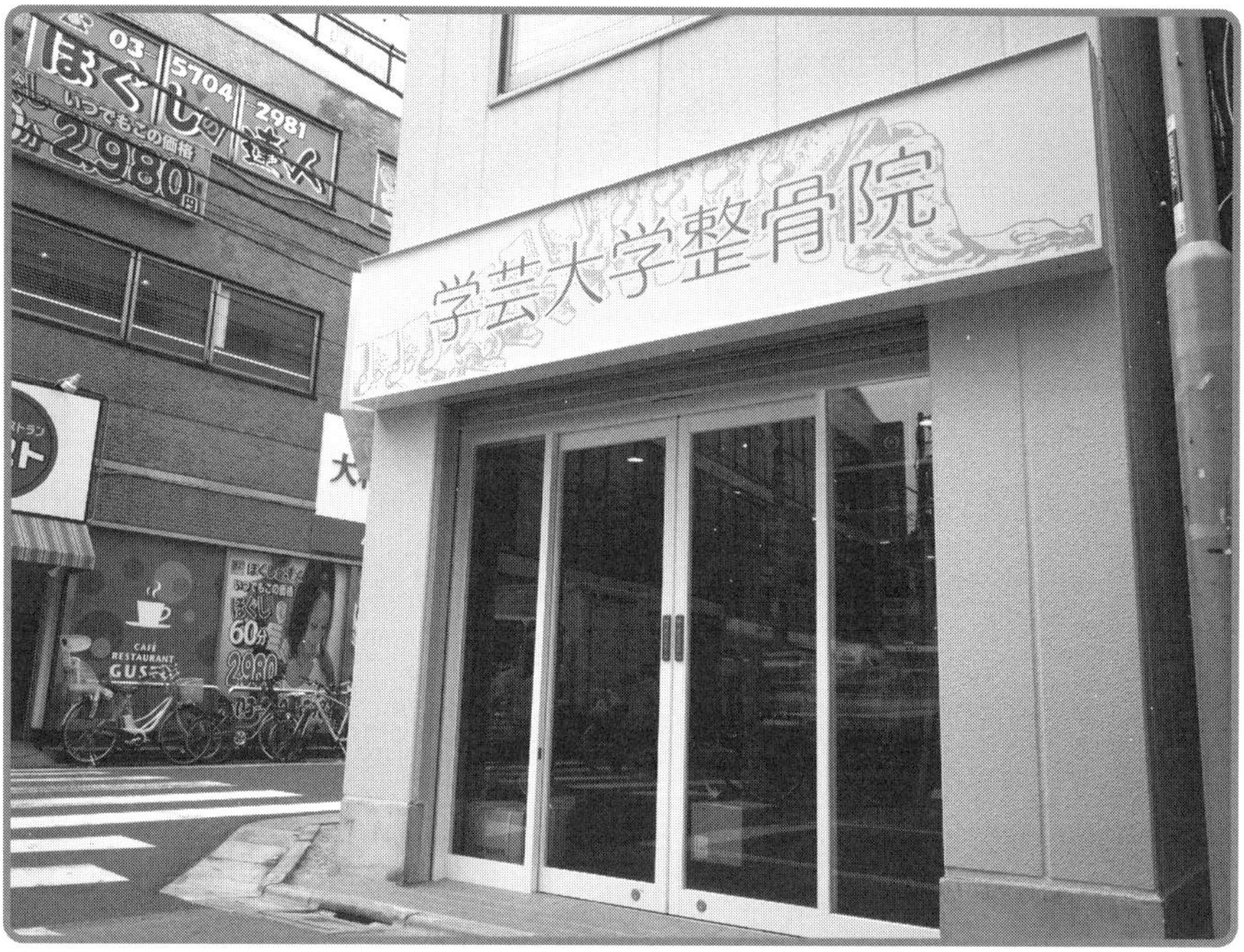

骨盤のゆがみによる多様な痛みに対処
根本的な原因にアプローチして解決！

診療時間

月～金　**9:00～12:00　15:30～19:30**
土　**9:00～13:00**
休診日　**日曜日、祝日**

学芸大学整骨院

〒152-0004 東京都目黒区鷹番2-15-12
Tel. 03-6712-2500
https://gakugeidaigaku-seikotsu.com/

院へのアクセス

電車ご利用の場合
東急東横線「学芸大学」駅
より徒歩２分

学

芸大学整骨院が早くから評判を呼んでいるのは、その施術法「B&M背骨ゆがみ矯正法」にあるといってもよいだろう。グループ代表の馬越院長が長年の研究の末にたどり着いたもので、馬越院長が自ら開発した施術法「B&M背骨ゆがみ矯正」によって、身体の中心線を構成する背骨とその周辺の筋肉のバランスを整えていくものである。背骨がゆがんでいることが原因となってさまざまな病気を引き起こし、そこを手当てすれば多くの痛みや不具合がよくなるという考えに基づいている。産後の骨盤も背骨のゆがみを是正していく過程で、自然と治っていくのである。

出産時、骨盤が開くのは避けられないこと。だがそれを放置しておくと、腰痛や股関節痛、肩痛、膝痛、肩こり、首こり、恥骨痛から疲労のしやすさや脂肪のつきやすさなど全身のさまざまな不調を引き起こすことにつながっている。むくみや冷え、生理痛、下半身太り、尿失禁、不定愁訴も関係してくるといわれている。まさに身体の中心軸のゆがみをケアするのが大切なのである。当院の評判を高めているのは、施術の確かさだけでなく、セルフケアや日常生活でのケアの仕方を懇切丁寧に指導するアフターサービスも充実している。

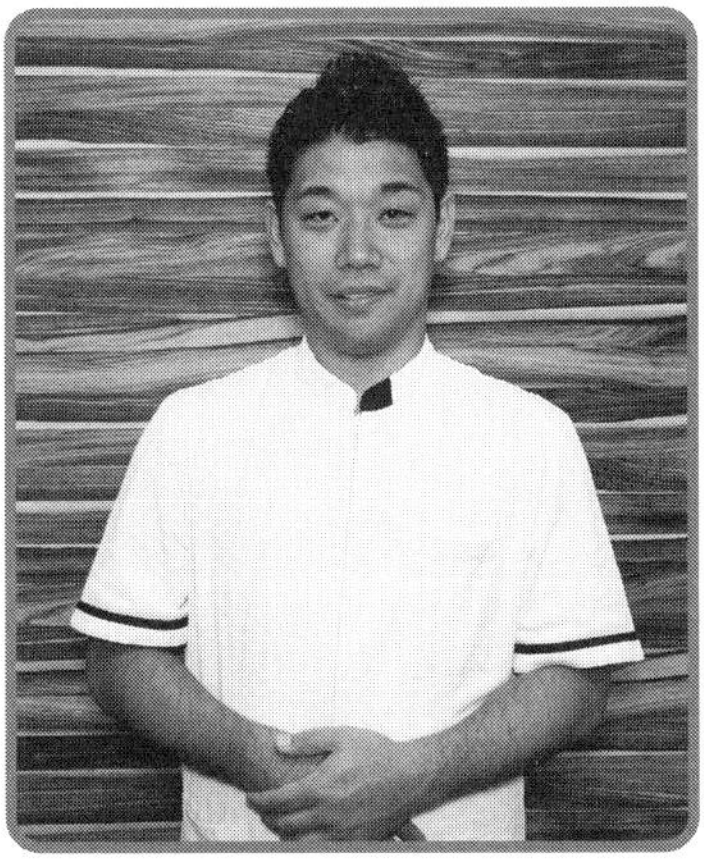

馬越 啓一 先生

プロフィール

まごし けいいち

1981年京都生まれ。整骨院の専門学校を卒業後、数々の治療を学び、京都市にかつら整骨院を開業。以降11年間に京都・大阪・兵庫など全国に41院を開院。サンキューグループの代表として活躍している。各41の整骨院とともに地域の一番人気院として業績を上げている。B&M背骨ゆがみ矯正法を開発し「1回で効果が実感できる」と好評。現在では全国各地からその技術などを学びに来る先生方も多い。

越谷マックス鍼灸整骨院

「みんなの整骨院」グループ全体の治療実績は年15万人。豊富な治療実績を基に研究を重ねた当院独自の治療技術で多種多様な症状に適切に対応できる。日常生活習慣や育児のクセなどを把握し、その改善方法もアドバイスしている。

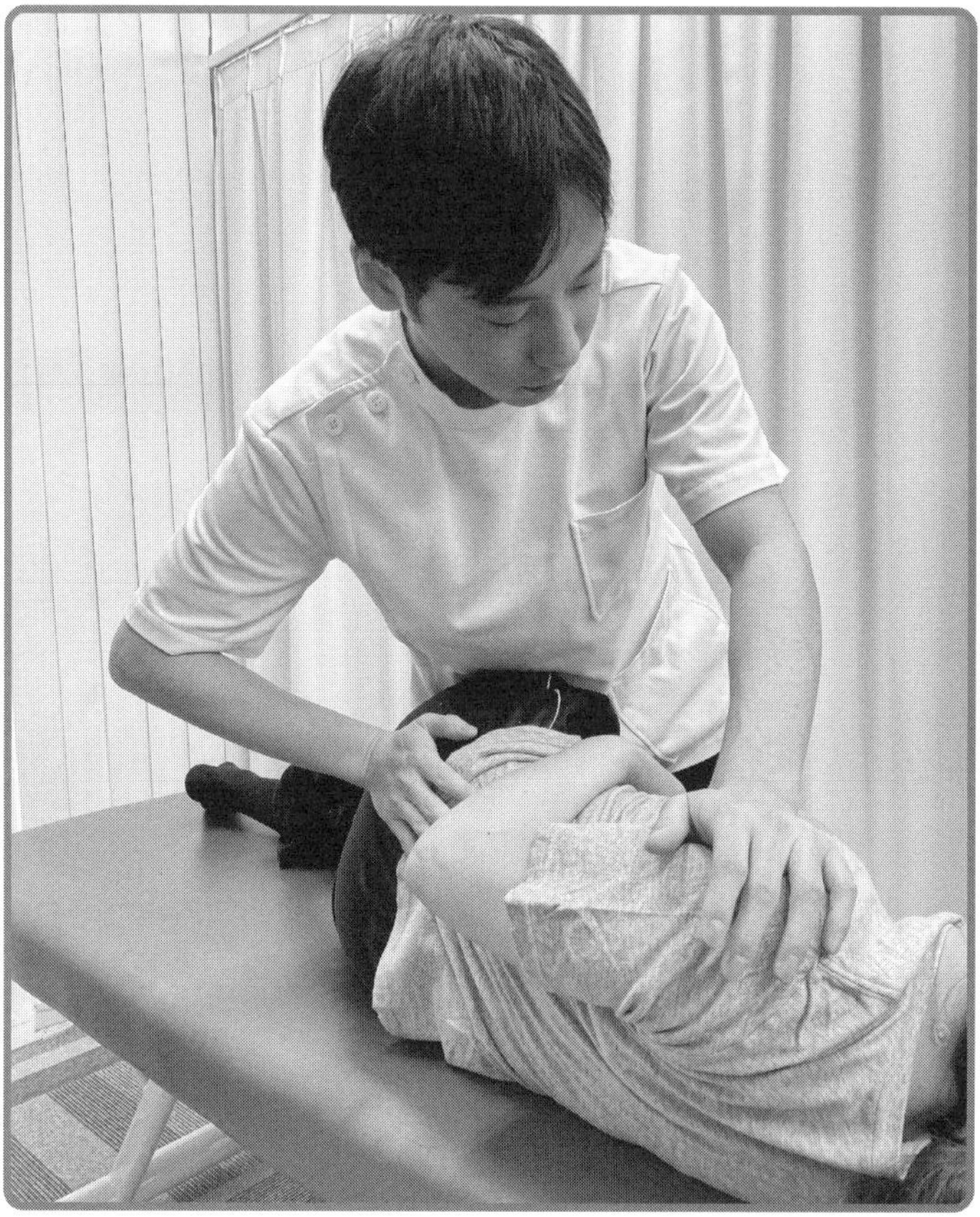

産後のママさんの痛みや悩みを解消
骨盤矯正と身体全体のバランスを重視

診療時間

平日　10:00～14:00（受付13:30）　16:00～21:00（受付20:00）

土曜・日曜・祝日　9:30～15:30（受付14:30）

休診日　**なし**

越谷マックス鍼灸整骨院

〒343-0813　埼玉県越谷市越ヶ谷1丁目10-27
島村ビル1F

Tel. 048-999-6033

https://max-seikotsuin.com/

院へのアクセス

電車ご利用の場合

東武スカイツリーライン
「越谷駅」東口より徒歩3分

〈駐車場のご案内〉

駐車場なし
（近隣コインパーキングの領収書提示で200円キャッシュバック）

場所から駅から徒歩5分の立地と近隣に産婦人科があるため、出産後の多種多様な症状で悩む多くの患者さんが来院。産後の腰痛やスタイル改善などの治療経験が豊富である。腰・股関節・膝などに痛みが出る、出産前の洋服が着られない、体重がなかなか戻らない、尿漏れがあるなど、産後のママさん達の悩みを解決してきた。

院内はベビーカーで入ることも可能で、赤ちゃん連れでもOK。キッズスペースも設置しているので、子供連れでも来院できる。施術中に身体の歪みの原因となる日常生活習慣や育児のクセなどを的確に把握し、その改善方法などもアドバイスしている。

ほかにも産後の骨盤矯正をはじめとした骨格調整や日常生活、スポーツで起こる筋肉、関節障害による痛み、自律神経系のめまいや耳鳴りなど幅広い分野での施術が可能。プロバスケットチームへのトレーナー活動なども行っており、筋力トレーニングなどの知識、経験も豊富にあり、一流アスリートも治療に当たっている。

院長のモットーは、「単なる治療だけではなく、『皆さまの健康寿命を5年伸ばす』という健康な身体で長く好きな活動が送れるよう、身体の総合的なサポートをする熱い思いで治療に取り組む」である。

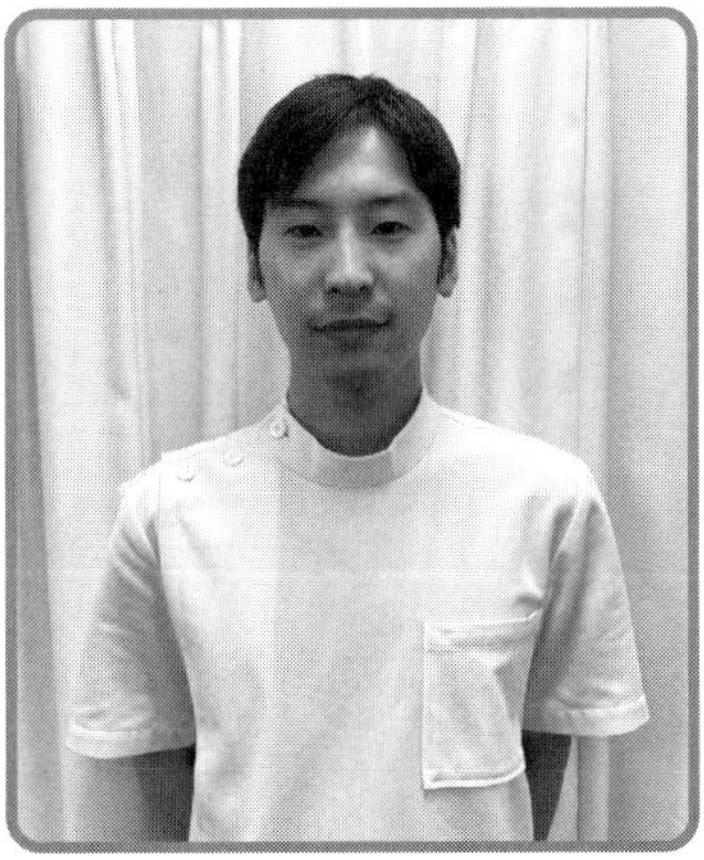

金久保航 先生

プロフィール

かなくぼわたる

1987年茨城県生まれ。大東医学技術専門学校卒業。2013年開業。「みんなの整骨院」グループ所属、MSG（みんなの整骨院）式矯正メソッドで患者さまの多くの笑顔と元気を作るがモットー。患者一人ひとりにわかりやすい問診・検査・説明を行い、常に患者さんの健康を第一に考えた最大限の施術を行っている。「どこに行っても良くならない」「一時的には良くなるけど症状がすぐに戻ってしまう」「結局原因はどこにあるのかわからない」など、従来の整骨院に不満を覚えている患者さんを救っていると評価が高い。

さくら鍼灸整骨院

一般的に骨盤矯正を行うのは産後と思われているが、「さくら鍼灸整骨院」では「操体法」を基とした安全な骨盤調整技術によって、出産時にかかわらず、骨盤の歪みからくる腰痛や股関節痛、さらに婦人科疾患に対する骨盤調整を実施。

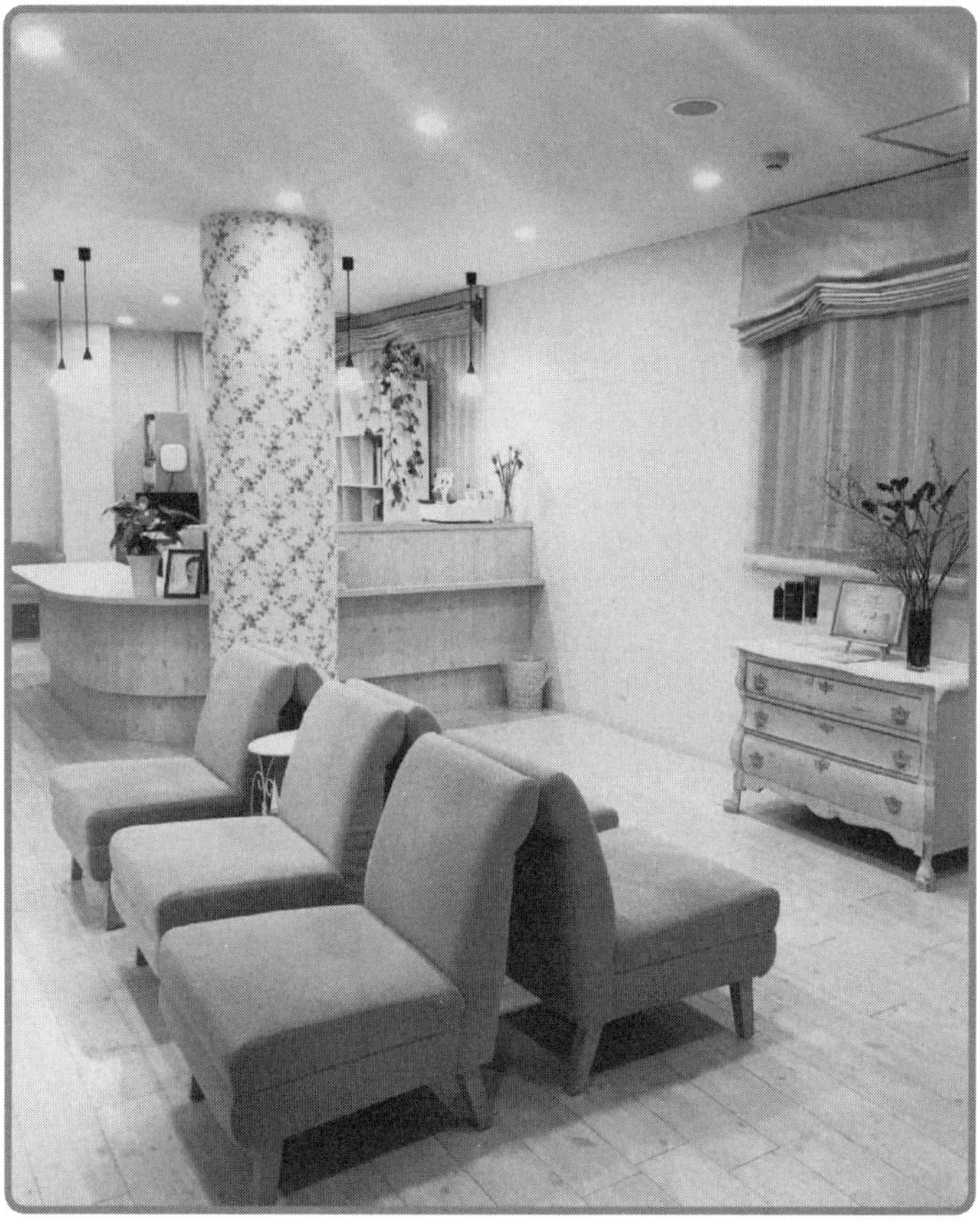

育児経験豊富なスタッフがお預かり 鍼灸、手技療法、操体法の安心治療

診療時間

9:00〜20:00（休憩 13:00〜14:00）

休診日　**木曜日**

さくら鍼灸整骨院

〒210-0817　神奈川県川崎市川崎区大師本町９－11
ケアネットシティ２階

Tel. 044-280-1489

https://www.sakurask.com

院へのアクセス

電車ご利用の場合

京急大師線「川崎大師駅」より
徒歩7分より

〈駐車場のご案内〉
駐車場なし
（近隣コインパーキングの領収書提示で
800円負担）

「さくら鍼灸整骨院」では各種マッサージや鍼灸治療、ゆがみ矯正、最新物理療法機器、テーピングと各種固定、生活習慣指導、カウンセリングなどここには書ききれないほどある施術方法から、患者さん一人一人の症状や生活習慣に合わせて施術メニューを作成。さらには、石田院長の手技による筋肉の凝りや張りを探り当て効果的な刺激を行うトリガーポイント鍼灸、身体のさまざまな不調に対応する反応点を刺激する釣魚法鍼灸、直後効果の実感に秀でている骨格調整技術などを駆使して施術にあたっている。

「産後の腰痛改善とダイエットの成功には共通点があります。なぜ産後に痛みが出たのか、なぜ体重が増加して戻らなかったのか？という原因を追求し個々に合わせた生活習慣の改善を促し再発やリバウンドを起こさない一時しのぎではない施術を進流のが当院のモットーです」と石田院長は語る。

産後に実際に訪れる患者さんの症状は、腰痛や手首の腱鞘炎、首・肩こり、イライラ（自律神経失調症）、出産に伴う体型変化の改善などが多い。患者さんには症状改善と同時に生活の中で問題点をどう解決へ結びつけていくかアドバイスしている。

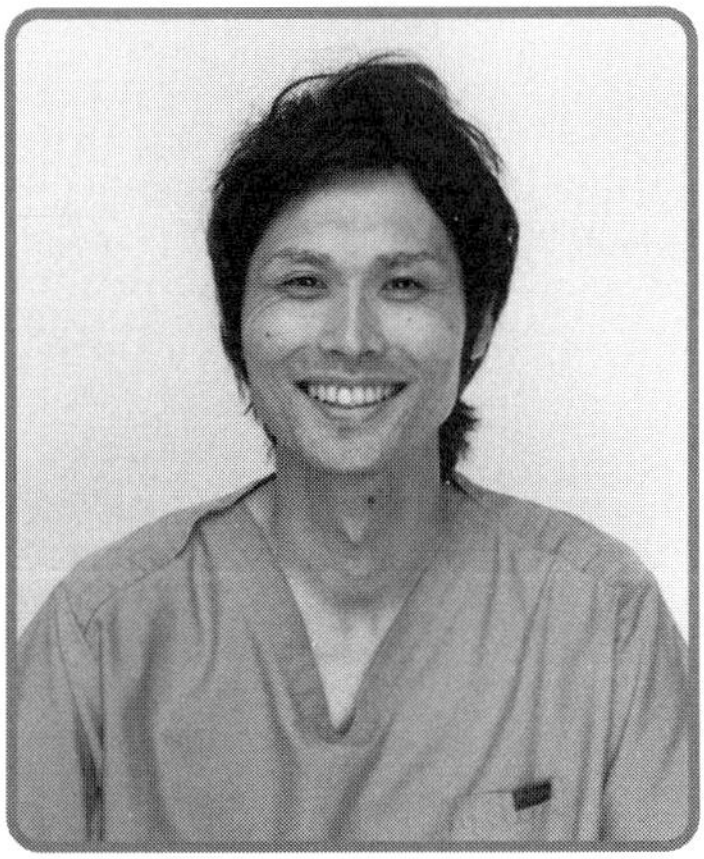

石田 英之 先生

プロフィール

いしだひでゆき

1980年兵庫県加西市生まれ。日本健康医療専門学校卒、日本医科学専門学校（鍼灸師・柔道整復師）。2020年開業。部活中に腰を痛め競技を続けることが困難となった学生時代。患者に寄り添う一人の鍼灸治療院の先生との出会いによってこの道へ進むことを決意。総施術回数は15万回を超え、さらに技術の向上を目指して背骨コンディショニング・パーソナルトレーナーや介護予防運動指導員の資格を取得。妊娠前から行える骨盤調整技術「操体法」を基とした、妊娠前から安全に行える骨格調整技術を行っている。

佐藤亮久整骨院

「佐藤式骨盤調整法」による骨盤の歪み、開きを整える施術は、産後の腰痛、恥骨痛、膝痛や、マタニティ期に多い坐骨神経痛に高い効果を発揮。患者さん一人ひとりの体型や症状、悩みに合わせた施術は、院長が心がけるていねいな問診があってこそ。

院長が開発の「佐藤式骨盤調整法」で対応
「整体を通じて人生のアドバイザーになる」

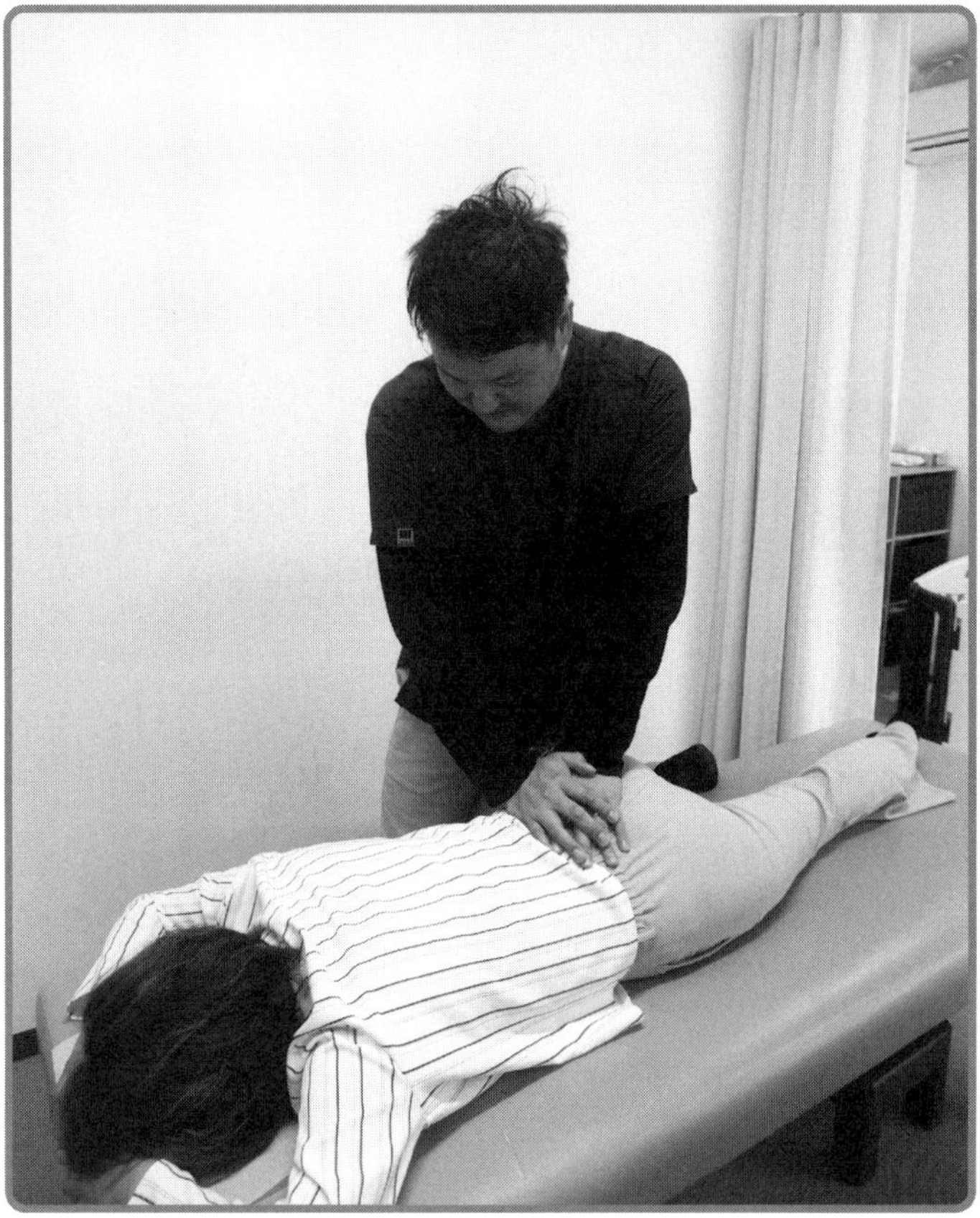

診療時間

診察日　**9:00〜14:00　17:00〜20:00**

休診日　**日曜・祝日　水曜・土曜午後**

佐藤亮久整骨院

〒525-0027　滋賀県草津市野村2丁目11-19
（2021年9月に移転予定のため、旧住所）
Tel. 077-565-6117
https://satoakihisa-seikotsuin.com/

院へのアクセス

電車ご利用の場合
JR琵琶湖線「南草津」駅より徒歩10分

お車ご利用の場合
草津ICから20分

〈駐車場のご案内〉
駐車場あり（院に1台）、
近隣にコインパーキング

産後は、出産による身体の負担、育児などのストレスなどで心身ともにボロボロになっておられるので、ママさん達が安心して施術を受けれるように、しっかりとお話を聴き、ていねいな問診を心がけています」と佐藤院長は語る。産後特有の腰痛、恥骨痛、膝痛や、マタニティ期に多い坐骨神経痛などは院長が開発した「佐藤式骨盤調整法」で調整。腱鞘炎や乳腺炎には、腕の神経の調整、産後うつへは頚部の施術と内臓、頭蓋などを自律神経の調整で効果がある。

　産後太りの対策としては、肩甲骨の可動域を出して、肩甲骨付近にある褐色脂肪細胞を刺激して代謝を上げていくほか、妊娠中に固まったり、骨盤の開きによる内臓の下垂や癒着を取る施術で内臓の働きを高めて痩せやすい身体にするようにサポートしていくという。

　佐藤院長の治療理念は「患者さんの症状の原因はその方の生活環境や習慣にあります。その生活環境や習慣はその患者さんがどんな人生を歩みたいかという夢や目標から生み出されます。その経緯から、私たちが整体を通じて何ができるのか。治療やお身体のメンテナンスを提案して、患者さんと一緒に歩んでいくことが理想です」と、整体を通じて人生のアドバイザーになることが院長のモットーとなっている。

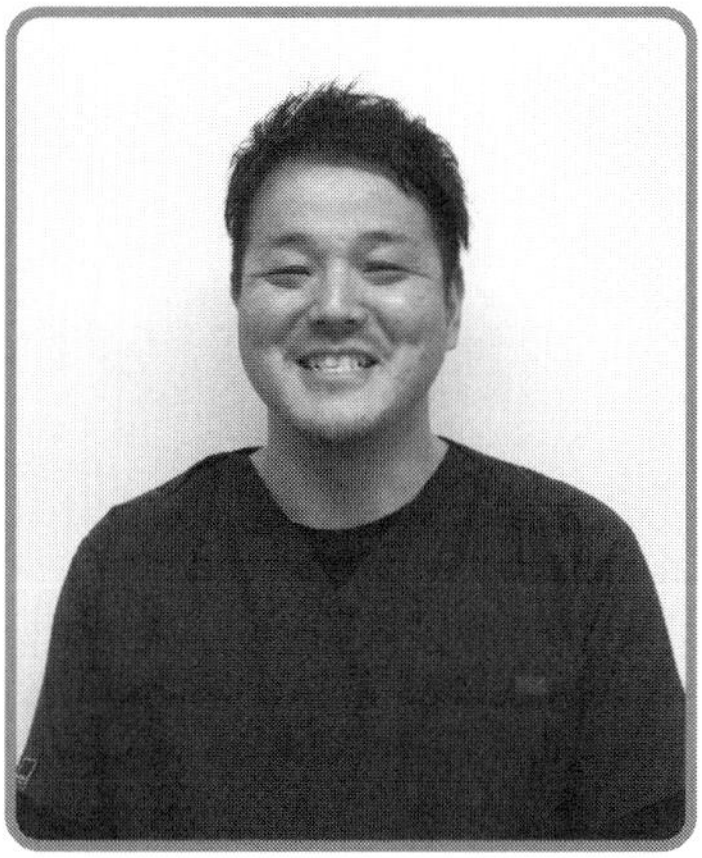

佐藤 亮久 先生

プロフィール

さとうあきひさ

1985年宮崎県生まれ、滋賀県育ち。大阪体育大学卒業後、京都医健専門学校卒業。2016年開業。一般的な整骨院での画一的な電気、温め、マッサージ施術に限界を感じ、患者さん一人ひとりに合わせた、その方にとって本当に必要な施術を提供したいと開業を決意。患者さんに合わせた骨盤調整法「佐藤式骨盤調整法」を開発し、特に産後、妊婦、不妊に悩む患者さんに抜群の効果が反響を呼ぶ。その他にも、自律神経（自律神経、頭蓋、内臓）の調整や筋骨格に対する施術もあり、幅広い施術を提供できるのが強みである。

さんさん整骨院 豊田院

「痛みがぶり返さない」「良い調子を保っていられるようになる」と評判の、足部の機能を向上させて良い姿勢が自然に取れるようになるSSB整体と、筋肉にアプローチするハイボルト療法を組み合わせて根本療法と即効性を両立させる。

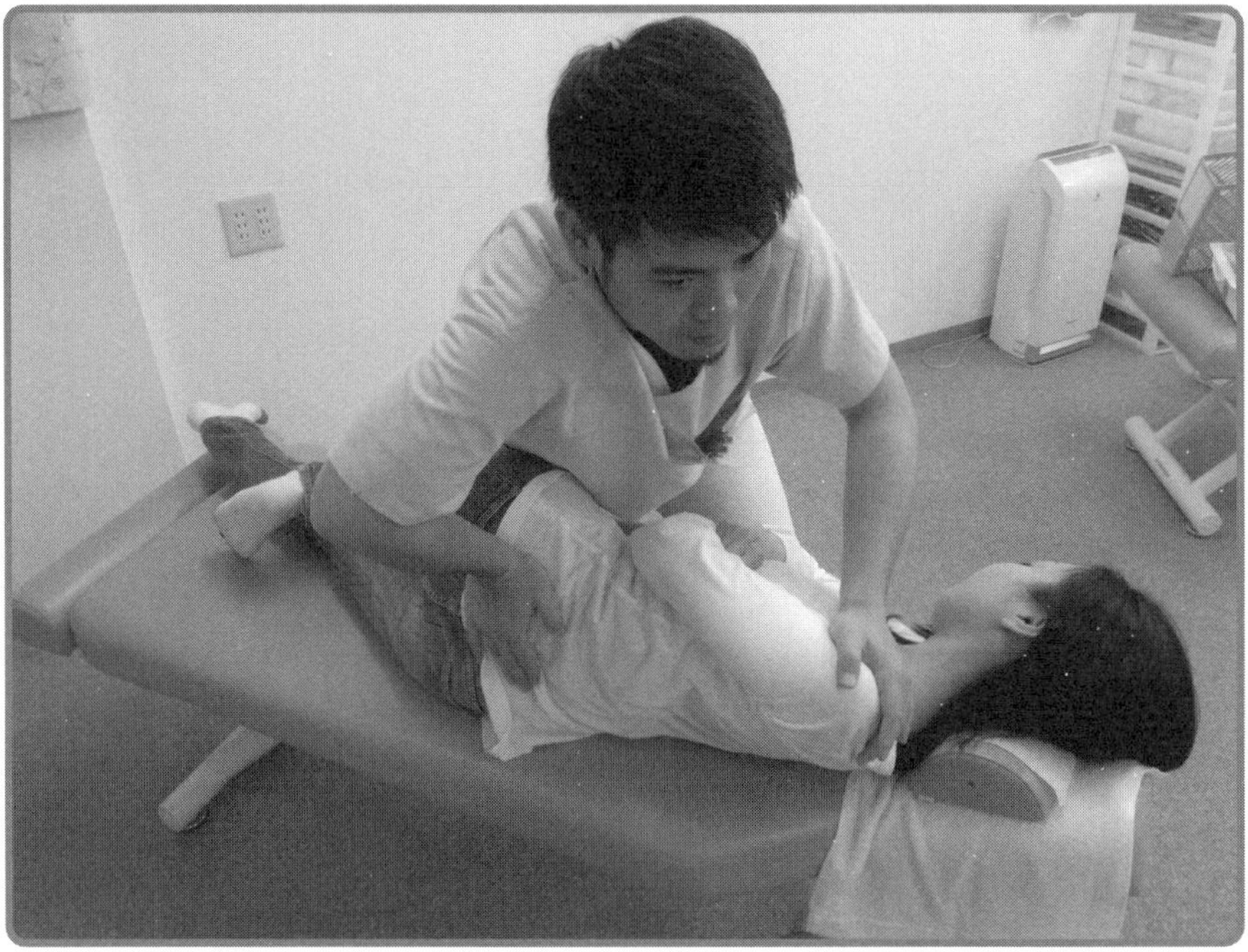

骨盤の矯正に足部を含めた全身の矯正で よい姿勢を保ち痩せやすい身体づくりを

診療時間

平日	10:00～13:00 15:00～20:00
土	9:00～14:00
休診日	**日曜・祝日**

さんさん整骨院 豊田院

〒191-0062 東京都日野市多摩平1-5-16 F.1.Build1-B
Tel. 042-514-8528
https://sunsun-fuchinobe.com/

院へのアクセス

電車ご利用の場合

JR中央線「豊田駅」北口より
徒歩5分

〈駐車場のご案内〉
3台分有

「さんさん整骨院　豊田院」の特徴は、西尾院長の「来院して心からよかったと思える結果を残すこと。患者さんが何を求めているのか、言いづらいことはないか、それを真摯に汲み取ること」という言葉に象徴的に表れている。

施術の基本は、足と骨盤を矯正により身体の土台を安定させて、痛みの出ない身体をつくることで、矯正により足裏全体を使える立ち方ができるようになる。この骨格にアプローチするＳＳＢ整体と筋肉にアプローチするハイボルト療法を組み合わせることで、根本療法と即効性の治療を両立させている。さらに、インナーマッスルの強化により、産前よりも良い状態を維持できる身体をつくることができる。これにより筋肉増加だけでなく内臓の代謝増加により痩せやすい身体づくりも可能となる。

産後の患者さんは、腰痛、骨盤周りの体型変化、肩こり、尿漏れ、鼠径部の痛み、尾骨部の痛み、体重増加などの悩みを抱えている20代前半～40代が中心。産後骨盤矯正の回数券は12回だが、それを超えた場合でも追加料金なしで矯正が完了するまで施術を受けられる。これには、いつでも患者さんの喜ぶ笑顔が見たいという院長の願いが込められているからである。

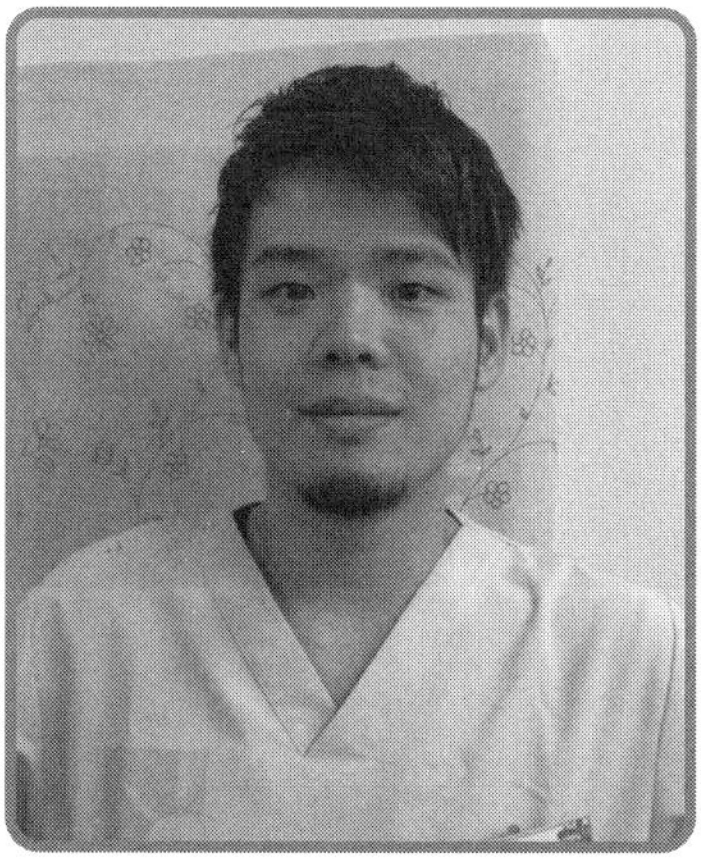

西尾 紳二 先生

プロフィール

にしおしんじ

1986年大阪府寝屋川市生まれ。明治東洋医学院専門学校卒業。2014年4月開業。大阪で培った技術がどれくらい東京で通用するのか試してみたいと開院。日野の地で温かい患者さんと接するうちに、もっと多くの方々に健康に、そして笑顔になってほしいという思いが強くなる。施術を通して健康と笑顔の輪を広げていくことが院長の使命である。足と骨盤を矯正することで、身体の土台を安定させて、痛みの出ない身体づくりを目指すSSB整体が施術の基本。

さんさん整骨院 ふちのべ院

骨盤の矯正+足部を含めた全身の矯正であるSSB整体と、EMSによインナーマッスル強化を組み合わせることで、痛みの改善とダイエット効果の両立を実現。患者さんからの「ありがとう」や感謝の気持ちが施術の励みになっている。

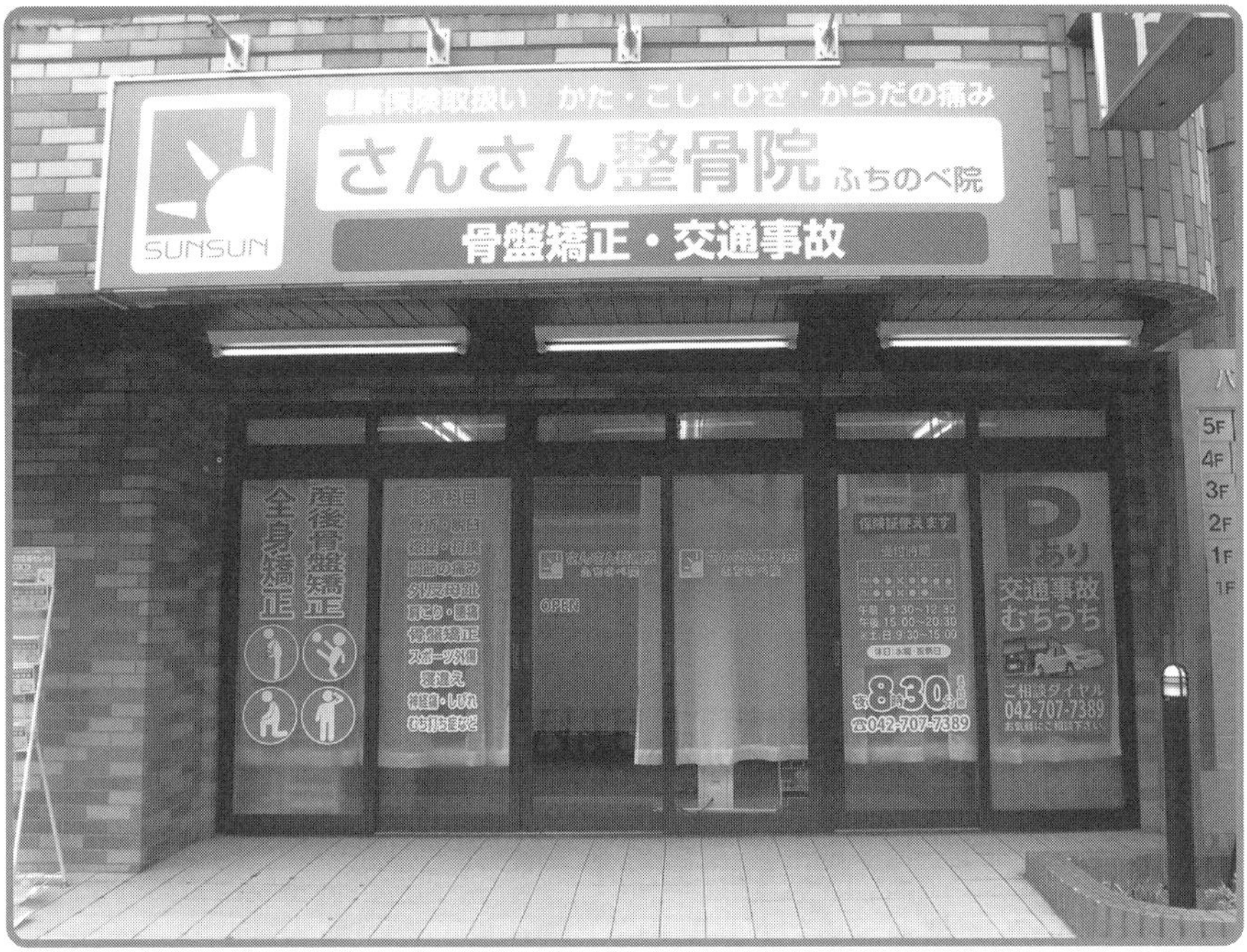

痛みの改善とダイエット効果の両立を患者さんからの「ありがとう」が励みに

診療時間

平日	**9:30～12:30　15:00～20:30**
土・日	**9:00～15:00**
休診日	**水曜日・祝日**

さんさん整骨院 ふちのべ院

〒252-0233　神奈川県相模原市中央区鹿沼台1-3-12
パロス竹内1-B
Tel. 042-707-7389
https://sunsun-fuchinobe.com/

院へのアクセス

電車ご利用の場合
JR横浜線「淵野辺駅」南口より
徒歩6分

〈駐車場のご案内〉
2台分有。近隣駐車場使用の場合、
駐車料金を院で負担。

産後の腰痛やダイエットの治療の基本は、本院では「骨盤の矯正＋足部を含めた全身の矯正」であるＳＳＢ整体と、ＥＭＳによる「インナーマッスル強化」を組み合わせること。患者の皆さまからいただく「ありがとう」の言葉が私たちの原動力である。

産後３カ月で来院されたお客さまの声を紹介しておこう。妊娠中に体重が21kg増加し、産後３カ月経過後も未だ16kg増えたままの状態。妊娠前のズボンが、脚の付け根で引っ掛かり履くことができず、ウエストも＋10㎝。妊娠中に足裏後外側に体重をかける癖ができ、その影響で骨盤が後傾。前が開くことでインナーマッスルに力が入らない状態に。治療は、足部・骨盤・脊椎の矯正とＥＭＳによるインナーマッスル強化に重点を置く。２カ月半後（矯正終了時）周径－12㎝、体重10kg減。半年後の定期チェック時にはさらに体重８kg減し、「妊娠前よりも健康的に。良い姿勢を保ちやすくなった」との喜びの声もいただいた。

石川院長は「当院では患者さんにリラックスしていただくことを心がけています。緊張して筋肉に力が入りすぎると施術の効果が落ちてしまうからです。そのためにアットホームな雰囲気づくりを心がけているのが特徴」と語る。

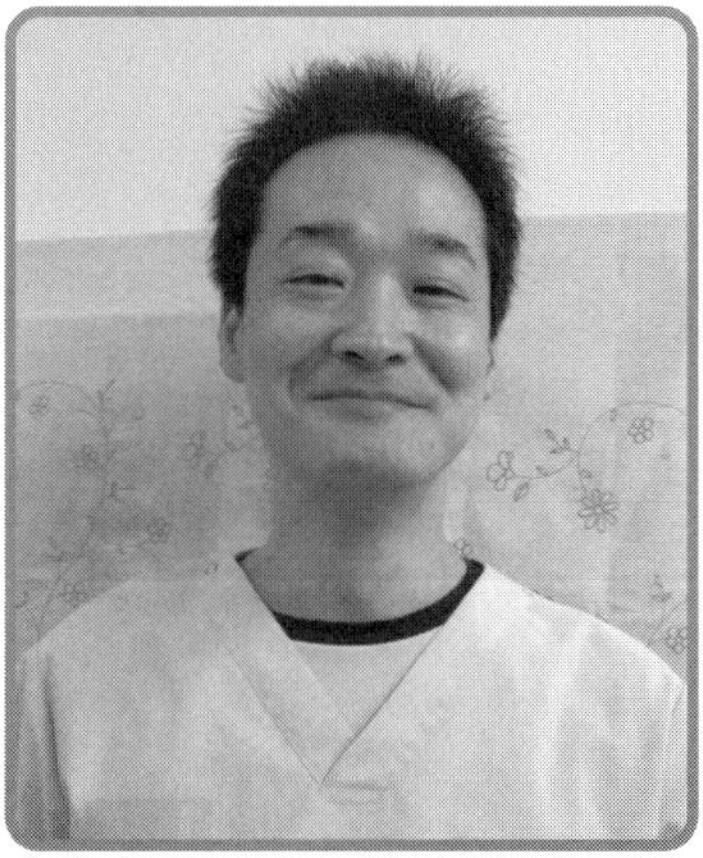

石川 淳平 先生

プロフィール

いしかわじゅんぺい

1976年東京都東大和市生まれ。東京医療専門学校卒業。2014年4月開業。開業の動機は、より多くの方々にSSB整体のすばらしさを知ってもらいたい、それを通じてより多くの方々に健康で楽しい人生を歩んでもらいたいと強く感じたこと。理論に基づいた施術方法を追求していくことにこだわり、結果には原因が必ずあり、その間には過程が存在する。原因を特定し、体を痛めた過程を遡ることで施術の効果を高めるのが院長のモットーである。日本超音波骨軟組織学会会員、日本コアコンディショニング協会会員。

三条大宮整骨院

京都を代表するアーケード商店街の三条通は江戸時代の大動脈だった東海道の西の起点だった所。そこにある三条大宮整骨院は、JR二条駅、阪急・大宮駅、地下鉄・二条城前駅からほぼ等距離にあって京都市民から支持される整骨院となっている。

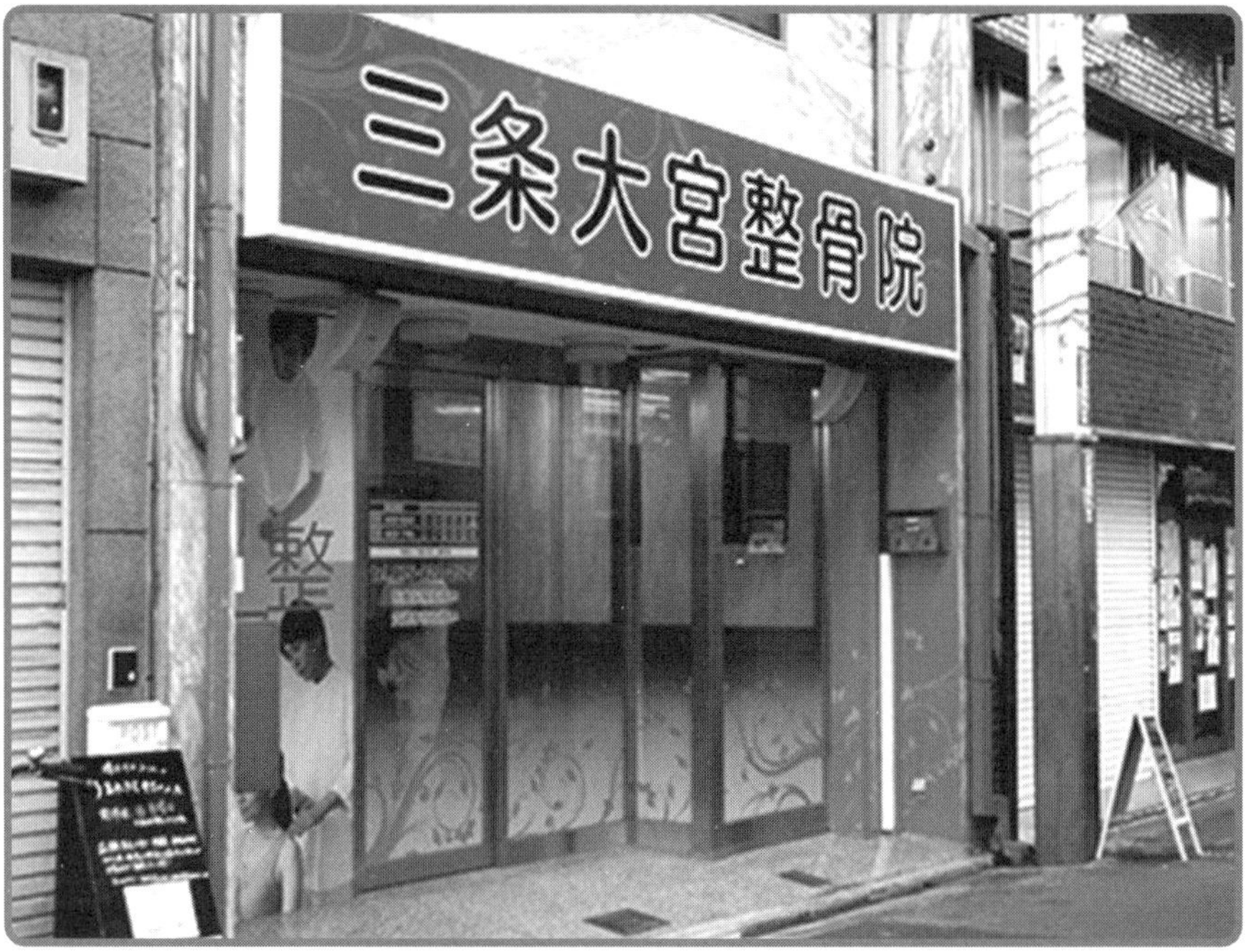

産後の肉体的精神的不調は骨盤矯正で患者さん一人ひとりに適した安心施術

診療時間

月～金	**9:00～12:00　15:30～19:30**
土	**9:00～13:00**
休診日	**日曜日、祝日**

三条大宮整骨院

〒567-0829 京都府京都市中京区今新在家西町20
Tel. 075-822-2525
http://sanjou-seikotsuin.com/

院へのアクセス

電車ご利用の場合
JR「二条」駅より
徒歩8分
東福電鉄「四条大宮」駅
より徒歩8分

京都の堀川三条～千本三条の東西８００メートルに及ぶ三条通には約１８０の店舗が並ぶ。衣食住をカバーする老舗から新店舗までバラエティ豊かなお店が並び、老舗喫茶やアンティーク雑貨店などもある京都最大のアーケード商店街となっている。その一角に「三条大宮整骨院」がある。京都市民から絶大な人気を誇る整骨院である。

「三条大宮整骨院」の施術の特徴は「B&M背骨ゆがみ矯正法」で、BはBorn（骨）、MはMuscle（筋肉）の略である。産後の女性に共通する腰痛や恥骨痛、肩こり、首痛、坐骨神経痛などの慢性的な痛みやしびれは、背骨のゆがみと連動して骨盤などがゆがみ、そのゆがみに引っ張られて筋肉が過度に緊張して起こるといわれている。

身体の中心線となる背骨を本来あるべき状態に整えることで、骨盤をはじめとした全身のゆがみを整え、周りで緊張していた筋肉もほぐすことが可能となる。さらに、痛みの原因となる筋肉には表層筋と深層筋の２種類があり、多くの整体やマッサージでは表層筋に対する手技で終わっているが、本院ではもっと奥深く、深層筋まで届く手技で、ここをしっかりとほぐすことで、痛みや不快の原因となる身体の不調を改善できるのである。

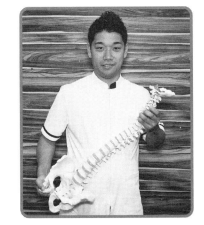

馬越 啓一 先生

プロフィール

まごし けいいち

1981年京都生まれ。整骨院の専門学校を卒業後、数々の治療を学び、京都市にかつら整骨院を開業。以降11年間に京都・大阪・兵庫など全国に41院を開院。サンキューグループの代表として活躍している。各41の整骨院とともに地域の一番人気院として業績を上げている。B&M背骨ゆがみ矯正法を開発し「1回で効果が実感できる」と好評。現在では全国各地からその技術などを学びに来る先生方も多い。

庄内整骨院

阪急宝塚線の庄内駅から徒歩１分、アーケードのあるWEST商店街の一角に位置する庄内整骨院は、身体に優しい施術に人気があるが、買い物の途中や通勤・通学の帰りに気軽に寄れる、かかりつけ整骨院としての役割も果たしている。

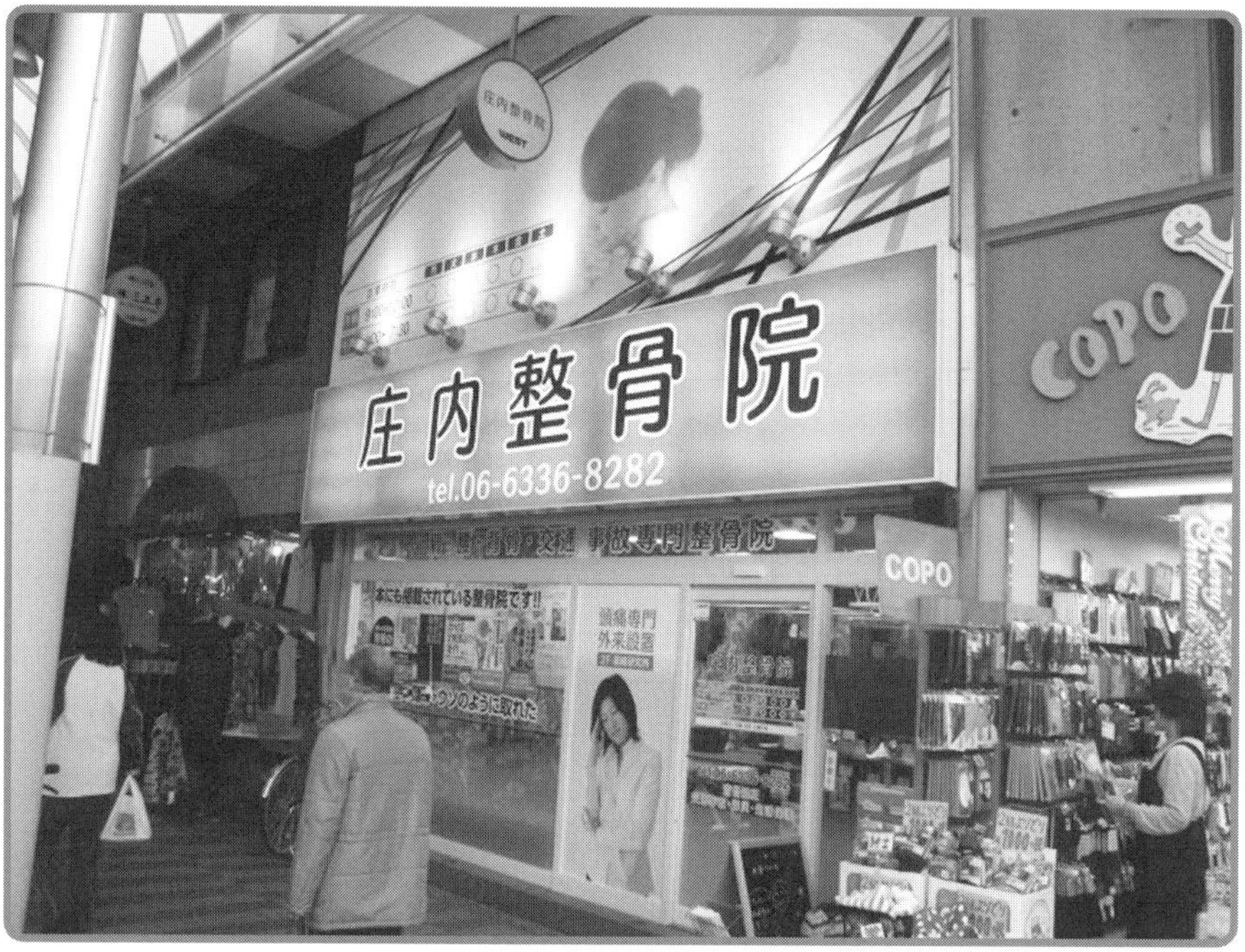

痛みや不調の根本原因を探って改善！
産後の骨盤矯正によって新たな生活を

診療時間

月～金　9:00～12:00　15:30～19:30
土　9:00～13:00
休診日　**日曜日、祝日**

庄内整骨院

〒567-0829 大阪府豊中市庄内西町３-1-21
Tel. 06-6336-8282
https://shonai-seikotsu.com/

院へのアクセス

電車ご利用の場合
阪急「庄内」駅より
徒歩1分

出産時赤ちゃんを身体から送り出すためにホルモンによって骨盤の靱帯が緩んでくる。これは自然分娩、帝王切開でも同じである。その後、育児に伴って赤ちゃんの抱っこ、授乳、オムツ交換などの屈む動作、しゃがむ動作などの繰り返しにより骨盤のゆがみはどんどん進行していく。骨盤のゆがみは身体全体に本人が思っている以上に大きな負担を与えているのである。産後の骨盤のゆがみにより、腰痛や肩こり、背部痛、股関節痛などさまざまな病気の症状だけでなく、尿漏れ、ぽっこりお腹などの原因になることもある。

さらに、妊娠中は骨盤が開いて、腹横筋が引き伸ばされ、重心が前に行くことでインナーマッスルが使えない状態になる。前述した産後の症状を悪くする要因となっているのだ。

庄内整骨院では、馬越院長が自ら考案した「Ｂ＆Ｍ背骨ゆがみ矯正法」とトリガー療法などを総合的に組み合わせて、背骨のゆがみを是正し、インナーマッスルを鍛えて骨盤を正しい位置に戻す施術を行っている。バランスのよい骨盤と筋肉がしっかり固定化されていけば、今後の患者さんご自身のため、お子さんのために重要となる。産後の生活を豊かにするために、育児を快適にするために必要といえよう。

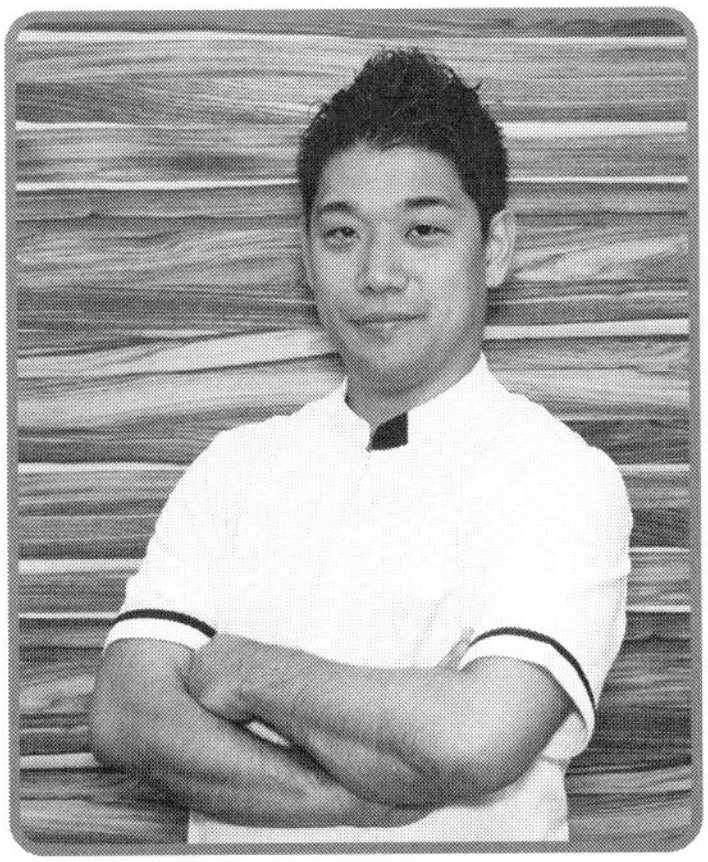

馬越 啓一 先生

プロフィール

まごし けいいち

1981年京都生まれ。整骨院の専門学校を卒業後、数々の治療を学び、京都市にかつら整骨院を開業。以降11年間に京都・大阪・兵庫など全国に41院を開院。サンキューグループの代表として活躍している。各41の整骨院とともに地域の一番人気院として業績を上げている。B&M背骨ゆがみ矯正法を開発し「1回で効果が実感できる」と好評。現在では全国各地からその技術などを学びに来る先生方も多い。

湘南ひらつか整体院

「湘南ひらつか整体院」は、その場しのぎではない!カラダの歪みや神経・関節の機能バランスを整え、痛みやしびれの根本原因の改善を目指す独自の「全身&骨盤バランス整体」を開発。産後特有の骨盤の開きや反り腰を改善。

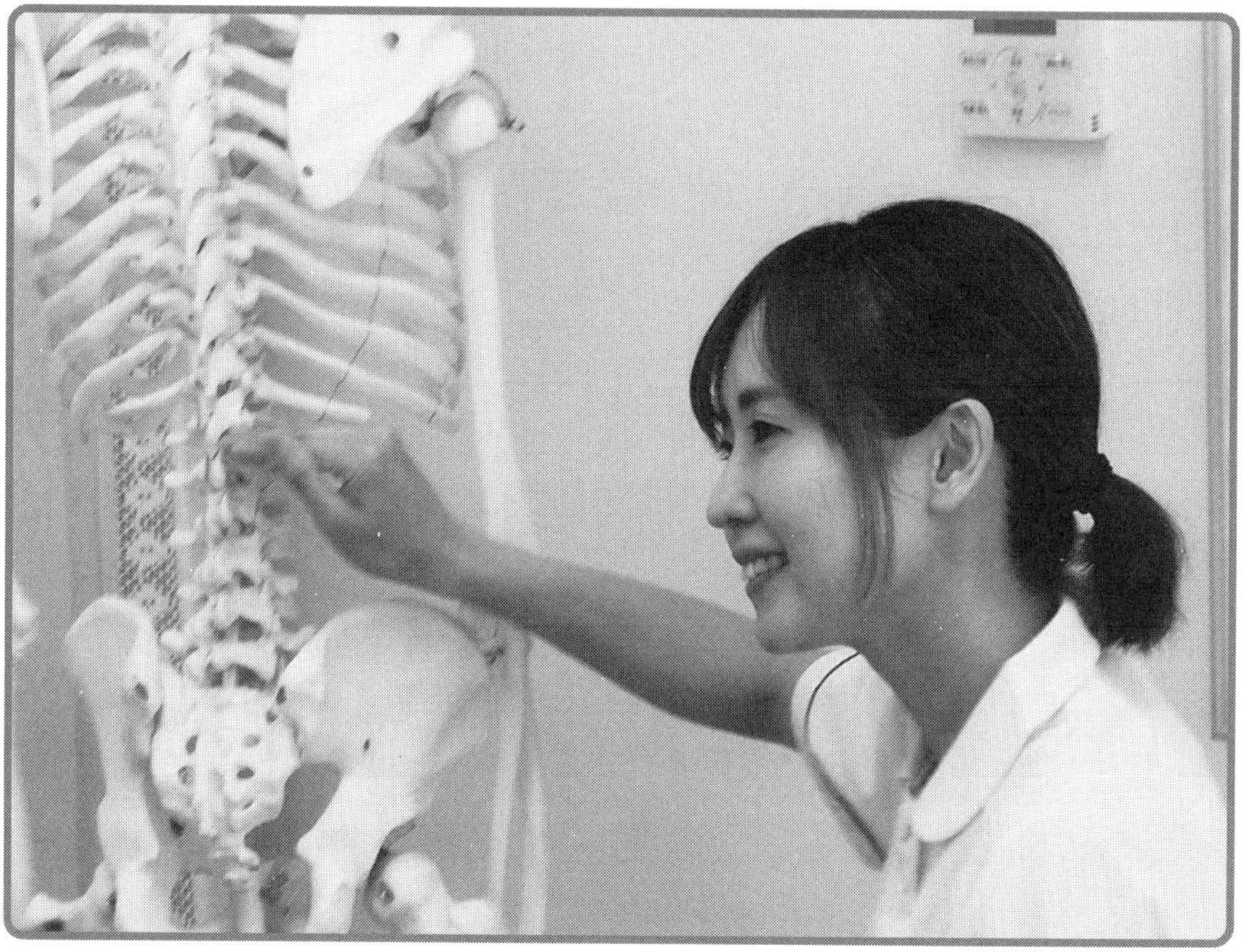

全身のバランスを整え根本原因の改善を
女性の来院率84%、安心安全な癒しの場

診療時間

診察日　**9:00〜20:00**
休診日　**木曜日**

湘南ひらつか整体院

〒254-0035　神奈川県平塚市宮の前5-24
門倉第二ビル103

Tel. 0463-22-1184
https://www.shonan-hiratsuka-seitai.com/

院へのアクセス

電車ご利用の場合
JR東海道線「平塚」駅より
徒歩5分

〈駐車場のご案内〉
近隣にコインパーキング多数あり
（駐車料金を当院で負担）

骨盤が前後・左右に傾いてゆがむと、バランスを取ろうとして、首や肩に余計な力が入ってしまう。これが首・肩こりにつながり、頭痛やめまい、耳鳴りの原因になるといわれている。また、骨盤が前後に傾いてゆがむと、猫背気味の姿勢になり、目線が下がって、首や背中、頭に負担がかかり、自律神経失調やうつの原因として問題視されている。

さらに、胃腸の不調（便秘や下痢）、腎臓の不調（冷えやむくみ）、肝臓の不調（慢性疲労）、子宮の不調（生理痛、生理不順、不妊症）、下半身太りなど全身のさまざまな不調、病気の原因にもなっている。

「湘南ひらつか整体院」では、痛みや痺れなどの症状の出ている箇所ではなく、症状の原因となっているカラダの歪みや機能バランス（神経伝達や関節の動き）を整え、根本改善を目的とした全身&骨盤バランス整体が高い評価を得ている。

カラダへの負担を最小限に抑え、ゆがみの原因を的確に捉えた整体で、院内の滞在時間も初回は50~60分、2回目以降は30~40分。「仕事や子育て、プライベートで忙しい患者さんの貴重な時間も大切にしています。平均約6・5回の施術で多くの方が改善しています」と白真院長は自信をもって語る。

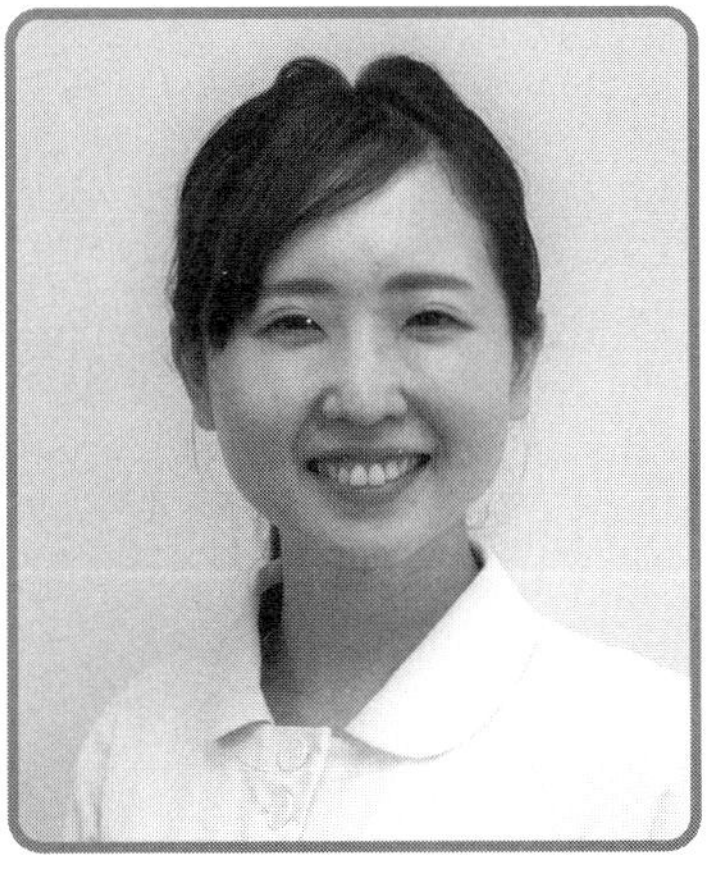

白真 えみ 先生

プロフィール

しろまえみ

秋田県生まれ。湘南ハートスタイル整体学院卒業。2017年「湘南ひらつか整体院」の女性担当の院長就任。どの治療院や整体院でも改善しなかった慢性的な肩こり・頭痛・めまいが、「全身&骨盤バランス整体」でよくなった感動を、多くの女性のみなさんにも体感していただきたいと考え、整体師の道を目指す。女性ならではのカラダや心の悩みにも対応できるよう、コミュニケーションを大切に、会話も楽しみながら整体を行っている。

新小岩ルミエール整骨院

妊娠～出産を経験した経産婦さんの多くが抱える産後の不調。日常生活に大きな支障をきたす腰痛だけでなく恥骨痛や尿漏れ、関節痛、便秘など、さまざまな問題が起こってくる。「新小岩ルミエール整骨院」が経産婦さんに優しいと評判である。

産後の腰痛や恥骨痛からみるみる改善
身体に優しい「B&M背骨ゆがみ矯正」

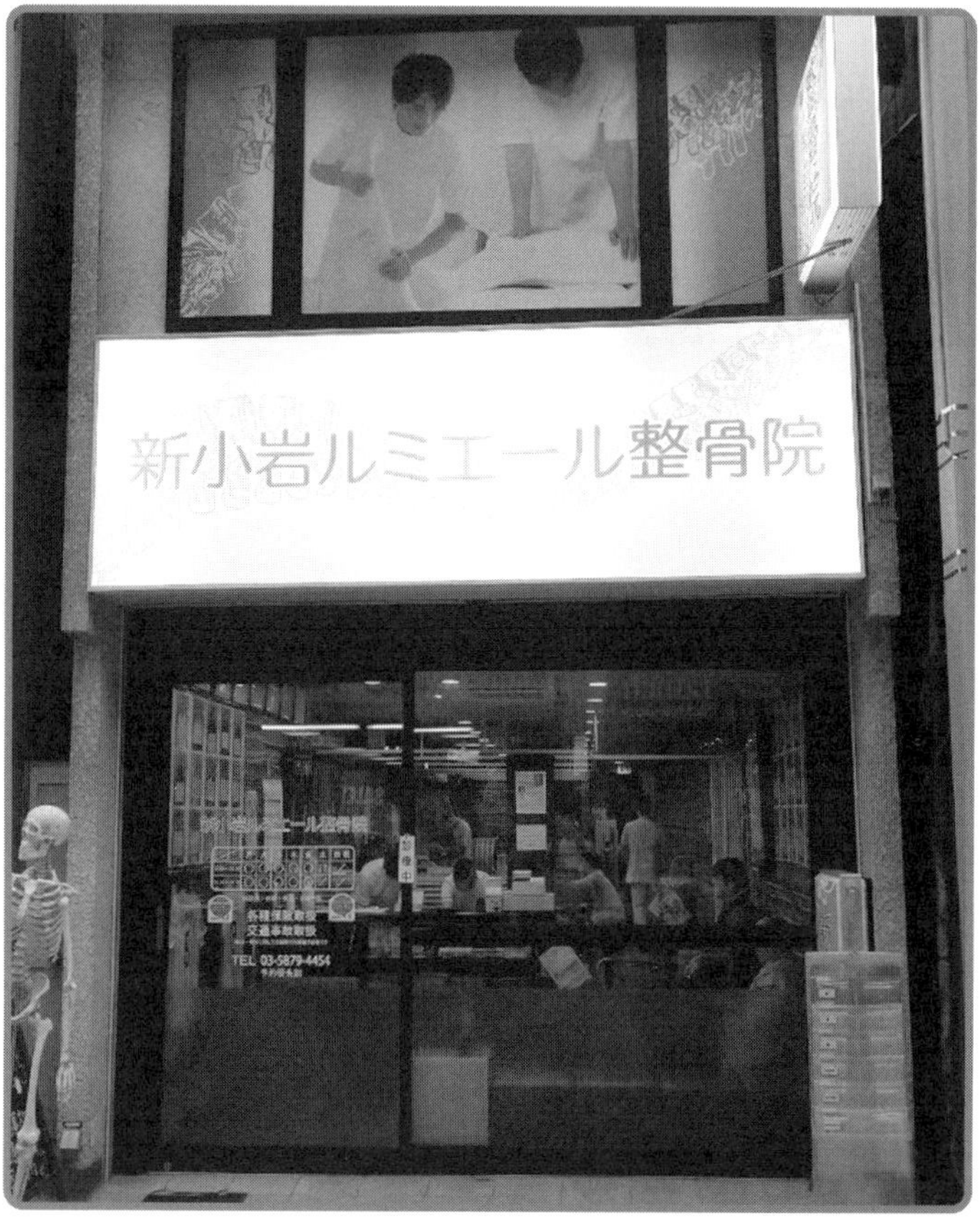

診療時間

月～金　**9:00～12:00　15:30～19:30**
土　**9:00～13:00**
休診日　**日曜日、祝日**

新小岩ルミエール整骨院

〒124-0024 東京都葛飾区新小岩1-52-1
Tel. 03-5879-4454
https://shinkoiwa-seikotsu.com/

院へのアクセス

電車ご利用の場合
JR「新小岩」駅より
徒歩3分

総武線の新小岩駅は活気あふれる街として人気の地区だが、なかでも南口のルミエール商店街は駅前広場から雨に濡れないでも行けるアーケード街として一日中賑わいを見せている。駅から徒歩5分のところにあるのが「新小岩ルミエール整骨院」で、馬越代表の「痛みを抱える患者さんにできるだけ負担をかけさせないように駅の近くに開院する」というサンキューグループの理念の表れでもある。

患者さんに常に優しくあらねばならないという考えは、本院の隅々にまで行き渡っている。施術者をはじめとしたスタッフのキビキビとした応対や、清潔に保たれた室内空間など、一歩足を踏み入れれば他の整骨院や整体院、マッサージ店と異なっていること一目瞭然だ。

妊娠すると、骨盤周りの靭帯や筋肉が緩み、骨盤が少しずつ開いていく。開いた骨盤は産後には閉じていくが、無理な体勢での抱っこや授乳などで骨盤がゆがんだままになってしまうことがある。これが腰痛や恥骨痛、体型がいつまでも戻らなかったりする原因になる。それを是正するのが「B&M背骨ゆがみ矯正法」で、骨格と筋肉にアプローチしてそのゆがみを直して、痛みを軽減するだけでなく、ダイエットなどにも効果があるという。

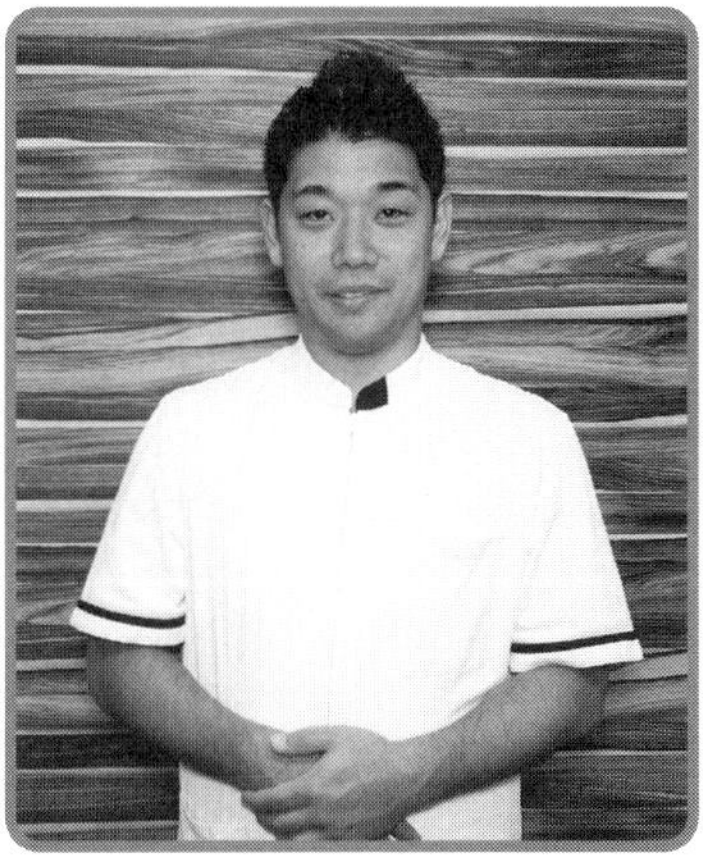

馬越 啓一 先生

プロフィール

まごし けいいち

1981年京都生まれ。整骨院の専門学校を卒業後、数々の治療を学び、京都市にかつら整骨院を開業。以降11年間に京都・大阪・兵庫など全国に41院を開院。サンキューグループの代表として活躍している。各41の整骨院とともに地域の一番人気院として業績を上げている。B&M背骨ゆがみ矯正法を開発し「1回で効果が実感できる」と好評。現在では全国各地からその技術などを学びに来る先生方も多い。

シントータルボディケア整骨院

問診時に妊娠前、妊娠中、出産後の運動歴、生活習慣、日常生活での姿勢等をヒアリングして痛みの原因を探り、施術法、自宅でのストレッチ、運動メニューを提案。動画配信で自宅でも運動が気軽にできるようにケアに万全を期している

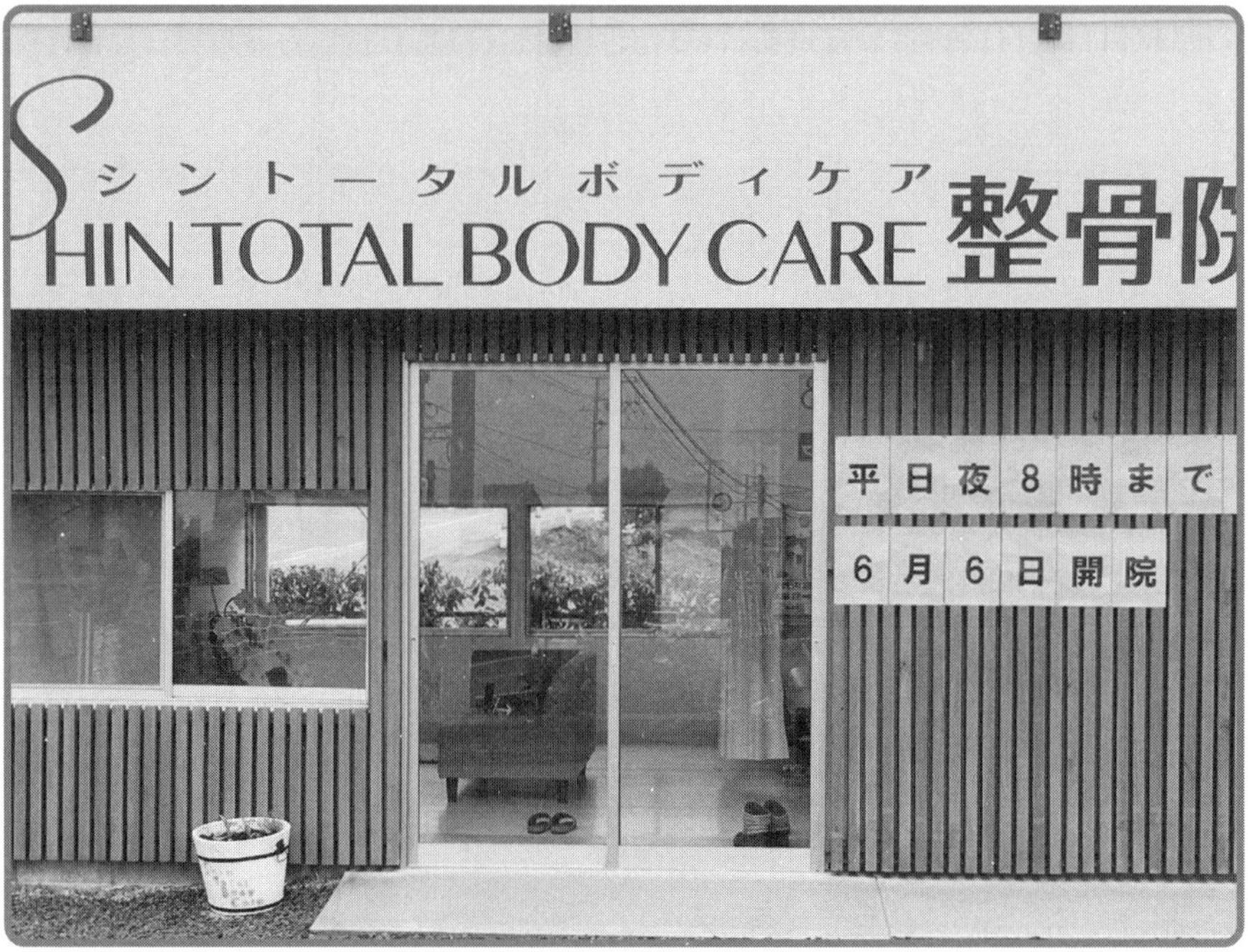

問診に時間をかけ多彩な運動メニュー
痛みの根本原因を探り総合的なケアを

診療時間

平日　**9:00〜12:00　15:00〜20:00**
土・日　**9:00〜17:00**
休診日　**月曜日、第1第3日曜日、祝日**

シントータルボディケア整骨院

〒886-0004　宮崎県小林市細野493-2
Tel. 0984-27-4569
https://shin-tbc.com

院へのアクセス

電車ご利用の場合
JR吉都線「小林駅」より徒歩15分

お車ご利用の場合
小林ICより車で10分

〈駐車場のご案内〉
5台分有

「シントータルボディケア整骨院」の特徴は、山本院長による懇切丁寧な問診に始まる。妊娠前、妊娠中、出産後の運動歴、生活習慣、日常生活での姿勢等をヒアリング。それにより痛みの原因から施術法、自宅でのストレッチ、運動メニューを提案し、動画配信によって誰でも自宅で運動できると好評を博している。

山本院長の治療法は、身体に積み重なった歪みや症状などの原因を調べて自然治癒力を発揮できるようにするオステオパシー、薬や手術に頼らずに背骨の構造的・機能的異常を正すカイロプラクティック、高電圧の刺激を筋肉や靭帯の深部に浸透させ疼痛の軽減や治癒促進などに利用する羽田野式ハイボルト療法が中心。患者さんの身体の状態にあわせた運動メニューを提案することで無理せず自然と身体の変化が現れることを実感できるという。

実際に、妊娠中から腰痛があり、産後も腰痛や足の踏ん張りがきかない、足の痺れがある患者さんが改善するなど、頭痛をはじめ肩こり、背中の痛み、尾骨痛、下半身の痺れなど改善例が多く報告されている。さらに、痛みの解決だけでなく、健康を維持するために「心と体の両方のケアを大切にしたい」というのが院長の信念である。

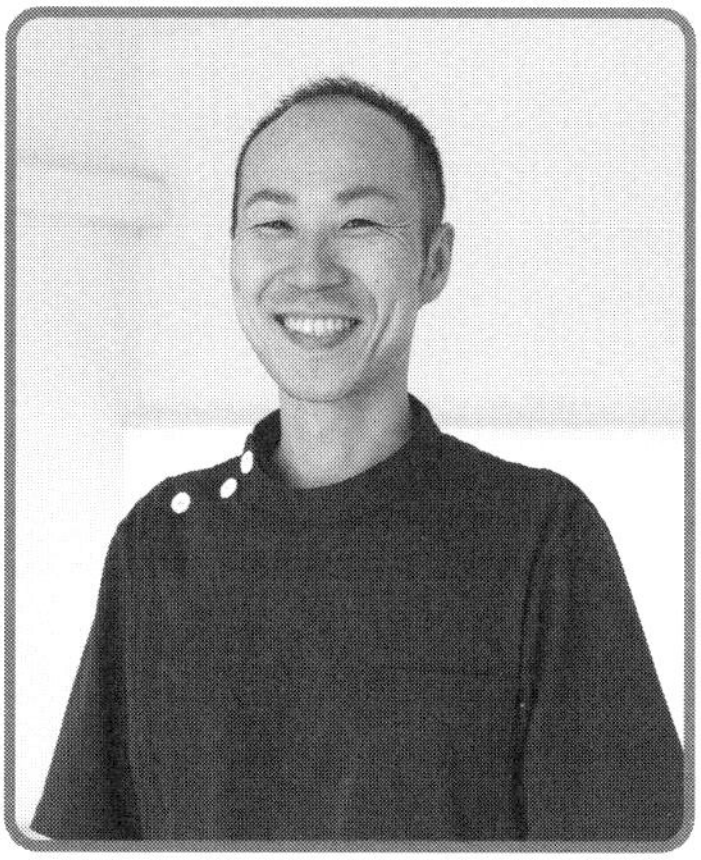

山本 新 先生

プロフィール

やまもとしん

1984年京都府生まれ。関西健康科学専門学校卒業。2018年6月開業。学生時代の運動や社会人になってからの腰痛やヘルニアに悩まされ、病院や整骨院に通っていた院長。通院時に自分と同じような悩みを抱えて生活している方がこんなにも多いのかと実感し、自分自身で自分の身体を改善したい思いと同じ悩みを抱えている方の力になりたい思いが強くなり専門学校へ入学し開業。ヒアリングに時間をかけて痛みの原因や改善のポイントを徹底的に追求して総合的なケアを心がける。

すぎおか鍼灸接骨院

「すぎおか鍼灸接骨院」の骨盤矯正の最大の特徴は、痛みをほとんど感じることなく、身体に余分な負担がかからない施術であること。関節の運動機能を正常化させるための関節モビライゼーションで矯正後も痛みが出ない施術が人気。

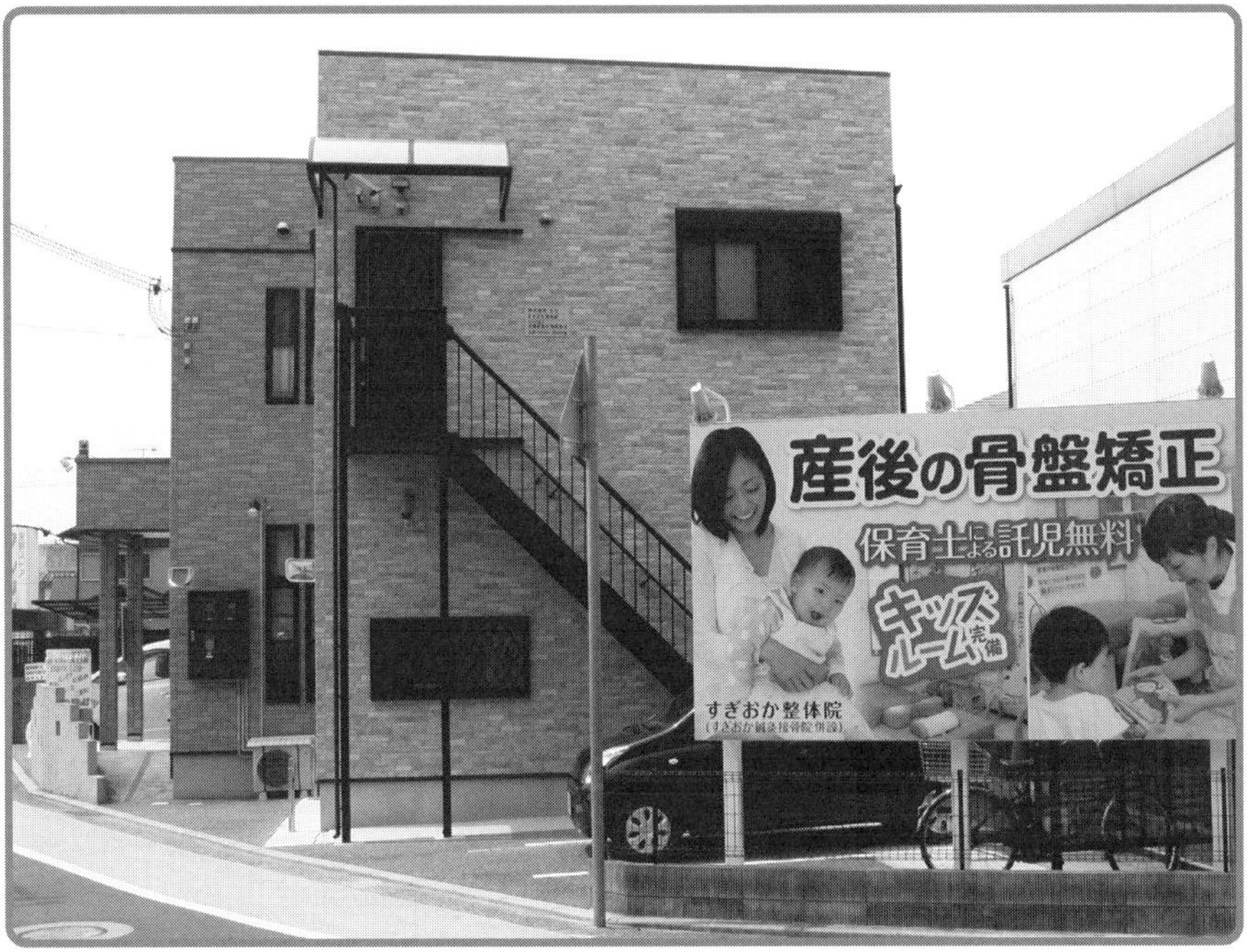

トムソンベッドとアクティベーターでの施術
矯正後も痛みのない優しい施術が大好評

診療時間

平日　9:00～12:30　16:00～20:00
(託児は平日の9:00 ～ 12:30)

土曜日　8:30～13:00　休診日　日曜・祝日

すぎおか鍼灸接骨院

〒674-0084 兵庫県明石市魚住町西岡 323-1
Tel. 078-947-7628
https://sugioka777.com

院へのアクセス

電車ご利用の場合
JR山陽本線「魚住」駅南口より
徒歩1分

お車ご利用の場合
明石西IC・大久保ICから15分、
JR魚住駅付近が目印

〈駐車場のご案内〉
10台

骨盤矯正は意味がない」と言われていることがあるがこれはほとんどの場合技術が備わっていない施術を受けているか、ゆがみがない箇所に矯正をかけられているかどちらか。藤田院長は「産後の骨盤矯正は大いに意味がある」と語る。産後の腰痛は骨盤にある関節の開きや、妊娠中に引き伸ばされた腹筋のゆるみが原因のことが多いが、正しい骨盤矯正で9割の腰痛は改善されるという。産後になかなか体重が落ちない悩みについても、骨盤が開いて内臓の位置が下がってきていることが原因の一つになっているようだ。

「すぎおか鍼灸接骨院」が産後の女性達から高い支持を受けているのは、時間をかけたていねいなヒアリングのほか、主に次の9つのポイントがあげられよう。

①徹底したカウンセリング&検査で原因を徹底的に特定、②痛みが無いソフトな施術、③国家資格を持つ経験豊富な施術家が担当、④産後の不調を徹底的に根本改善へ、⑤骨盤を整え、もっとも健康で美しい身体へ、⑥医療関係者やモデル・専門家も通う実力派整骨院、⑦託児ルーム完備、保育士による託児サービスも、⑧女性施術者も在籍しているから安心、⑨初回は全額返金保証つき！。

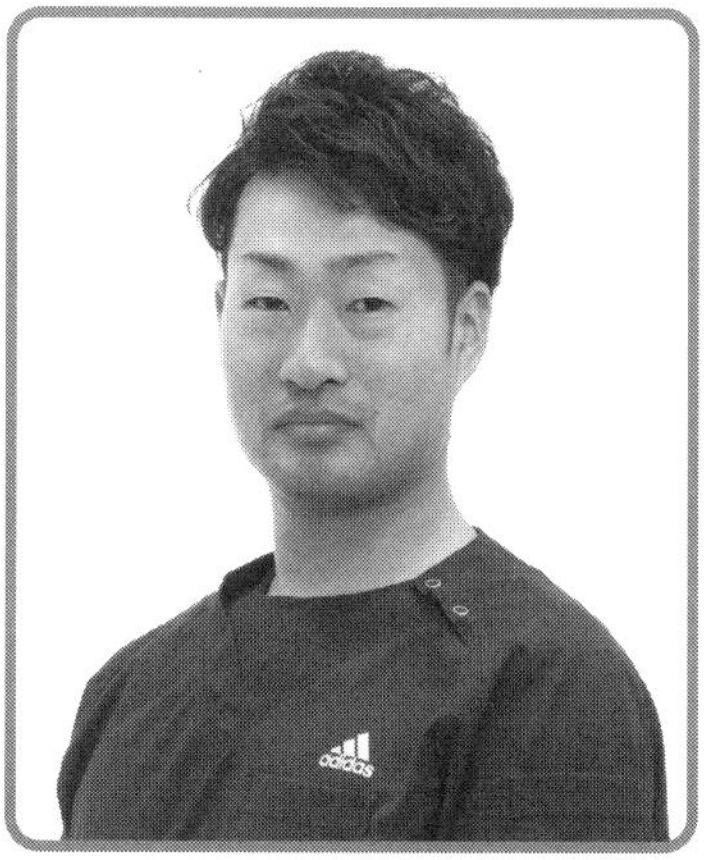

藤田 哲平 先生

プロフィール

ふじたてっぺい

1989年兵庫県神戸市生まれ。森ノ宮医療大学保健医療学部鍼灸学科卒業。2005年開業。2005年8月に開業オーナーより2017年から院を任され院長に就任。地元に恩返しがしたく杉岡先生の元で師事。身体だけでなく心も楽になっていただけるようにしっかりした説明や打ち解けやすい雰囲気づくりをモットーに施術に向き合う。特に産後の骨盤矯正は毎日10人以上来院される看板メニューである。産後の骨盤矯正は、1回の施術で変化が実感できると、当院の自慢となっている。

杉並高円寺整骨院

現在傘下に41院を数えるサンキューグループの整骨院。京阪神地区中心に事業展開してきたが、満を辞して東京進出を果たし、その1号店となったのが杉並高円寺整骨院だ。「利用者ファースト」の理念はここでも存分に発揮されている。

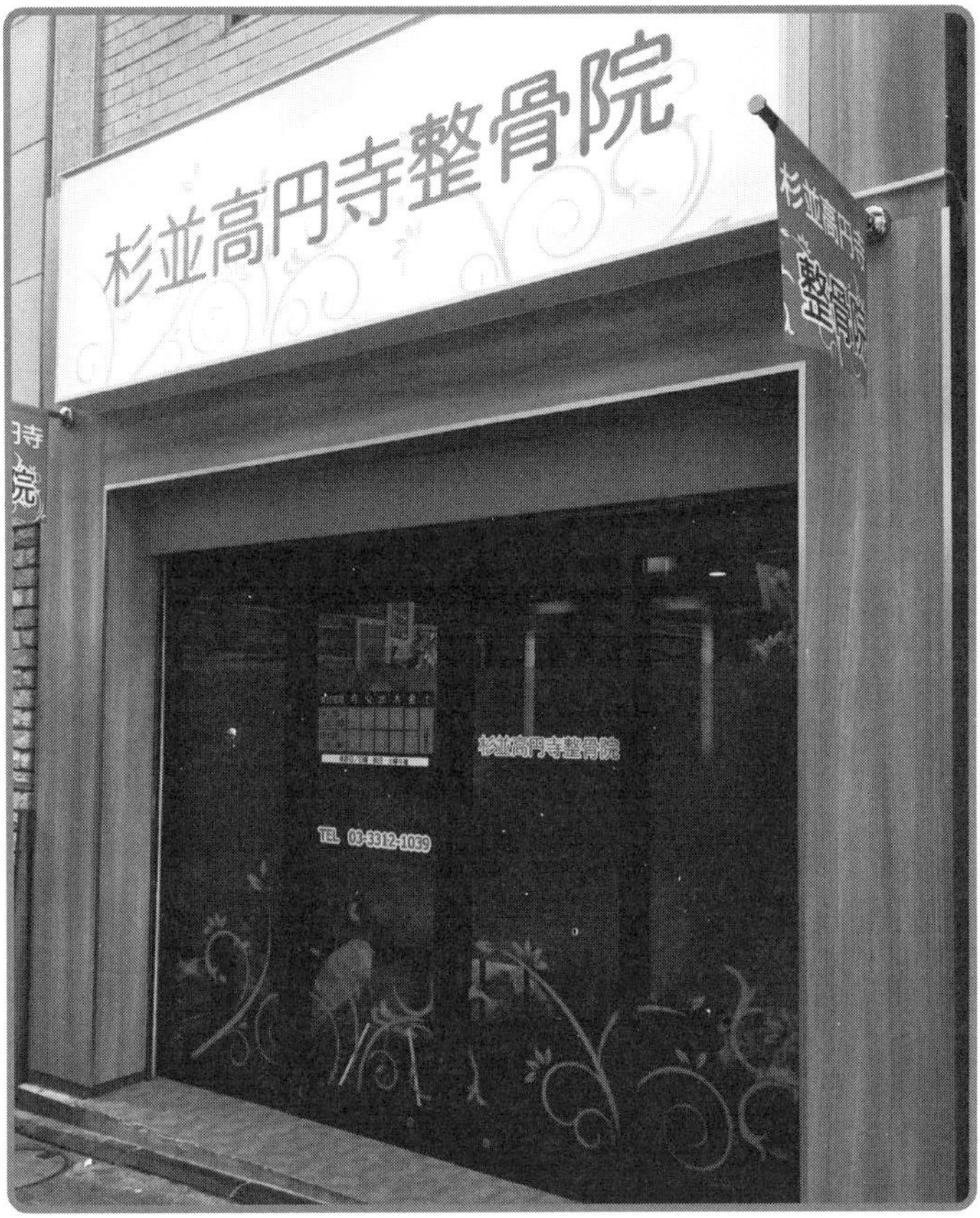

サンキューグループの東京進出一号店
他にはマネできない利用者ファースト

診療時間

月〜金　**9:00〜12:00　15:30〜19:30**
土　**9:00〜13:00**
休診日　**日曜日、祝日**

杉並高円寺整骨院

〒166-0003 東京都杉並区高円寺南3-58-26
Tel. 03-3312-1039
https://suginami-seikotsu.com/

院へのアクセス

電車ご利用の場合
JR「高円寺駅」駅より
徒歩2分

杉並高円寺整骨院はサンキューグループの23番目の整骨院として誕生したが、東京進出一号店の大きな期待を担ってもいる。院内の隅々にまでグループの理念「利用者ファースト」が貫かれている。

予約優先性のため、待ち時間がほとんどないのが喜ばれているが、他の治療院のように待ち時間に機械を使うことはない。施術者が利用者一人ひとりと真剣に向き合う体制ができている。問診～治療の進め方では、「なぜ痛みが出るのか」「なぜ今までの整形外科病院や整骨院・整体院ではよくならなかったのか、どうすればよくなるのか」をわかりやすく説明。そして磨き上げられた施術は、馬越院長直伝の「Ｂ＆Ｍ背骨ゆがみ矯正法」。身体全体のゆがみを正し、筋肉のバランスを整えることで、腰痛や頭痛、膝痛など、短期間でみるみる改善していくのである。

産後の骨盤矯正には特に力を入れ、腰や股関節、膝などへの痛み、生理痛や便秘、尿漏れ、お腹が出っ張ったままの体型を戻したいという産後のママさん達の悩みの解決に大きく貢献しているのである。そればかりではなく、スタッフ全員が元気よくキビキビと動き回り、院内の清掃もきちんと行き渡っているなど、当たり前といえば当たり前のことがしっかりとできている点もママさん達から喜ばれている。

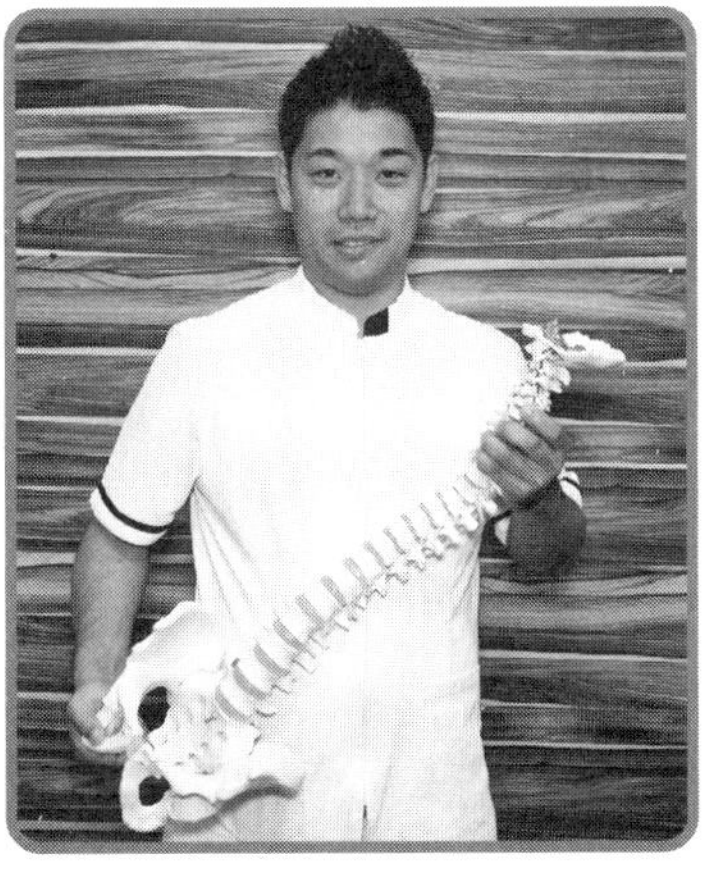

馬越 啓一 先生

プロフィール

まごし けいいち

1981年京都生まれ。整骨院の専門学校を卒業後、数々の治療を学び、京都市にかつら整骨院を開業。以降11年間に京都・大阪・兵庫など全国に41院を開院。サンキューグループの代表として活躍している。各41の整骨院とともに地域の一番人気院として業績を上げている。B&M背骨ゆがみ矯正法を開発し「1回で効果が実感できる」と好評。現在では全国各地からその技術などを学びに来る先生方も多い。

須磨板宿整骨院

京都で産声を上げたサンキューグループの整骨院。京都・大阪地区を中心に展開を続けていたが、神戸・須磨地区に進出した１号店がここ「須磨板宿整骨院。どの地域でもナンバー１の院を目指すを合言葉にスタッフの明るい声が響き渡ってくる。

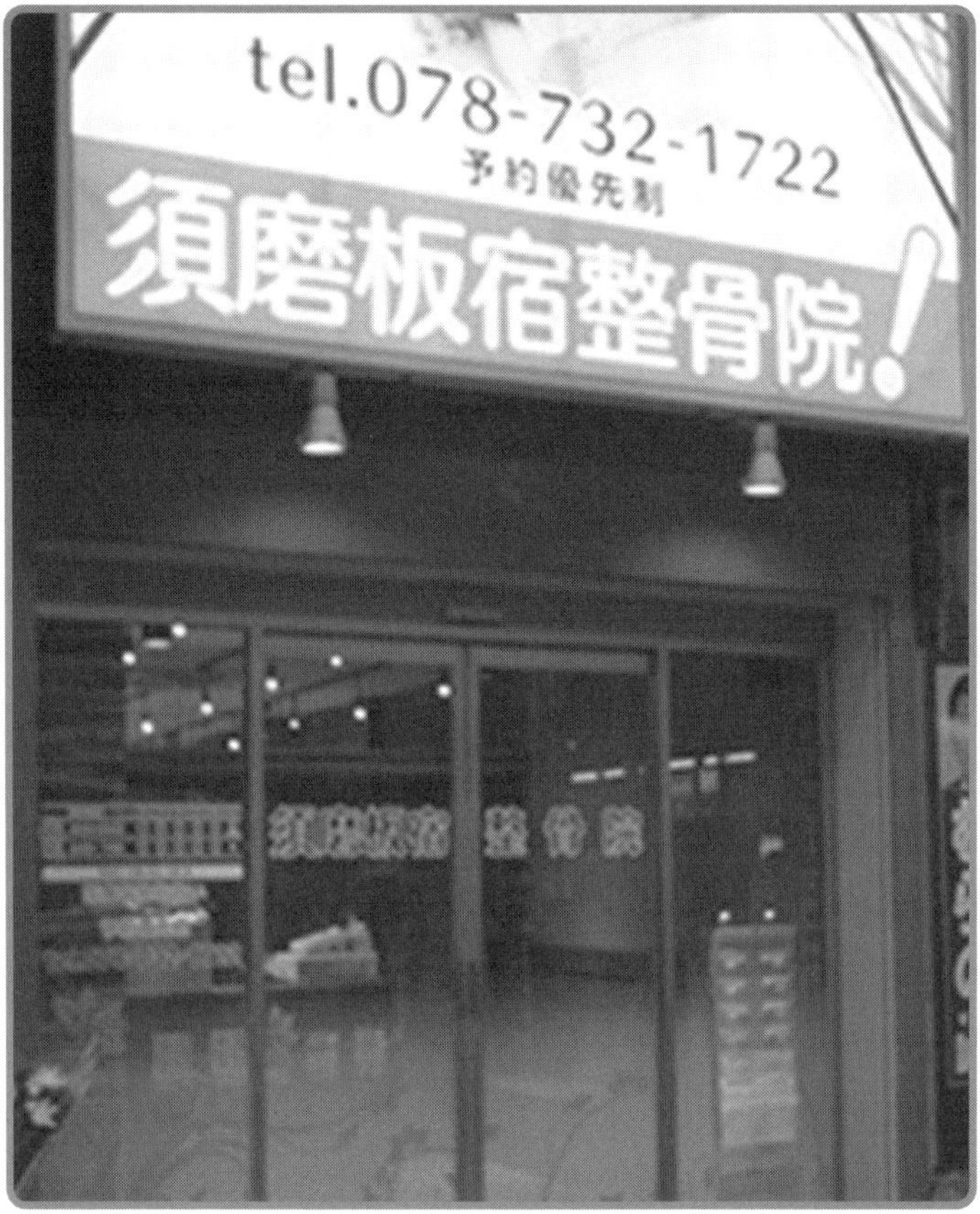

合言葉は地域ナンバー1の人気整骨院
正しい骨盤ケアで理想の「美」ボディを

診療時間

月～金　**9:00～12:00　15:30～19:30**
土　**9:00～13:00**
休診日　**日曜日、祝日**

須磨板宿整骨院

〒654-0011 兵庫県神戸市須磨区前池町３-1-10
Tel. 078-732-1722
https://sumaitayado-seikotsu.com/

院へのアクセス

電車ご利用の場合
神戸市営地下鉄西神・山手線「板宿」駅より徒歩５分

須磨板宿整骨院は、サンキューグループの他の院と同じようにアクセスのよい場所に立地している。山陽電気鉄道・神戸市営地下鉄西神・山手線の板宿駅から徒歩5分で、患者さんに余分な負担をかけないように配慮され、目の前には旧ダイエーのイオンフードスタイルを中核店舗に据えた板宿ビバタウンがある。本院は予約優先制のため、ショッピングの前でも後でも自由に通院できるのが嬉しいところ。待ち時間も少なくて済む。夜間でも人通りがあり、駐車場もあるので安心して通院できる場所にある。

「須磨板宿整骨院」での施術は、他のグループ院と同じように馬越院長が開発した「B&M背骨ゆがみ矯正法」で行う。腰痛や頭痛、膝痛などだけではなく産後の骨盤矯正にも効果がある。骨盤のゆがみを骨盤ベルトや骨盤ガードルを購入して何とか自力で治そうと試みる人も多いが、間違った位置に巻いたり、締め付けたりして、かえって悪化することも多いので気をつけなければならない。

骨盤のゆがみは、生理痛や腰痛、頭痛、便秘、下痢、睡眠不足だけでなく、肌荒れや体重増加の一因といわれている。背骨を本来あるべき状態に整える骨盤ケアで、美しいボディをつくることができるのである。

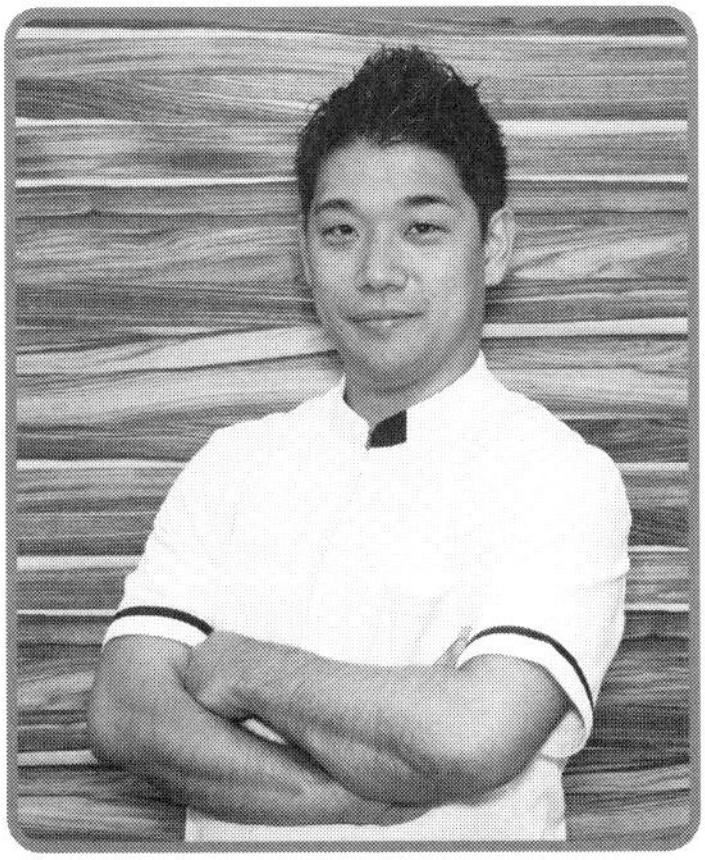

馬越 啓一 先生

プロフィール

まごし けいいち

1981年京都生まれ。整骨院の専門学校を卒業後、数々の治療を学び、京都市にかつら整骨院を開業。以降11年間に京都・大阪・兵庫など全国に41院を開院。サンキューグループの代表として活躍している。各41の整骨院とともに地域の一番人気院として業績を上げている。B&M背骨ゆがみ矯正法を開発し「1回で効果が実感できる」と好評。現在では全国各地からその技術などを学びに来る先生方も多い。

摂津富田整骨院

JR京都線の摂津駅、阪急京都線の富田駅からいずれも徒歩2分の所にある本院は、アクセスのよさからサラリーマンから主婦、お年寄りまで幅広い年齢層に人気の整骨院。予約優先制のため待ち時間が少なく、患者さんに優しいと評判だ。

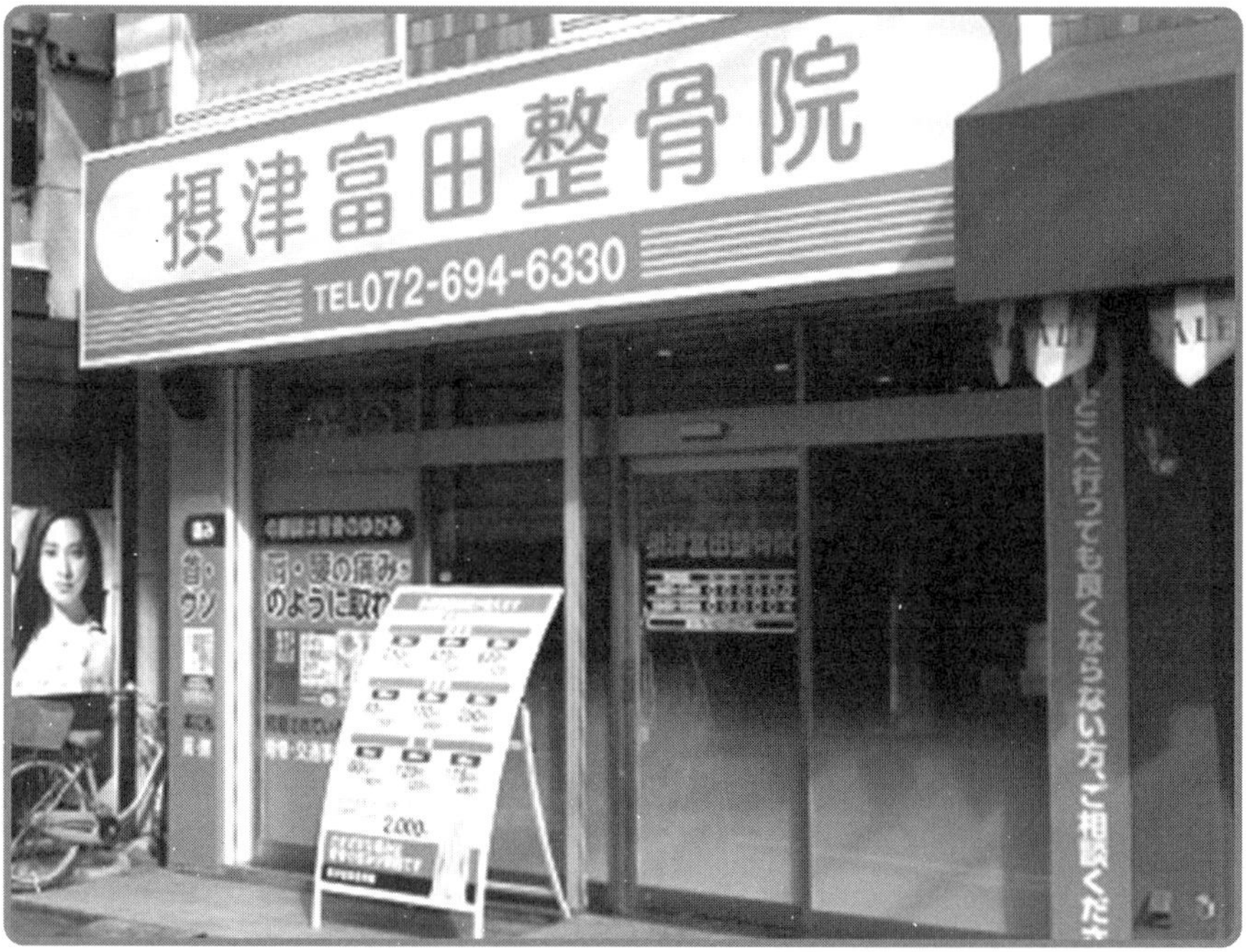

産後の腰痛や肩こりだけではない不調を
骨盤矯正で全身の不具合を改善する

診療時間

月〜金　**9:00〜12:00　15:30〜19:30**
土　**9:00〜13:00**
休診日　**日曜日、祝日**

摂津富田整骨院

〒569-0814 大阪府高槻市富田町1-8-19
Tel. 072-694-6330
https://tonda-seikotsuin.com/

院へのアクセス

電車ご利用の場合
阪急「富田」駅より
徒歩３分
JR「摂津富田」駅より
徒歩３分

産後に骨盤がゆがんだまま生活を続けていると、知らず知らずのうちに筋肉バランスが崩れ、その結果、腰や肩への負荷が大きくなる。さらに赤ちゃんを抱くなどの育児も加わることで、腰痛や肩こりの原因となる。また、骨盤のゆがみは血行を悪くするため、自律神経やホルモンの乱れも引き起こし、産後の不調を引き起こすのである。

このような身体の不調を改善する施術が「産後の骨盤矯正」で、摂津富田整骨院では「B&M背骨ゆがみ矯正法」によって治療を進めている。その上、筋肉に対しては「トリガーポイント療法」で痛みの根本原因を取り除いているのが特徴。本院での産後の骨盤矯正では、出産による骨盤のゆがみだけではなく、これまで気がつかないで進行していた身体の各所に現れていたゆがみも矯正できるチャンスである。

産後のママさんにとっては、骨盤を正しい位置に矯正し、筋肉を柔らかくすることで、次のような効果が確かめられている。①肩コリや腰痛から解放されて赤ちゃんの世話が楽に、②ぐっすりと眠れるようになる、③むくみが解消される、④冷え性が改善する、⑤正座ができるようになる、⑥下半身デブが解消される、⑦X脚、O脚が改善する、⑧ダイエット効果が期待できる、などである。

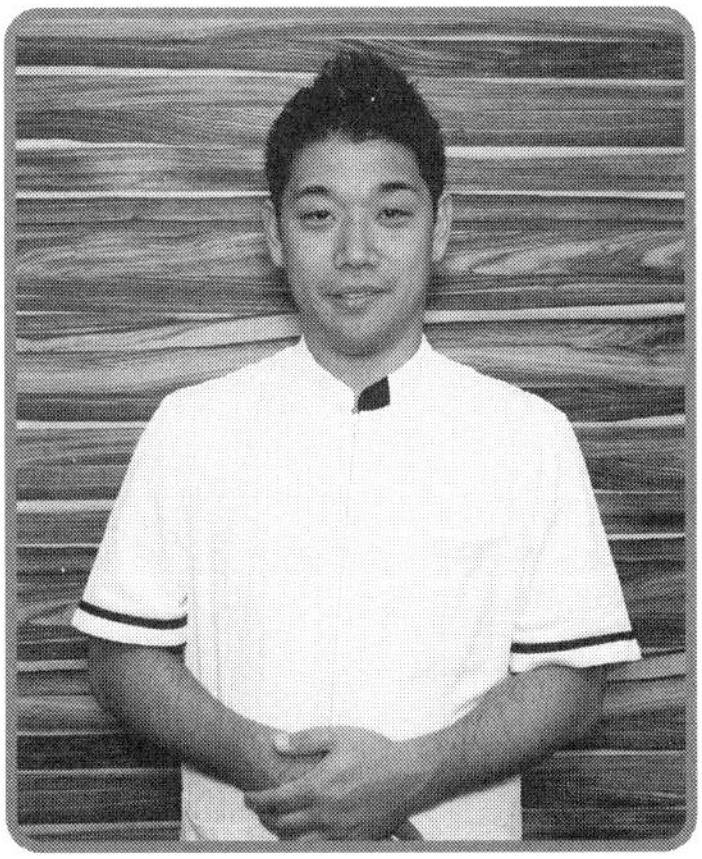

馬越 啓一 先生

プロフィール

まごし けいいち

1981年京都生まれ。整骨院の専門学校を卒業後、数々の治療を学び、京都市にかつら整骨院を開業。以降11年間に京都・大阪・兵庫など全国に41院を開院。サンキューグループの代表として活躍している。各41の整骨院とともに地域の一番人気院として業績を上げている。B&M背骨ゆがみ矯正法を開発し「1回で効果が実感できる」と好評。現在では全国各地からその技術などを学びに来る先生方も多い。

千林駅前整骨院

整形外科医や産婦人科医、精神科医ら医療の専門家が認める「優良整骨院」の一つ千林駅前整骨院。その高い信頼と人気の秘密は、独自に編み出したB&M背骨ゆがみ矯正法にある。手技で筋肉のバランスを整えて不調の原因を取り去ることができる。

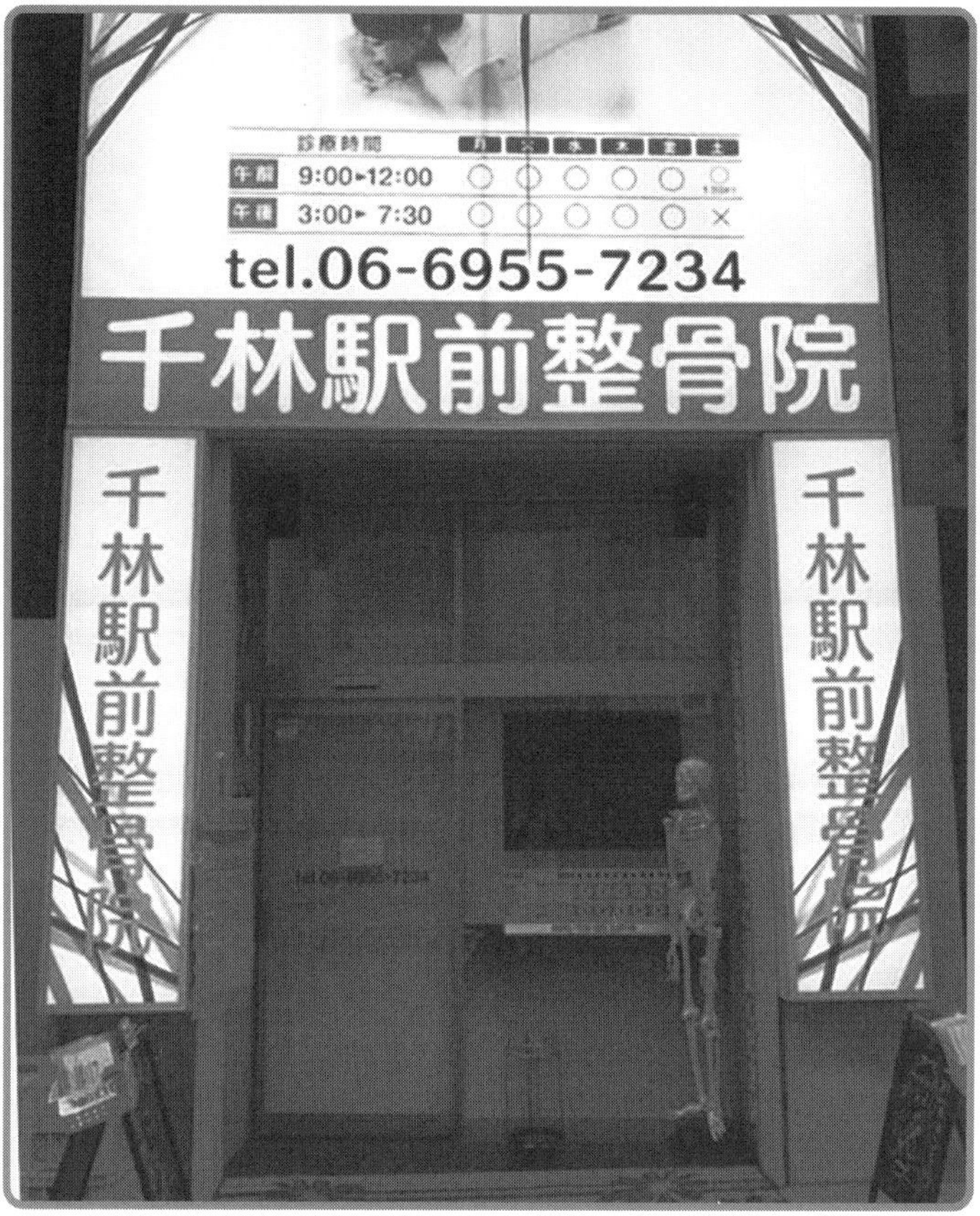

口コミで広がる地域ナンバー1の整骨院
患者さんの悩みを真摯に聴き対応する

診療時間

月～金　**9:00～12:00　15:30～19:30**
土　**9:00～13:00**
休診日　**日曜日、祝日**

千林駅前整骨院
〒567-0829 大阪府大阪市旭区千林 1-10-12
Tel. 06-6855-7234
http://senbayashi-seikotsuin.com/

院へのアクセス

電車ご利用の場合
京阪「千林」駅より
徒歩１分

インターネットの掲示板や口コミ情報で「千林駅前整骨院」の評判が群を抜いて高い。そのいくつかを紹介しよう。「駅からのアクセスがよく、院内も明るくオープンな雰囲気で入りやすいです。元気な挨拶に始まり、元気な挨拶で終わるとても、明るい整骨院」「一つ一つ身体の状態を説明してくれて、わかりやすいです。予約の変更もラインで簡単にできて、急な予定変更にも便利」「ていねいに症状を聞いてくださり、身体の状態や治療の説明もきちんとしてくれる」「骨盤矯正で週2回程度通っています。背骨の位置を正常に戻してもらえるので体が軽くなりました。費用も良心的で比較的安く治療を受けることができました」などなど。

　産後のママさんにとっては、赤ちゃんの世話で大変忙しい時間を過ごさなければならない。世話の過程で、身体を硬くする姿勢や動作をとりがちになる。例えば赤ちゃんの抱っこ。頭を抱えたまま赤ちゃんが眠りについたら、そのままの体勢を維持しがちだ。そのため、頭を抱えたままだと手首が腱鞘炎になりやすく、身体に負荷がかかることで腰の筋肉も硬くなり腰痛の原因となる。これら産後の不調にも「B&M背骨ゆがみ矯正法」が身体に優しく作用して治してくれる。

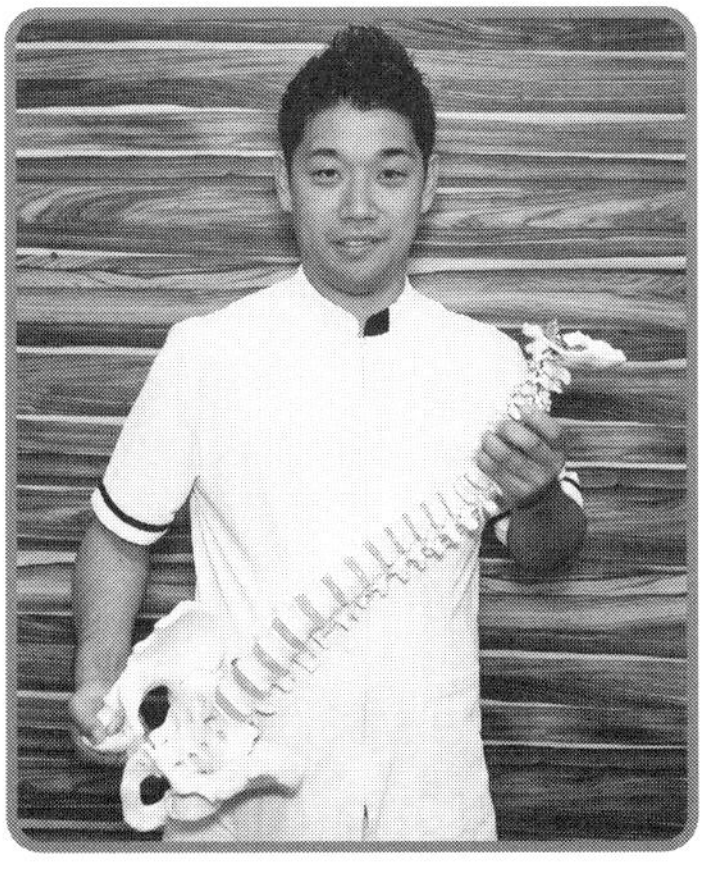

馬越 啓一 先生

プロフィール

まごし けいいち

1981年京都生まれ。整骨院の専門学校を卒業後、数々の治療を学び、京都市にかつら整骨院を開業。以降11年間に京都・大阪・兵庫など全国に41院を開院。サンキューグループの代表として活躍している。各41の整骨院とともに地域の一番人気院として業績を上げている。B&M背骨ゆがみ矯正法を開発し「1回で効果が実感できる」と好評。現在では全国各地からその技術などを学びに来る先生方も多い。

高槻整骨院

産後に肉体的もしくは精神的な不調——腰痛や尿漏れだけでなく疲労がなかなか抜けない、いつまでも倦怠感があるなど、多くの不調が現れることが多い。出産前の体型に戻りにくいと悩む女性も多い。これらの悩みに正面から向き合う整骨院である。

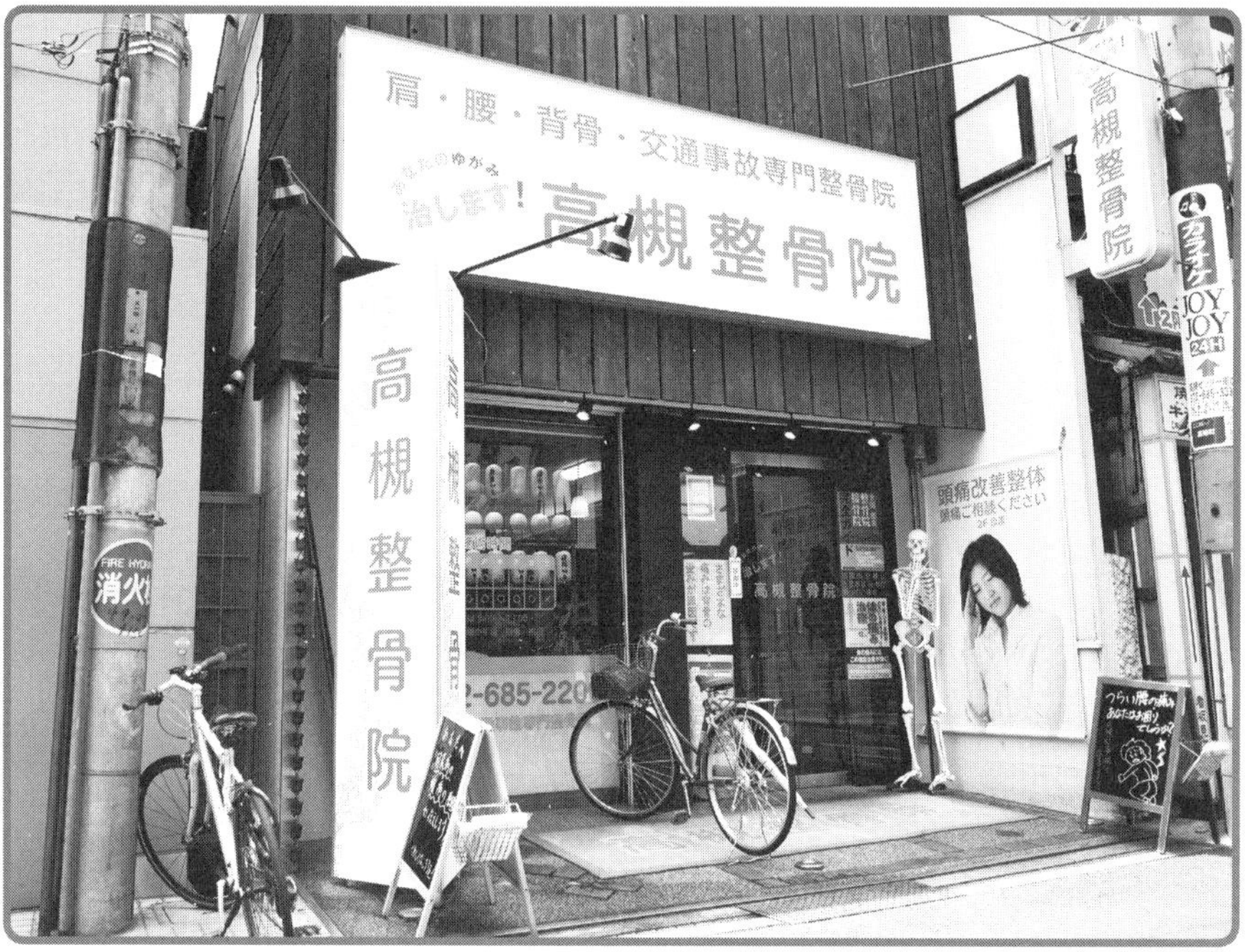

産後特有の不調を根本的に改善
痛みに真正面から向き合う

診療時間

月〜金　**9:00〜12:00　15:30〜19:30**
土　**9:00〜13:00**
休診日　**日曜日、祝日**

高槻整骨院

〒569-0803 大阪府高槻市高槻町 14-8
Tel. 072-685-2200
https://www.takatsuki-seikotsu.com/

院へのアクセス

電車ご利用の場合
阪急「高槻市」駅より
徒歩３分
JR「高槻」駅より
徒歩３分

妊娠をすると、子宮内で赤ちゃんが成長していくことで骨盤が開いていく。このとき、リラキシンというホルモンが分泌され、骨盤が緩みやすいように作用するのである。開いてしまった骨盤は、産後にインナーマッスルなどによって徐々に元に戻ろうとする。しかし、産後の育児などによって通常よりも骨盤に負荷がかかり、骨盤がズレたりして、妊娠前の状態には戻らないで、それが肉体的もしくは精神的な不調の原因になっている。

骨盤がゆがんだまま生活を続けていると、筋肉バランスを崩し腰や肩への負荷が大きくなる。さらに育児も加わることで、腰痛や肩こりなどを引き起こすのである。

骨盤のゆがみは血行を悪くするため、自律神経やホルモンの乱れも引き起こすだけでなく内臓機能までも低下させ、体型が戻りにくい原因にもなる。

これらの不調を改善するのが「産後骨盤矯正」で、「高槻整骨院」では骨とそれに付随している筋肉を一体的に施術する「B&M背骨ゆがみ矯正」によって施術している。これが女性の身体に優しく、患部に対しても効果的に働くと評判を集めている。

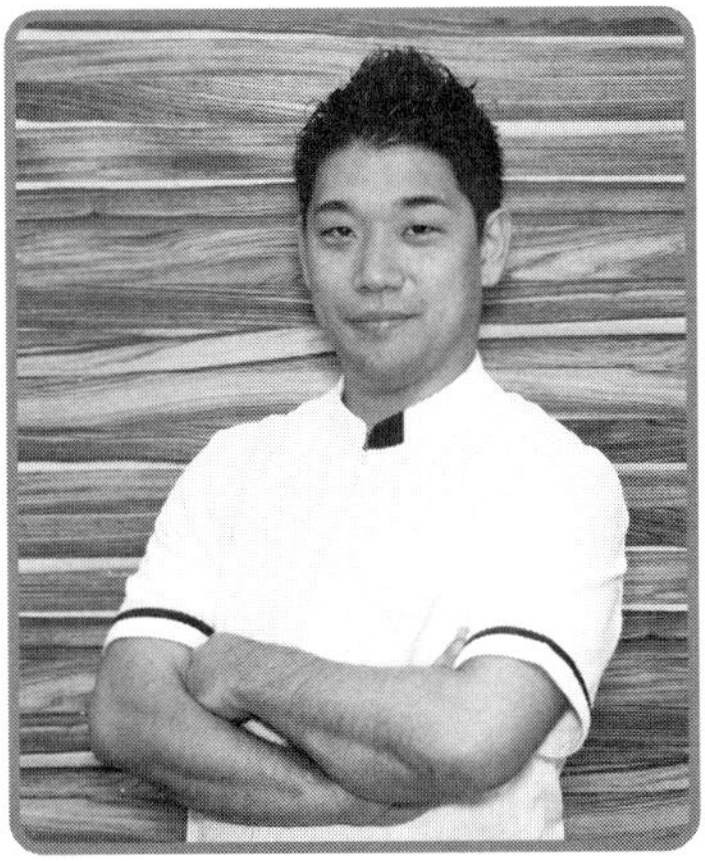

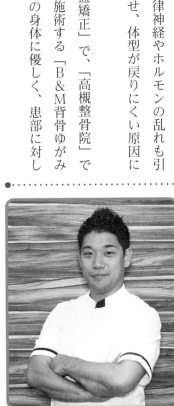

馬越 啓一 先生

プロフィール

まごし けいいち

1981年京都生まれ。整骨院の専門学校を卒業後、数々の治療を学び、京都市にかつら整骨院を開業。以降11年間に京都・大阪・兵庫など全国に41院を開院。サンキューグループの代表として活躍している。各41の整骨院とともに地域の一番人気院として業績を上げている。B&M背骨ゆがみ矯正法を開発し「1回で効果が実感できる」と好評。現在では全国各地からその技術などを学びに来る先生方も多い。

調布仙川整骨院

出産によって女性の骨盤は開くとともに股関節が外向きにねじれていく。股関節が外を向いた状態だと、外側重心になり、歩くたびに身体の中心はぶれて体幹の筋肉が弱くなる。これが腰痛や股関節痛などの原因になり、精神的な不調にも及ぶのである。

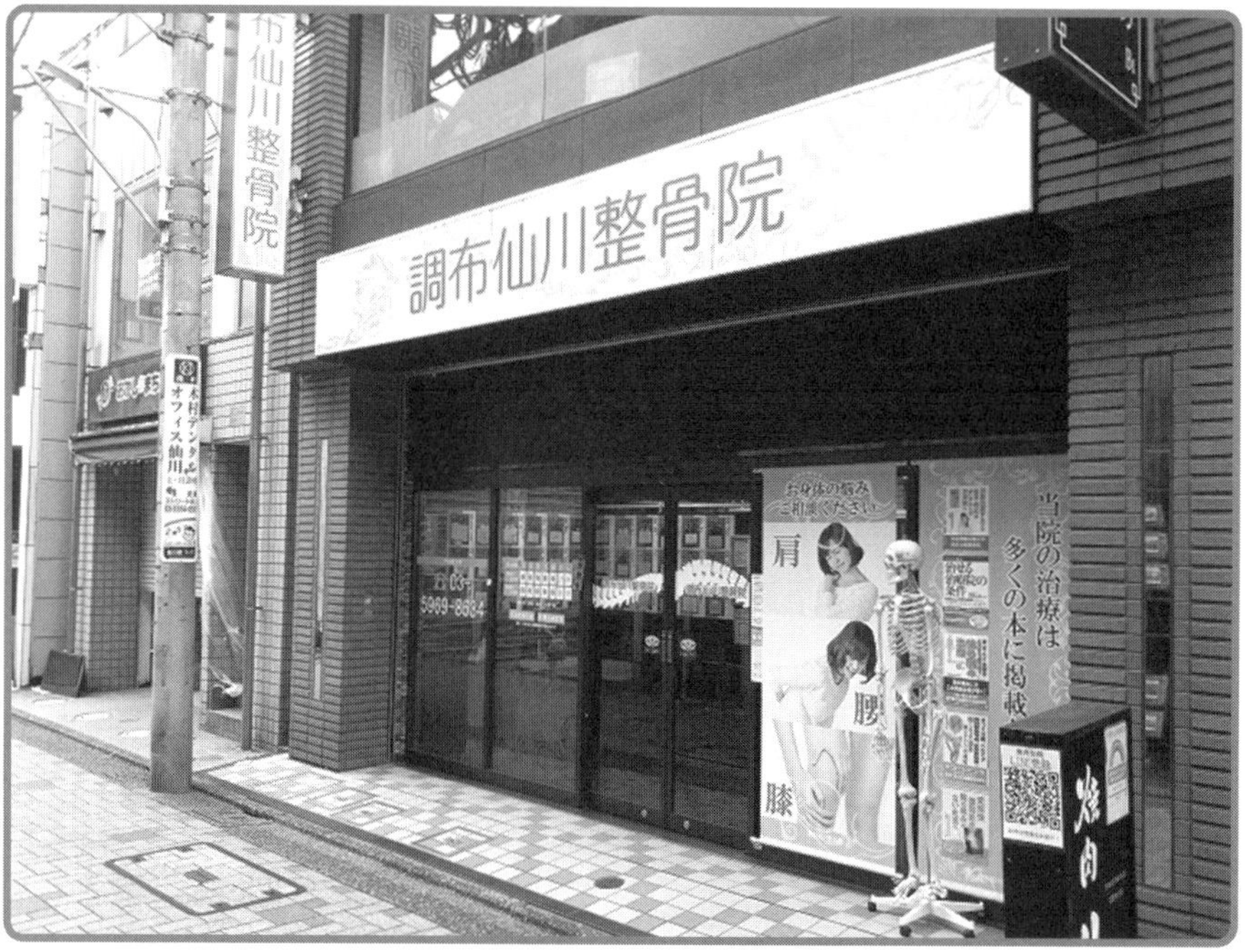
調布仙川整骨院
当院の治療は多くの本に掲載
肩
腰
膝

身体全体のバランスをとることを優先
精神的な不調も含めて身体全体を診る

診療時間

月～金　**9:00～12:00　15:30～19:30**
土　**9:00～13:00**
休診日　**日曜日、祝日**

調布仙川整骨院

〒182-0002 東京都調布市仙川町１丁目11-14
Tel. 03-5969-8634
https://cyofusengawa-seikotsu.com/

院へのアクセス

電車ご利用の場合
京王線「仙川」駅
より徒歩２分

産後に骨盤がゆがみやすくなっているのは、妊娠中から分泌されるリラキシンというホルモンが、骨盤周囲の靱帯を緩め、出産の際に赤ちゃんが通る産道を確保するために仙骨と坐骨を広げる役割がある。骨同士をつなげておく靱帯が緩むために、骨盤がゆがみやすくなるのである。この産後の骨盤のゆがみ矯正の是正に定評のある整骨院として、有名なのが「調布仙川整骨院」。

実際に当院を訪れた患者さんは「育児がハードで腰痛になってしまった」「無理な姿勢を続けていたら背中や膝の痛み、肩こりに悩んでいる」「出産後、いままでなかった頭痛が出るようになった」「股関節が痛く寝返りも打てない」「妊娠前にはけていたズボンが入らなくなった」「動画を参考にストレッチをしたが効果がないばかりか余計にひどくなったような気がする」といった悩みをもっていた。それが、早い人で1回の施術で、遅くても6回通ううちに改善したという。

中心となる施術が「B&M背骨ゆがみ矯正法」で、背骨から骨盤の身体の中心線のバランスを整えていくのが特徴で、腰痛や坐骨神経痛などの具体的な痛みだけではなく、頭痛や生理痛、精神的な不調を治す施術として人気がある。

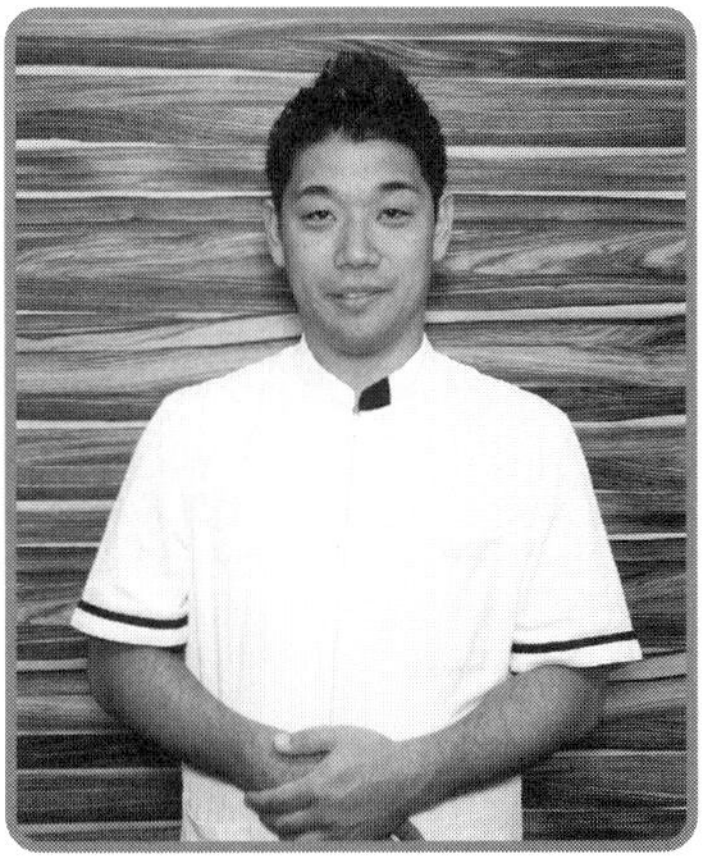

馬越 啓一 先生

プロフィール

まごし けいいち

1981年京都生まれ。整骨院の専門学校を卒業後、数々の治療を学び、京都市にかつら整骨院を開業。以降11年間に京都・大阪・兵庫など全国に41院を開院。サンキューグループの代表として活躍している。各41の整骨院とともに地域の一番人気院として業績を上げている。B&M背骨ゆがみ矯正法を開発し「1回で効果が実感できる」と好評。現在では全国各地からその技術などを学びに来る先生方も多い。

天下茶屋整骨院

大阪市西成区、南海電車の「天下茶屋」駅から徒歩３分のところに位置する天下茶屋整骨院。サンキューグループ15番目の院だが、グループ全体でつくり上げてきた技術力がスタッフ全員に受け継がれ、早くも地元から愛される整骨院になっている。

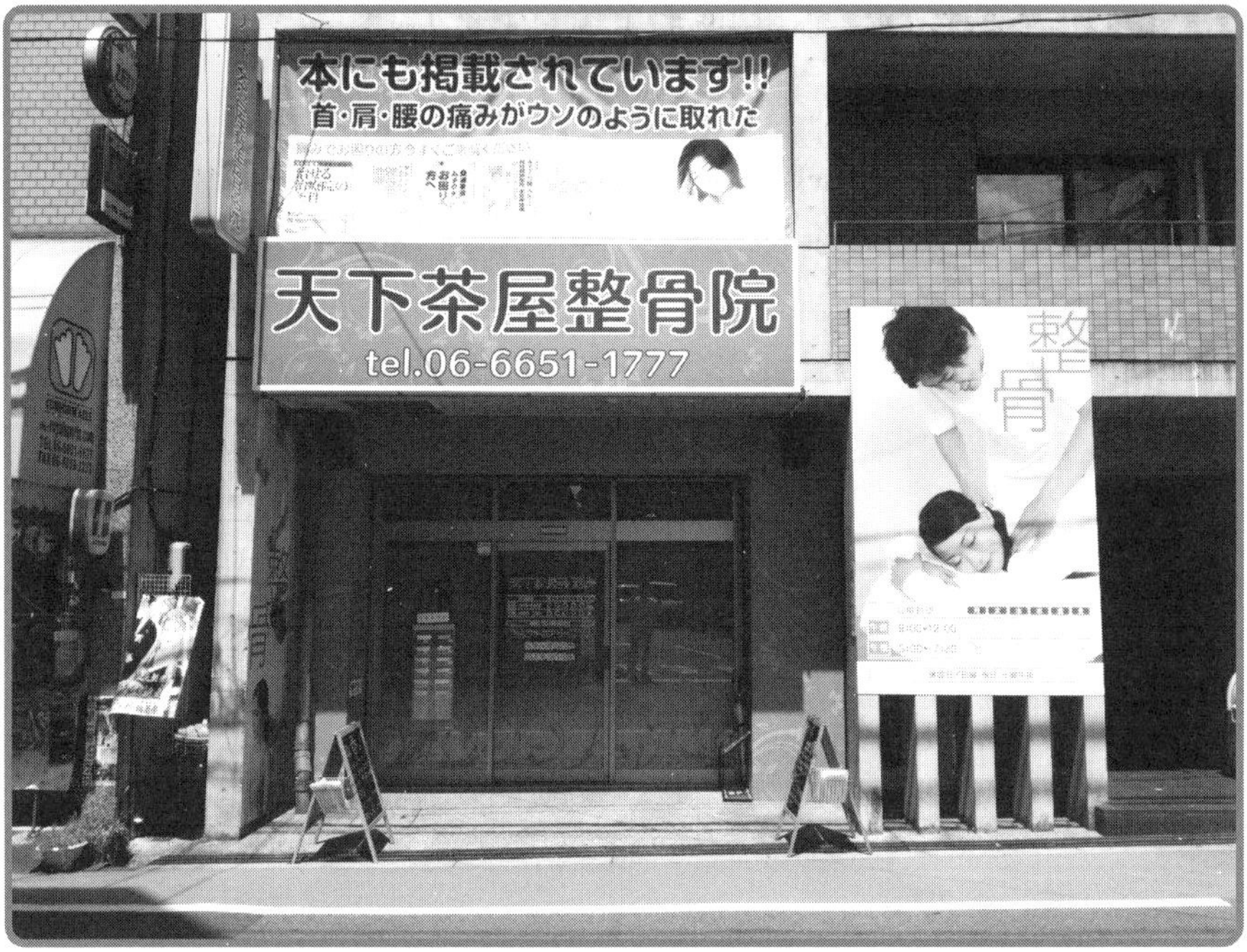

グループ全体の力を結集した治験
多種多様な痛み、不具合を解決！

診療時間

月〜金　**9:00〜12:00　15:30〜19:30**
土　**9:00〜13:00**
休診日　**日曜日、祝日**

天下茶屋整骨院

〒557-0015 大阪府大阪市西成区花園南2-7-12
Tel. 06-6651-1777
https://tengachaya-seikotsuin.com/

院へのアクセス

電車ご利用の場合
南海電車「天下茶屋」駅
より徒歩３分

京

阪神地区を中心に新しい整骨院グループとして展開するサンキューグループ。15番目の院として誕生したのが「天下茶屋整骨院」。ここも御多分に漏れず、グループに蓄積されたノウハウがしっかりと根づいている。まず、実際の施術にあたるスタッフの技術力の確かさである。グループのどこの院で受けても変わらない治療技術がなければならない。これは、患者さんがグループのどの治療院を受診しても、質の高い均一の治療を受けられるのだ。

このシステムは、勤め先などで急な痛みに襲われても、いつも受けているのと同じ施術を安心して受けられるシステムとなっている。患者さんだけでなく、施術する側にとっても、同じ基盤に立っているので技術力を高めるのに切磋琢磨しやすい環境といえるだろう。

これら技術力だけでなく、患者さんの痛みや悩みに真っ正面から向き合い、しっかりと聴き出すことができるコミュニケーション能力も一つのスキルとして重要視されている。

施術の中核をなすのが「B&M背骨ゆがみ矯正法」で、骨盤のゆがみや傾き、開きを細かくチェックしていく。産後の骨盤矯正も患者さんに最適のケアが受けられるように工夫されている。

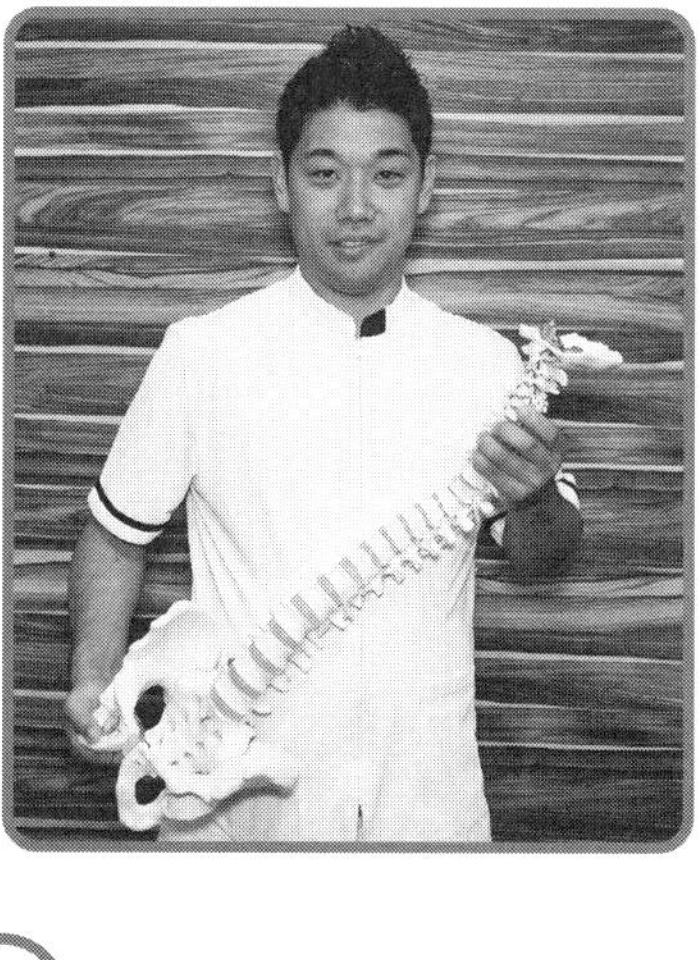

馬越 啓一 先生

プロフィール

まごし けいいち

1981年京都生まれ。整骨院の専門学校を卒業後、数々の治療を学び、京都市にかつら整骨院を開業。以降11年間に京都・大阪・兵庫など全国に41院を開院。サンキューグループの代表として活躍している。各41の整骨院とともに地域の一番人気院として業績を上げている。B&M背骨ゆがみ矯正法を開発し「1回で効果が実感できる」と好評。現在では全国各地からその技術などを学びに来る先生方も多い。

中野サンモール整骨院

JR中央線「中野」駅北口広場から中野ブロードウェイまで真っ直ぐ延びる224メートルのアーケード商店街・中野サンモールに「中野サンモール整骨院」がある。中野だけでなく沿線の地区からも人気の整骨院として親しまれている。

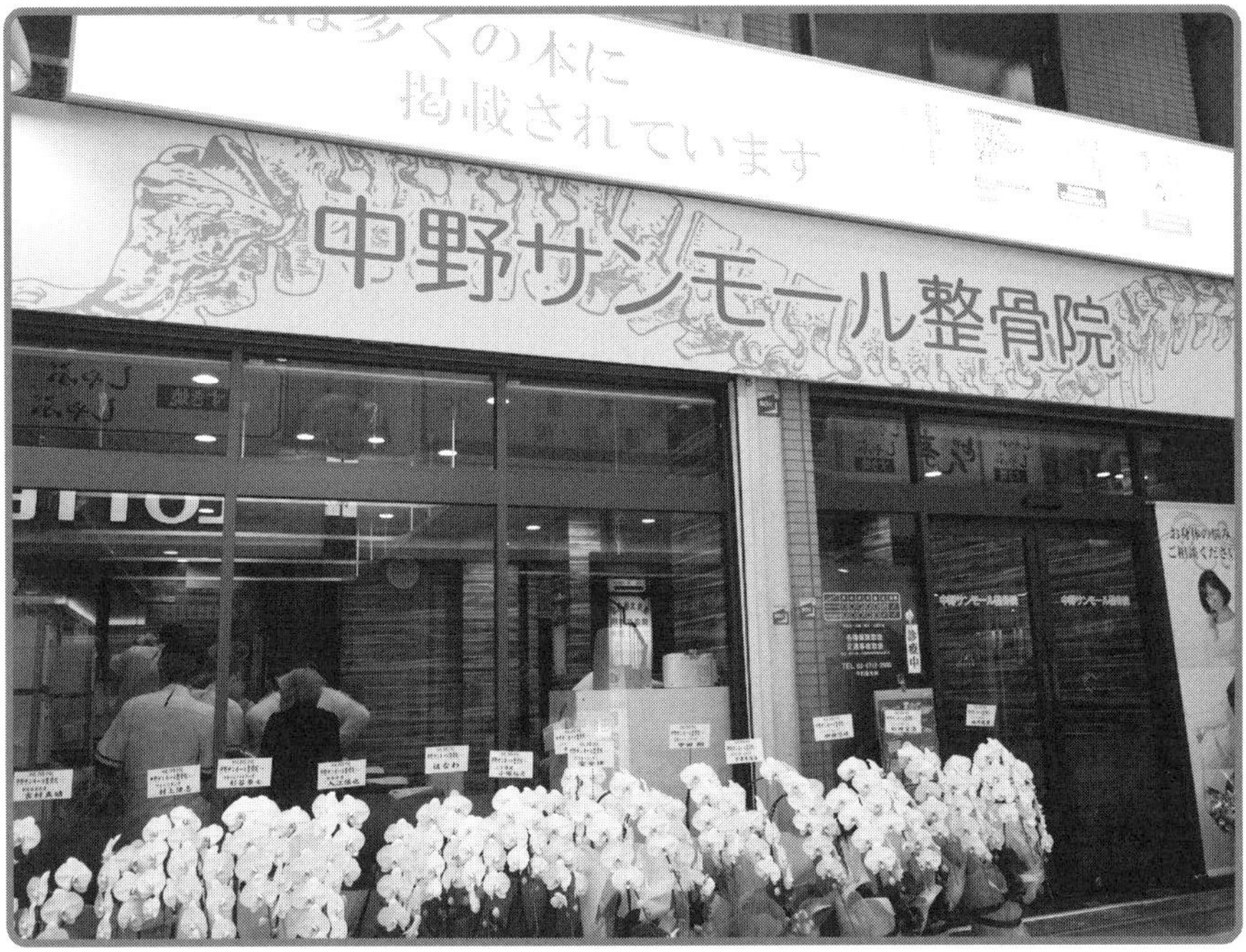

産後の骨盤矯正は痛みなくできる
身体の不調の原因となる骨盤のゆがみ

診療時間

月～金　**9:00～12:00　15:30～19:30**
土　**9:00～13:00**
休診日　**日曜日、祝日**

中野サンモール整骨院

〒164-0001 東京都中野区中野5-66-7
Tel. 03-5942-5879
https://nakano-seikotsuin.com/

院へのアクセス

電車ご利用の場合
JR「中野」駅より
徒歩3分

1958年誕生のショッピングアーケードとして長い歴史を誇る中野サンモール商店街。個人商店から飲食店のほか、大型店やチェーン店、診療所や整体など医療・健康関連施設も多いことで知られる。いわば整骨院や鍼灸院、マッサージ店などが軒を並べ、それだけに高い技術がなければ生き残っていけない激戦地区になっている。

「中野サンモール整骨院」の施術の特徴は、馬越院長が患者さんと向き合って磨いてきた「B&M背骨ゆがみ矯正法」にある。これは、身体の中心線を構成する背骨のゆがみを矯正することで、身体各所の痛みや不調を治していくものである。「B&M」のBは骨（Bone）、Mは筋肉（Muscle）を指し、骨とその周囲の筋肉を一体的に施術してバランスを整えていく術式。もちろん、腰痛や首痛だけでなく産後の骨盤矯正にも高い効果がある。

　骨盤矯正は痛いというイメージを持つ人がいるかもしれない。さらに痛ければ痛いほど効きそうという人もいる。しかし、これは大きな間違いである。十分な知識や技術のない施術者が力任せに行っているだけで、大変危険な施術になる。「中野サンモール整骨院」のスタッフは、骨盤矯正の経験も豊富な信頼できる施術者である。

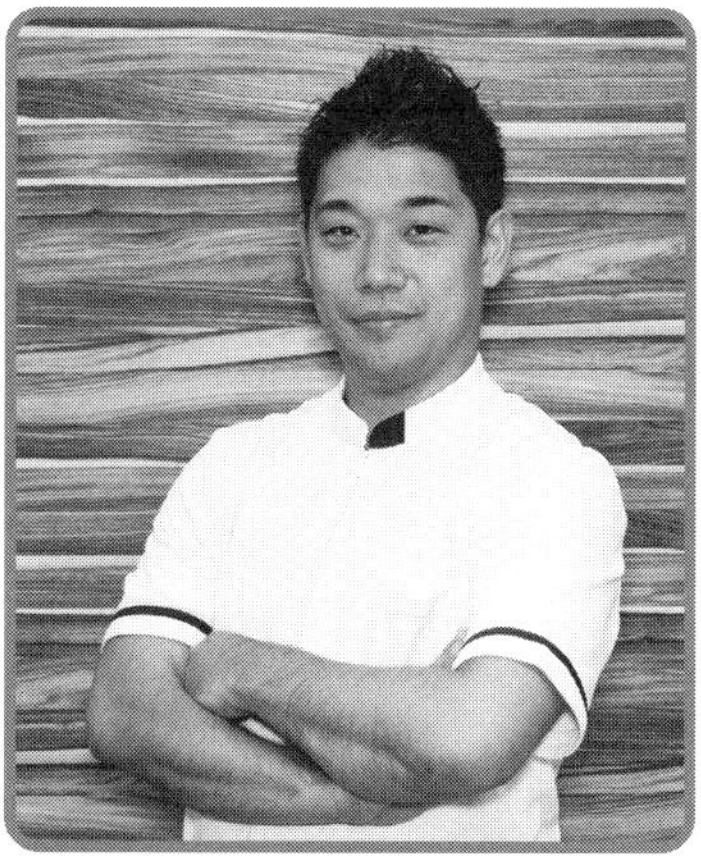

馬越 啓一 先生

プロフィール

まごし けいいち

1981年京都生まれ。整骨院の専門学校を卒業後、数々の治療を学び、京都市にかつら整骨院を開業。以降11年間に京都・大阪・兵庫など全国に41院を開院。サンキューグループの代表として活躍している。各41の整骨院とともに地域の一番人気院として業績を上げている。B&M背骨ゆがみ矯正法を開発し「1回で効果が実感できる」と好評。現在では全国各地からその技術などを学びに来る先生方も多い。

長岡整骨院

骨盤のゆがみが出やすい産後は、首の凝り、猫背、下腹が出る、背中の張り、生理痛、足のむくみ、O脚、腰痛などのあらゆる身体の不調の原因となる。それを治すのが骨盤矯正で、京都で多くの女性たちから信頼されている整骨院である。

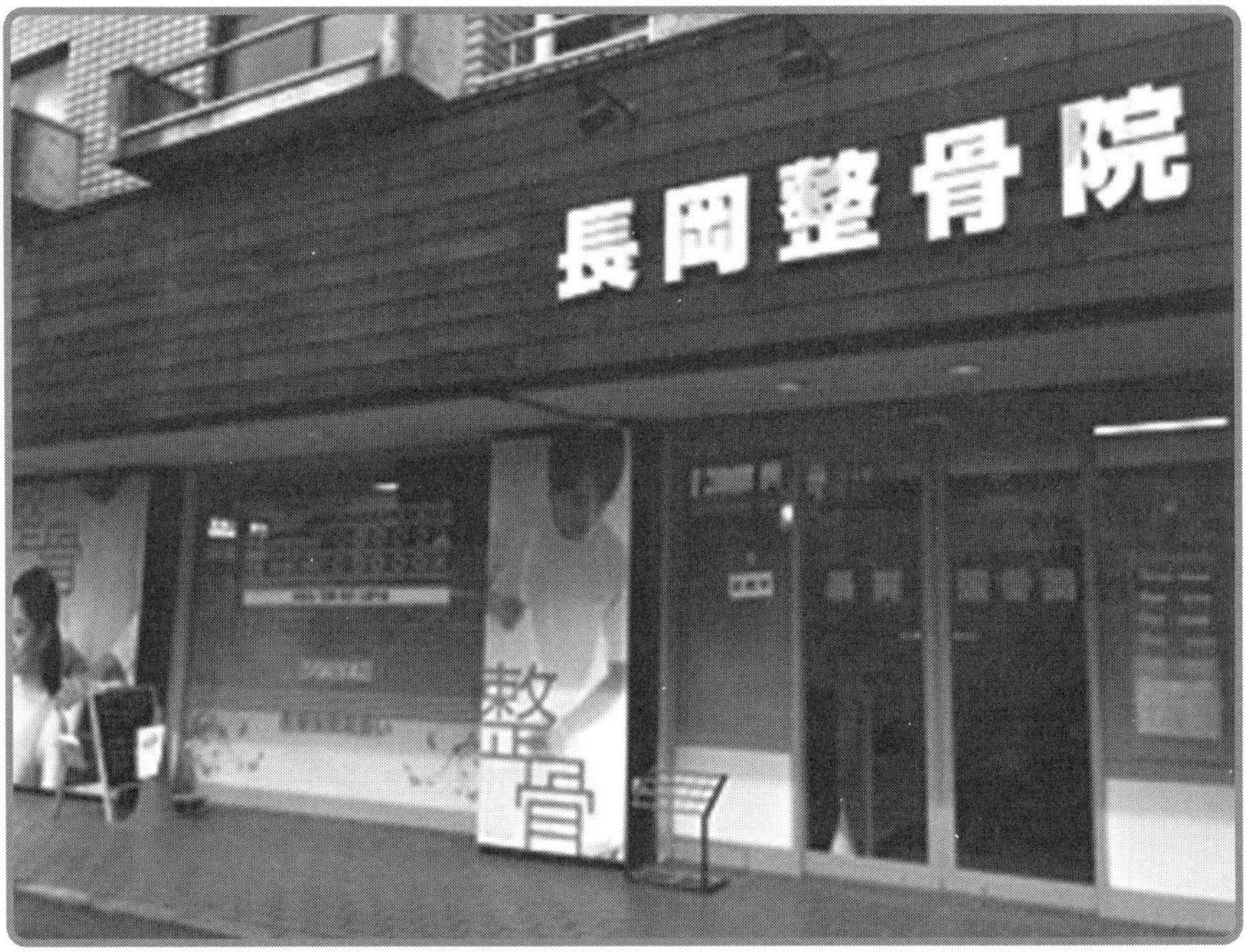

正しい骨盤矯正で生理痛や下半身太り、腰痛、頭痛などの慢性的な痛みも改善

診療時間

月～金　**9:00～12:00　15:30～19:30**
土　**9:00～13:00**
休診日　**日曜日、祝日**

長岡整骨院

〒617-0826 京都府長岡京市開田4丁目8-1
Tel.075-951-0077
https://www.nagaoka-seikotsu.com/

院へのアクセス

電車ご利用の場合
阪急「長岡天神」駅より
徒歩３分
JR「長岡」駅より
徒歩１０分

産後の女性を悩ます多くの原因となるのが骨盤のゆがみである。安心できる骨盤矯正を受けたいと思っても、街中には「骨盤矯正」を看板に掲げる整骨院や整体、カイロプラクティック、リフレクソロジー、クイックマッサージ店などがある。選ぶほうが迷ってしまうのが現実で、どこも似たようなものと思いがちだが、実際には大きく違う。

京都・長岡京市の長岡京駅や長岡天神駅周辺は整骨院や整体院などの競争が激しいところだが、なかでも患者さんから支持を集めているのが「長岡整骨院」である。患者さん一人ひとりと向きあい、優しい施術を行うと評判を呼んでいる。その人気の源泉になっているのが、明るい院内や元気なスタッフ達の声はもとより馬越院長が自ら開発した施術法「B&M背骨ゆがみ矯正法」であることは間違いない。

この矯正法は、筋肉の深部のバランスを整えていくものである。身体の中心軸ともなる背骨や骨盤を正しい位置に戻すことで、産後に現れる腰痛や恥骨痛、生理痛などの数多くの不調や、膝痛や赤ちゃんを抱くことで起きる腱鞘炎などにも効果がある。さらにはダブついた下腹部を適正にスリム化することでダイエットにもよく、ヤングママたちからも評判が高いのも当然である。

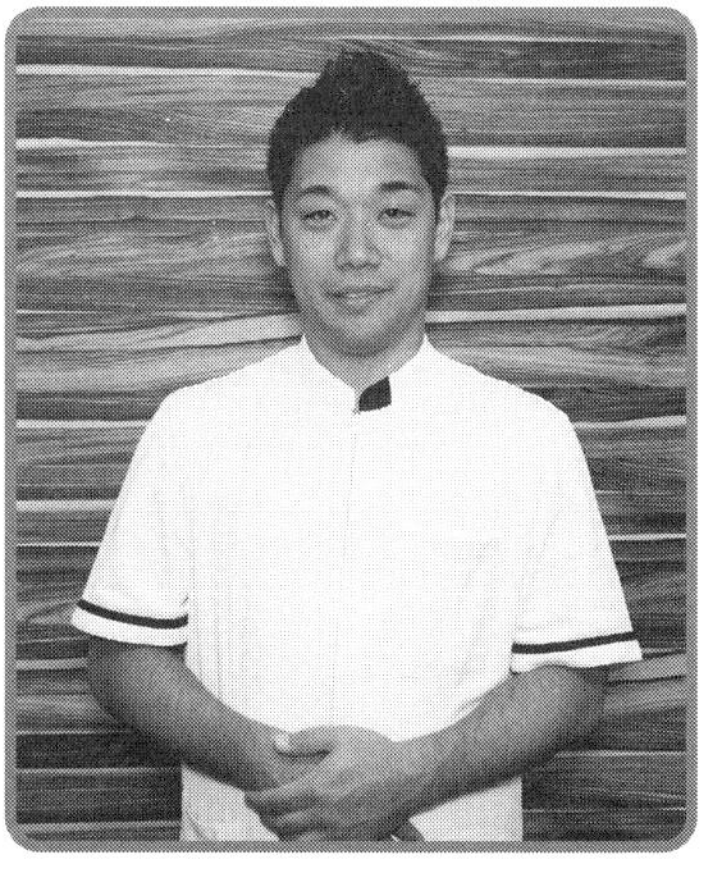

馬越 啓一 先生

プロフィール

まごし けいいち

1981年京都生まれ。整骨院の専門学校を卒業後、数々の治療を学び、京都市にかつら整骨院を開業。以降11年間に京都・大阪・兵庫など全国に41院を開院。サンキューグループの代表として活躍している。各41の整骨院とともに地域の一番人気院として業績を上げている。B&M背骨ゆがみ矯正法を開発し「1回で効果が実感できる」と好評。現在では全国各地からその技術などを学びに来る先生方も多い。

長岡天神整骨院

地域にしっかりと根を下ろし、地域で一番の明るく活気あふれる整骨院をつくることをモットーにしたサンキューグループ。しっかりしたスタッフ教育に力を入れるとともに、ソフトな施術の「B&M背骨ゆがみ矯正法」が人気の背景にある。

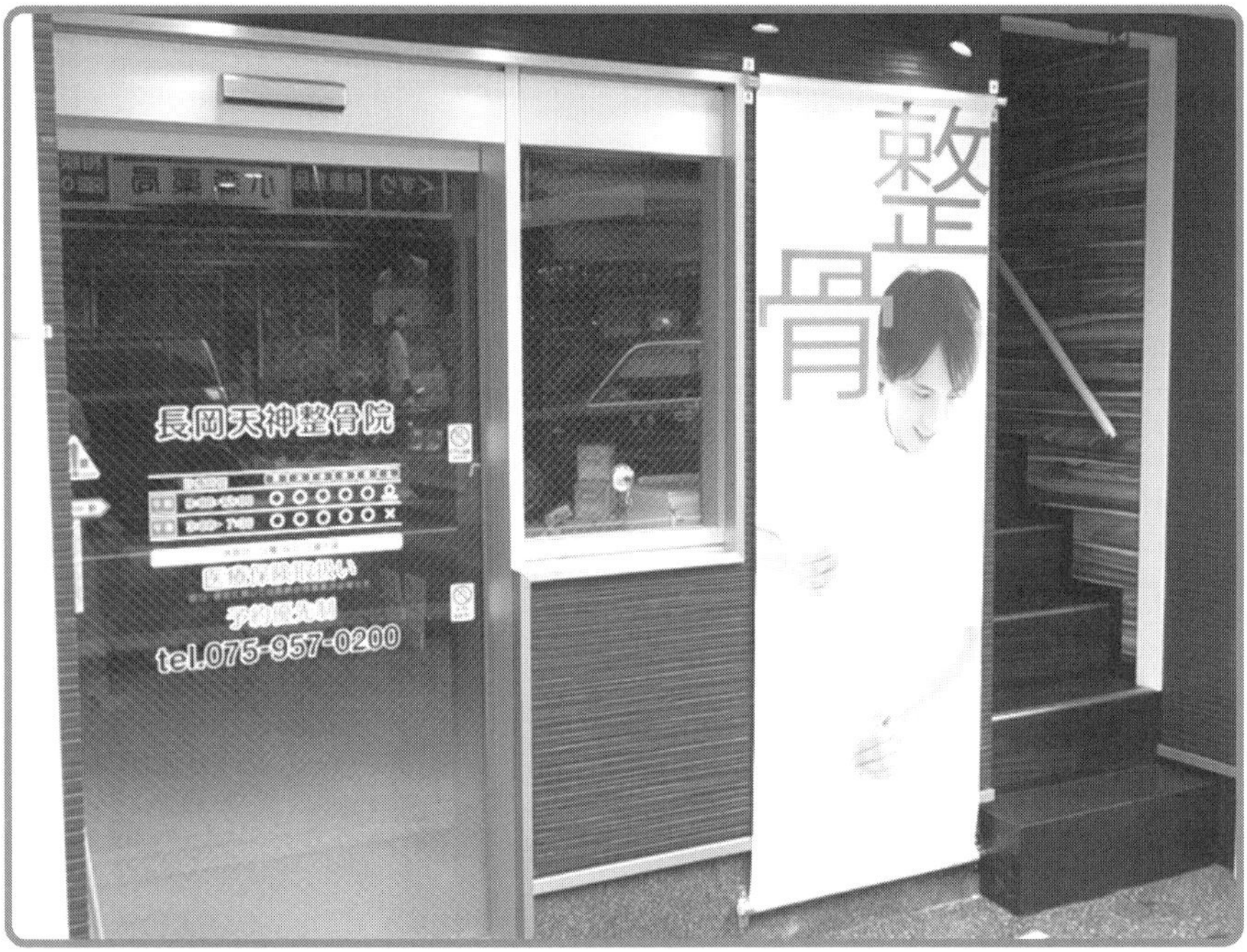

誰にでもわかりやすい説明が評判!
B&M背骨ゆがみ矯正でソフトな整体

診療時間

月～金　**9:00～12:00　15:30～19:30**
土　**9:00～13:00**
休診日　**日曜日、祝日**

長岡天神整骨院

〒617-0824　京都府長岡京市天神1-1-55
Tel. 075-957-0200
https://nagaokatenjin-seikotsu.com/

院へのアクセス

電車ご利用の場合
阪急「長岡天神」駅より
徒歩2分

ふだんから整骨院や整体院、鍼灸院などの看板は目にしていても、いざ身体が不調になったときどこに行ってよいかわからないという人が多い。当てずっぽうで決めるか、ネットで調べたり、知人や友人からの口づてだったり……であろう。現在、全国で整骨院を展開するサンキューグループが、整体技術の次に力を注いでいるのがスタッフ教育だ。それは、地域にしっかりと根を下ろし、明るく活気のあふれる整骨院にするにはスタッフの力が絶対に必要という考え方に基づいている。

なぜ痛みが出るのか、なぜ今までの整骨院、整体院、整形外科ではよくならなかったのか、どうすればよくなるのか、なぜグループの専売特許ともいえる「B&M背骨ゆがみ矯正法」で身体の不調が改善するのか。施術するスタッフが治療を理解するのではなく、患者さんも納得できるよう、ていねいにわかりやすく説明して治療へと進んでいかなければならないのである。

その真摯な姿勢が共感を呼び、産後の骨盤矯正に効果があるとママさん達から人気を集めているのが長岡天神整骨院だ。尿漏れや生理痛などの女性特有の痛みだけでなく腰痛、肩こり、下半身の痺れなどにも改善例が多く、ダイエットにもよいと口コミで広がっている。

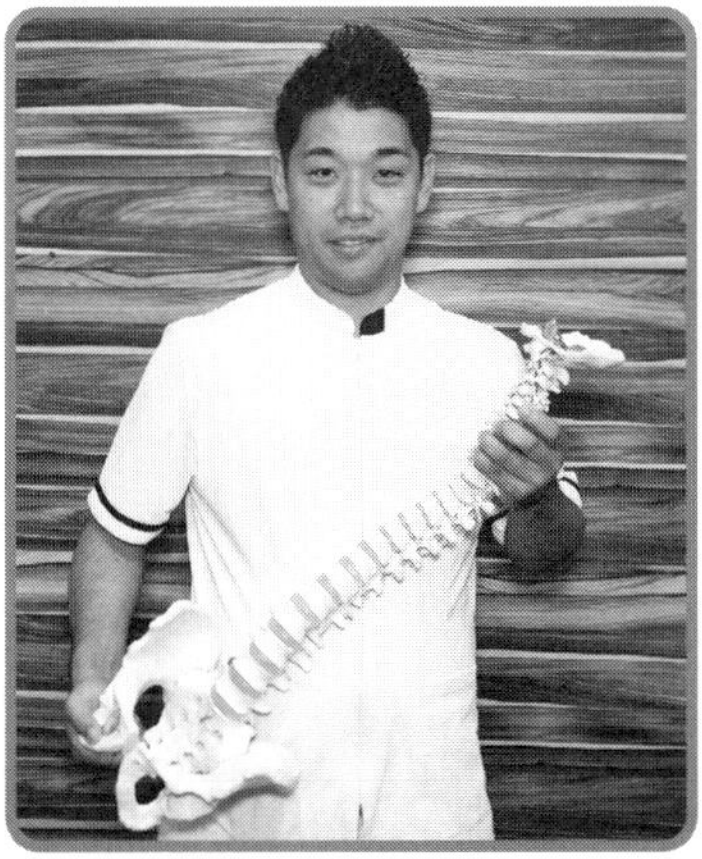

馬越 啓一 先生

プロフィール

まごし けいいち

1981年京都生まれ。整骨院の専門学校を卒業後、数々の治療を学び、京都市にかつら整骨院を開業。以降11年間に京都・大阪・兵庫など全国に41院を開院。サンキューグループの代表として活躍している。各41の整骨院とともに地域の一番人気院として業績を上げている。B&M背骨ゆがみ矯正法を開発し「1回で効果が実感できる」と好評。現在では全国各地からその技術などを学びに来る先生方も多い。

名古屋瑞穂接骨院

「名古屋瑞穂接骨院」での産後の骨盤矯正は、骨と筋肉（BoneとMuscle）の両面からアプローチする施術で、高い効果をあげている。院長をはじめとした施術者は機械に頼らず、自らの手と心で治すことにこだわる。

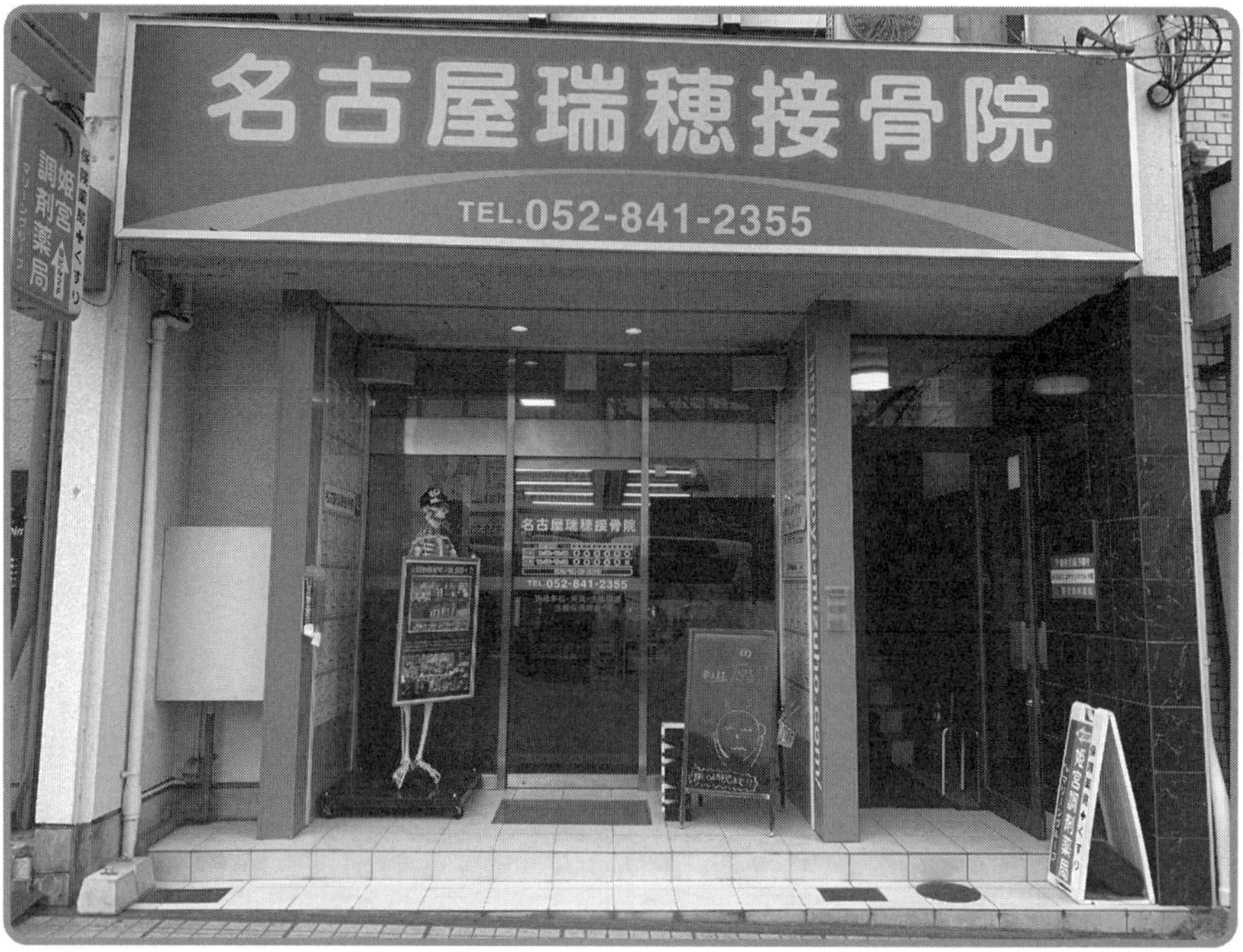

骨と筋肉両面からのアプローチで改善
心技一体となったB&M骨盤ゆがみ矯正

診療時間

平日　9:00〜12:30　15:30〜19:30

休診日　土曜日午後・日曜・祝日・盆・年末年始

名古屋瑞穂接骨院

〒467-0806　愛知県名古屋市瑞穂区瑞穂通8-12-2
成田ビル1F

Tel. 052-841-2355

https://nagoya-mizuho.com/

院へのアクセス

電車ご利用の場合

名古屋市営地下鉄「新瑞橋」駅より
徒歩約1分

〈駐車場のご案内〉
提携コインパーキングあり

産後の女性の悩みの多くは、産後の体型が戻らないを筆頭に、生理痛・冷え性・むくみがある、正座ができなく横座りをする、姿勢が悪いと言われる、長時間の座り仕事・立ち仕事をしなければならない、などである。

開院以来、地域密着型の整骨院として女性に圧倒的に人気のある「名古屋瑞穂接骨院」では、前述の悩みに対して機械に頼らず、人の手と心で治す施術を実施している。その結果、出産前のズボンが入るようになった、下半身のむくみ・冷え性・生理痛が改善した、身体が軽くなった、姿勢がよくなった、正座ができるようになったなどの喜びの声が多数寄せられている。

廣瀬院長ほか施術者たちの考えの中心は「心の上に技術がある」である。患者さんが施術者を前にして抱く緊張感を取り去り、人として互いに信頼感を醸成し不安感を取り去ることで初めて技術が生きてくるという。廣瀬院長は「患者さんとは一生お付き合いをさせていただく覚悟でサポートしています」と語る。患者さんから「また来たい、また先生に会いたい」と思ってもらえるように施術しているので、痛みだけでなくどんな悩みでも聞く体制ができている。

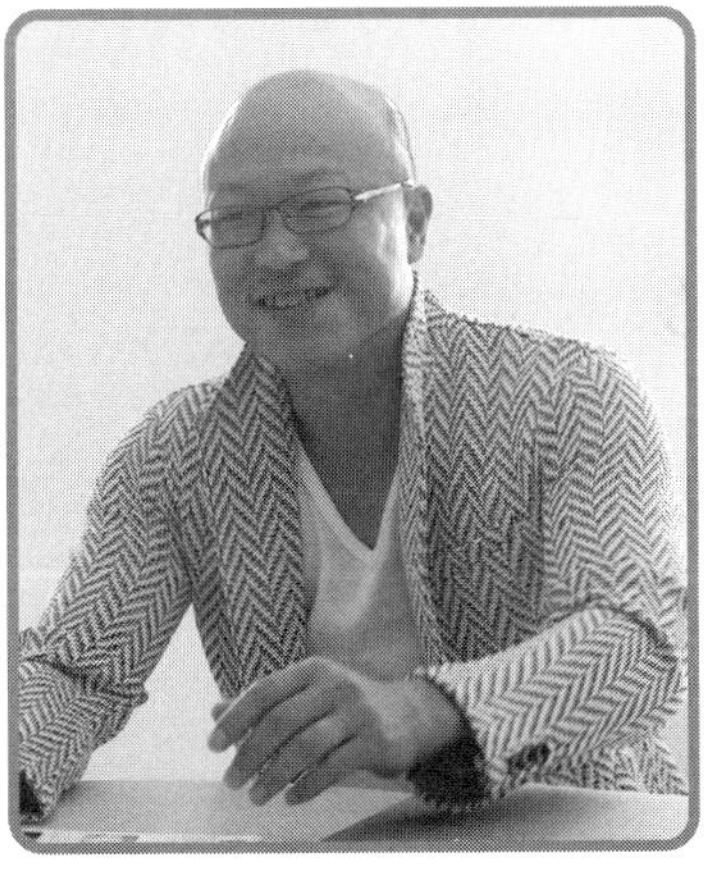

廣瀬 慶 先生

プロフィール

ひろせけい

1974年大分県生まれ。米田柔整専門学校卒業。2005年大分市に「ファミー午後の整骨院」開業。2013年名古屋市瑞穂区に「名古屋瑞穂接骨院」、2017年大分市賀来南に「大分賀来整骨院」を開業。常に技術・知識・人間力向上に全力でチャレンジし、スタッフと患者の笑顔と「ありがとう」の言葉がなによりパワーの源になっているという。人間性へのこだわりは強く、院長のチャレンジ精神や患者との深い心の関わり、治療活動が評価され「全国治療家甲子園」で全国優秀ベスト7院を受賞している。

灘六甲整骨院

サンキューグループが運営する整骨院では、目指す治療のゴールは、目先の痛みの解消だけではなく、再発しない健康な身体を取り戻すことである。病院や他の整骨院・整体院ではよくならなかった患者さんが自然と集まってくる理由がそこにある。

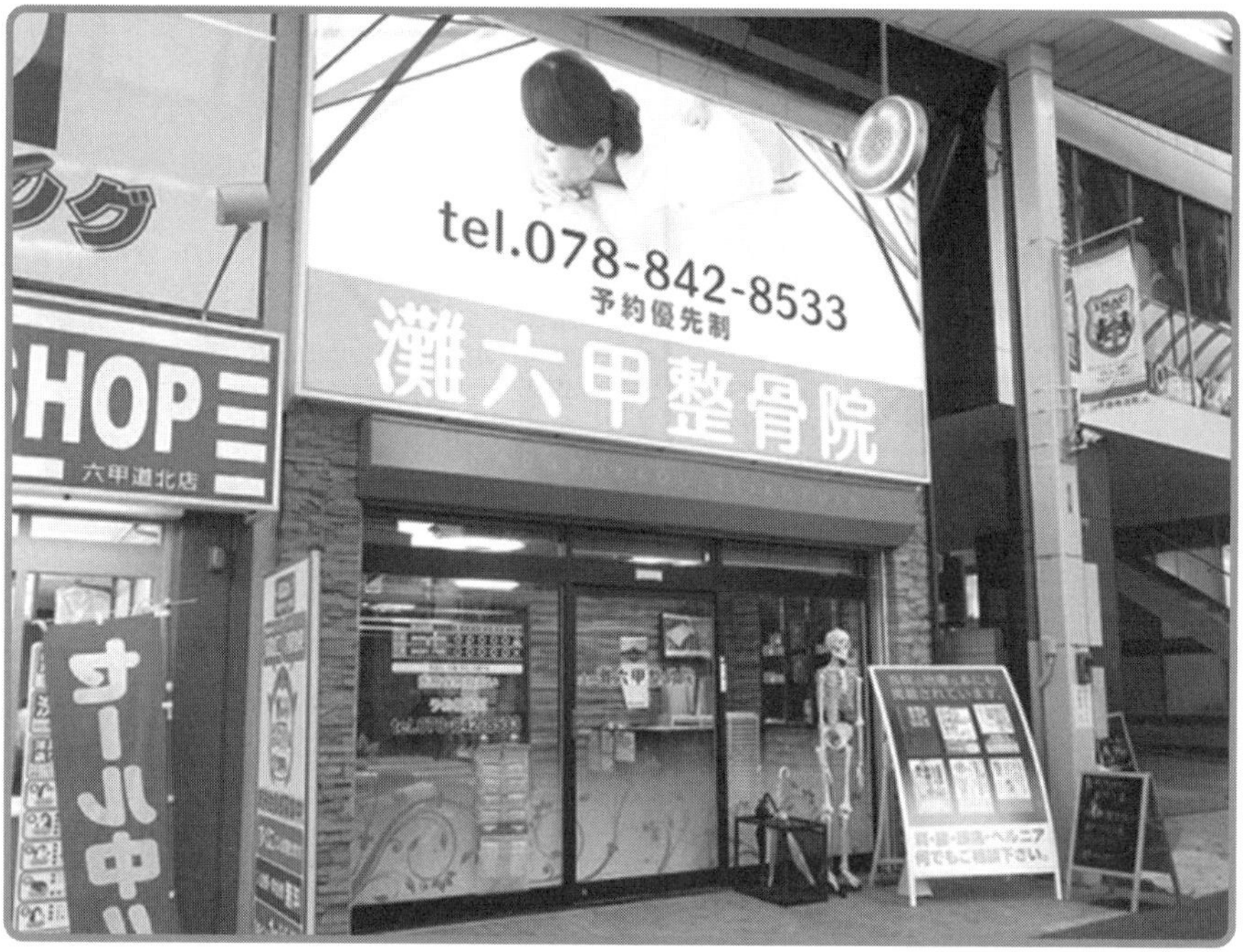

痛みの根本原因を探って全身の調和を
身体に負担の少ない施術で安心・安全

診療時間

月～金　**9:00～12:00　15:30～19:30**
　土　　**9:00～13:00**
休診日　**日曜日、祝日**

灘六甲整骨院

〒657-0028 兵庫県神戸市灘区森後町3-5-43
Tel. 078-842-8533
https://nadarokkou-seikotsu.com/

院へのアクセス

電車ご利用の場合
JR「六甲道」駅より
徒歩5分
阪急「六甲」駅より
徒歩7分

痛みの根本改善のためには原因の究明が必要。そのために「灘六甲整骨院」ではていねいにカウンセリングを進め、関節の可動域や筋肉の拘縮具合を細かくチェックする。最初に、患者さんの身体の状態を正確に把握することに努めている。次にカウンセリングや検査の結果をもとに、症状の原因・改善法などについて説明。このとき施術者側ではなく患者さんの目線に立ち、専門用語を使わずわかりやすさを心掛けているのが特徴だ。

施術は、馬越院長が開発した「B&M背骨ゆがみ矯正法」で進めていく。身体全体のバランスを整えていく手技である。病院や整骨院でよくある対症療法（痛みのあるところを集中的に治療するもの）とは違い、痛みの根本的な原因にアプローチできる施術なので、頭痛や腰痛だけでなく、産後の骨盤矯正にも威力を発揮。1回施術を受けただけでも、その場で効果を実感できるのがセールスポイントである。産後のママさんに多い腰痛、頭痛、背筋痛、恥骨痛などの直接的な痛みのほか、産後のうつや下半身の痺れなどにも効果がある。

さらに、日常生活での姿勢や身体の動かし方、自宅でも簡単にできるストレッチなど、セルフケア指導も万全に行っている。

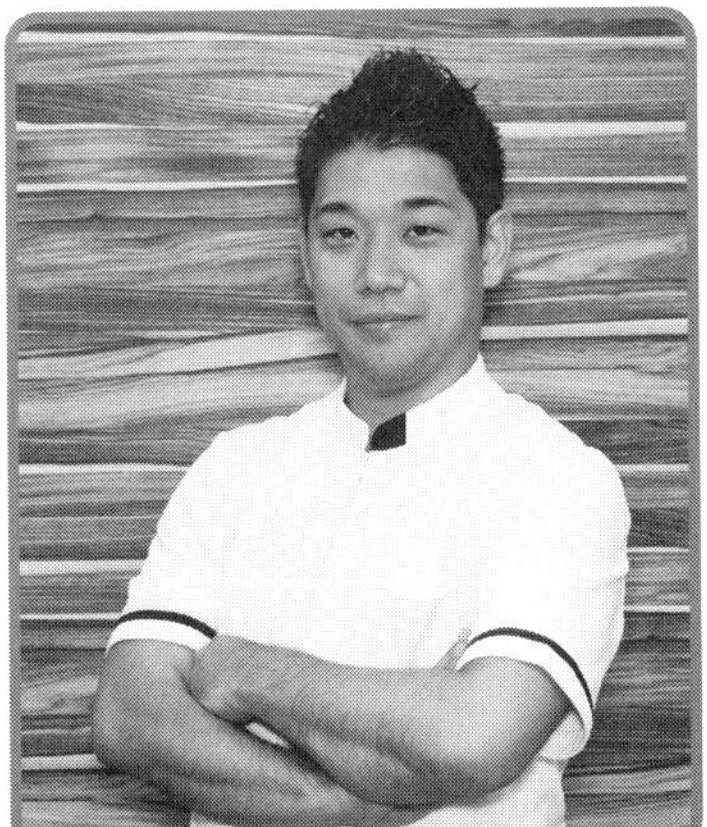

馬越 啓一 先生

プロフィール

まごし けいいち

1981年京都生まれ。整骨院の専門学校を卒業後、数々の治療を学び、京都市にかつら整骨院を開業。以降11年間に京都・大阪・兵庫など全国に41院を開院。サンキューグループの代表として活躍している。各41の整骨院とともに地域の一番人気院として業績を上げている。B&M背骨ゆがみ矯正法を開発し「1回で効果が実感できる」と好評。現在では全国各地からその技術などを学びに来る先生方も多い。

西新中央整骨院

骨盤は上半身と下半身をつなぐ、とても重要な骨である。いわば身体全体を支える骨がゆがんでいることで生じる全身への悪影響は計り知れない。腰痛や坐骨神経痛、便秘や生理痛の原因となるが、健康面だけでなく美容面にも大きく関与している。

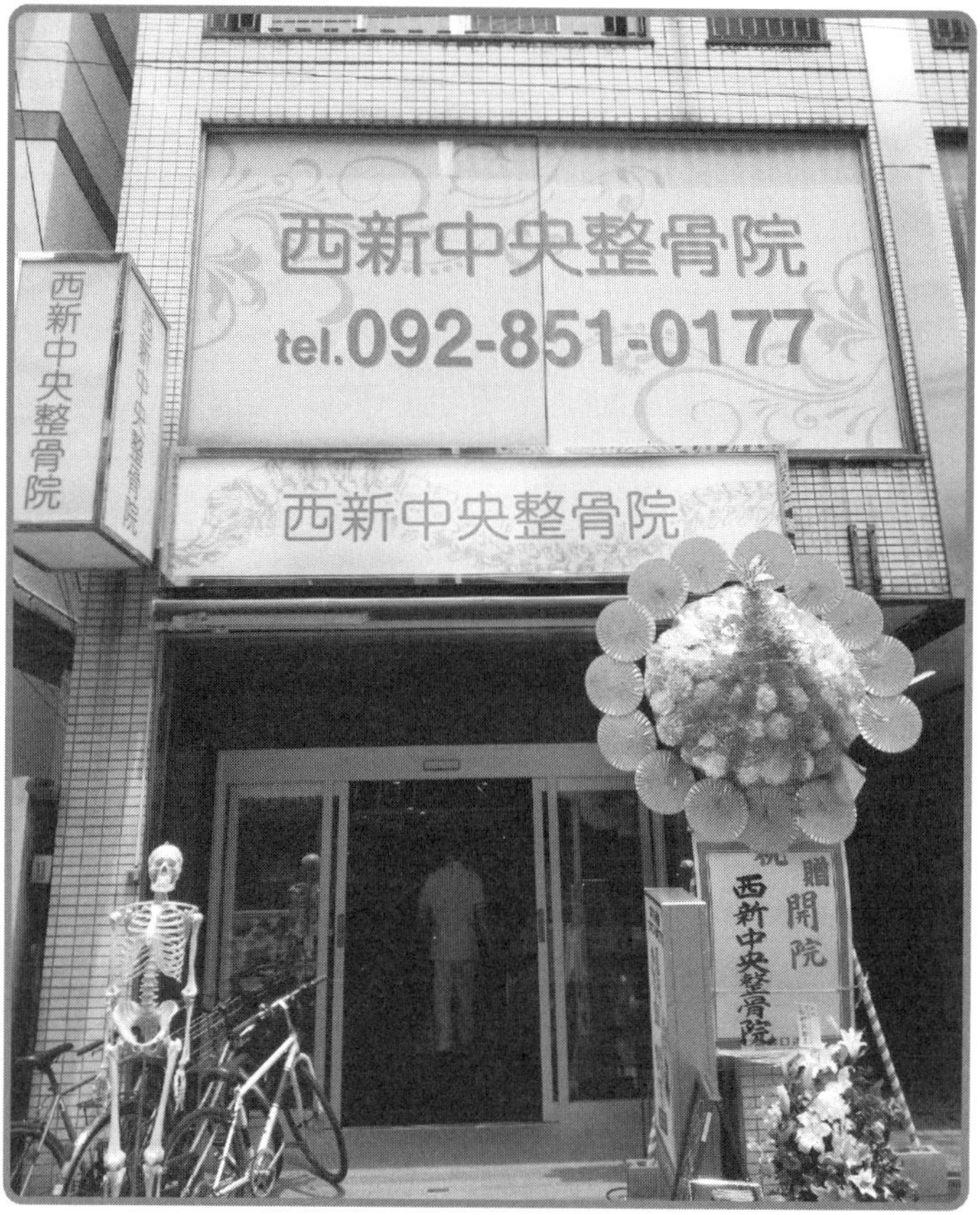

産後の腰痛などの身体の不調を治す
健康面だけでなく美容面でも効果的！

診療時間

月〜金　**9:00〜12:00　15:30〜19:30**
土　**9:00〜13:00**
休診日　**日曜日、祝日**

西新中央整骨院

〒814-0002 福岡県福岡市早良区西新４-９-18
Tel.092-851-0177
https://nishijin-seikotsu.com/

院へのアクセス

電車ご利用の場合
福岡市地下鉄空港線
「西新」駅より
徒歩２分

出産後に腰痛や肩こり、頭痛に悩まされているママさんの多くは骨盤のゆがみが原因といわれている。妊娠中に大きいお腹を支えるために反り腰になったり、分娩で骨盤が大きく広がったりすることで、骨盤の関節や靭帯が緩んでしまう。子育てによる授乳や添い乳、赤ちゃんの抱っこで、背骨や骨盤に負担がかかって姿勢が悪くなることも骨盤がゆがむ原因の一つだ。骨盤は上半身と下半身をつないで身体全体を支える役割があり、この部分にゆがみがあるということは全身へ悪影響を及ぼすのである。

骨盤がゆがむことで生じる身体の不調で一番多いのは腰痛で、坐骨神経痛やヘルニアなどで腰に痛みがあれば骨盤を矯正することで症状が改善するケースもある。骨盤の中には腸や胃、子宮などの臓器が収まっているが、臓器が圧迫されると循環が悪くなり、生理痛や下痢・便秘の原因になる。また、内臓が下がることで代謝が下がり、下腹部が出っぱったり、お尻が大きくなったりする。健康面だけでなくボディラインが崩れ、美容面でも問題を引き起こすことになる。

骨盤のゆがみは、「B&M背骨ゆがみ矯正法」でしっかりと治すことができ、痛みがない施術とママさん達に好評である。

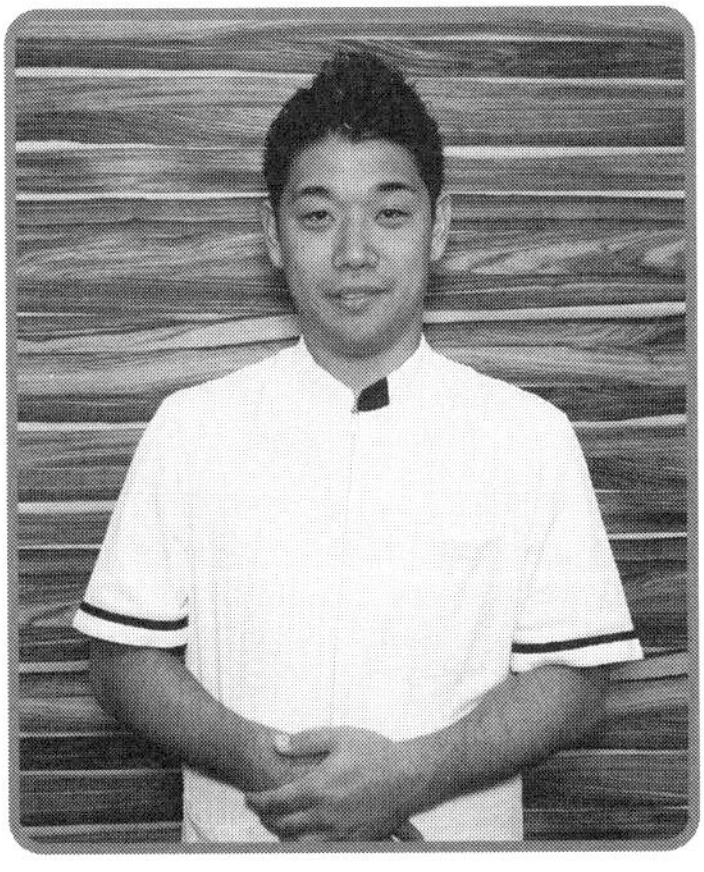

馬越 啓一 先生

プロフィール

まごし けいいち

1981年京都生まれ。整骨院の専門学校を卒業後、数々の治療を学び、京都市にかつら整骨院を開業。以降11年間に京都・大阪・兵庫など全国に41院を開院。サンキューグループの代表として活躍している。各41の整骨院とともに地域の一番人気院として業績を上げている。B&M背骨ゆがみ矯正法を開発し「1回で効果が実感できる」と好評。現在では全国各地からその技術などを学びに来る先生方も多い。

にこにこ鍼灸整骨院 土崎院

産後の女性の身体の不調、悩みはなかなか伝えにくいものがある。施術者が男性だとなおさらだが、当院の院長をはじめ女性スタッフが真摯に対応することで産後のケア、特に骨盤矯正は口コミによる人気が急上昇している。

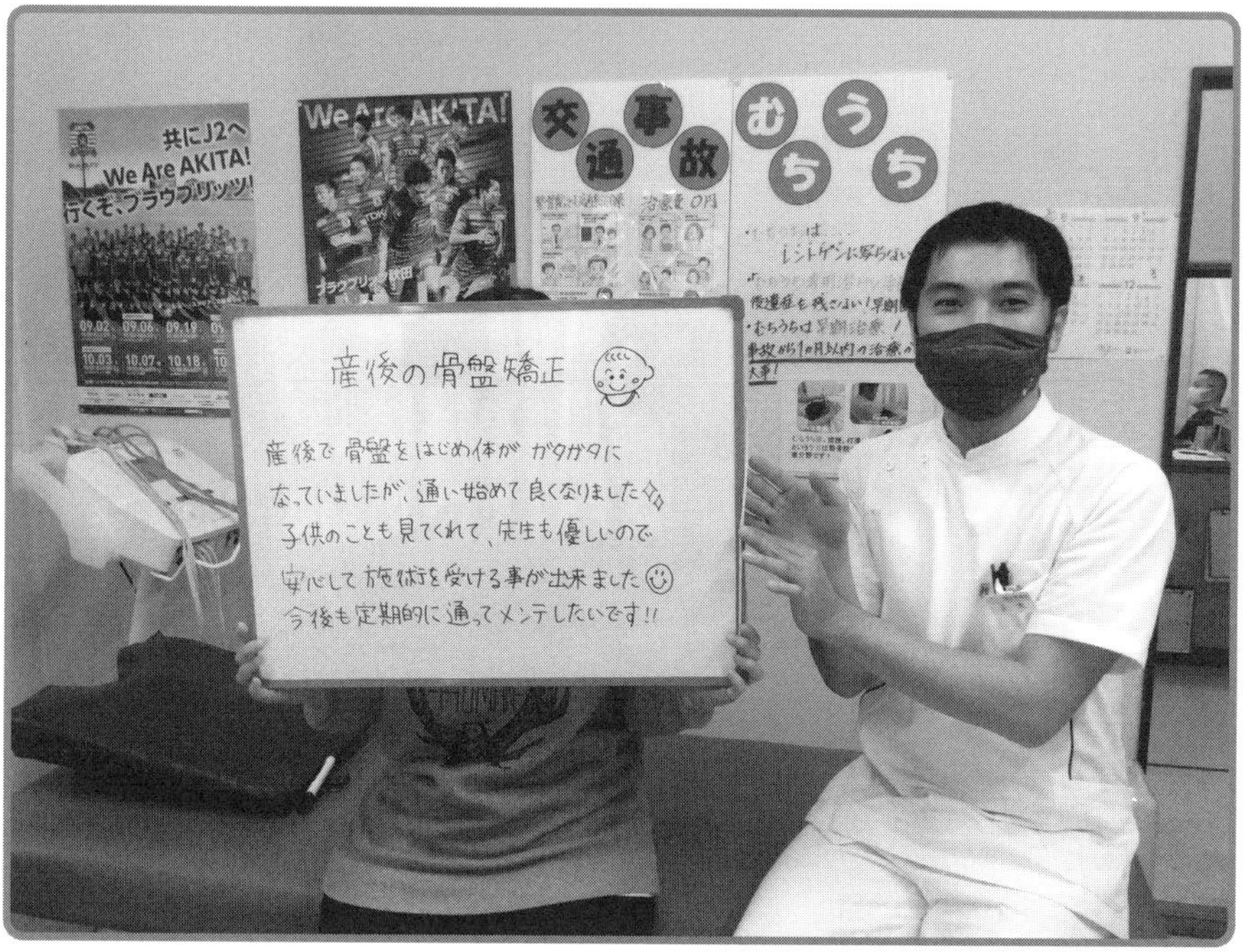

共にJ2へ
We Are AKITA!
行くぞ、ブラウブリッツ!
We Are AKITA!
交通事故
むちうち
産後の骨盤矯正
産後で骨盤をはじめ体がガタガタに
なっていましたが、通い始めて良くなりました
子供のことも見てくれて、先生も優しいので
安心して施術を受ける事が出来ました
今後も定期的に通ってメンテしたいです!!

女性施術者特有の優しい心配りで
女性特有の悩みに真摯に寄り添う

診療受付時間

月～金 **9:00～12:00 15:00～19:30**
休診日 **土、日、その他（GW、お盆、正月）※祝日は診療**

にこにこ鍼灸整骨院【土崎院】

〒011-0941 秋田県秋田市
土崎港北7丁目2-26（フレスポ土崎内）
Tel. 018-853-4277
https://akita-nikoniko.com

院へのアクセス

電車ご利用の場合
JR奥羽本線「土崎駅」より徒歩14分（1.2km）

バスご利用の場合
秋田中央交通「港北7丁目」下車すぐ

お車ご利用の場合
国道7号線船川街道沿い（フレスポ土崎内）

〈駐車場のご案内〉
132台（敷地内共用）

産後は、ホルモンの分泌が減少し、骨盤も正しい位置に戻ろうとするが、出産時のダメージが大きかったり、また産後の育児や、筋力の低下などの影響によって歪んだまま定着してしまうことがある。骨盤が正しい位置に戻らないと、身体の土台が歪んでいることで、腰痛や便秘などの原因となり、体型が元に戻らなかったりするだけでなく、ダイエットが必要となることもある。

山崎紗也加院長は「骨盤を正しい位置に戻すために、最近は骨盤矯正を受ける女性が増えてきています。骨盤の開きや傾きは患者さん一人ひとりでそれぞれ異なります。出産後の女性の身体は特にデリケートなので、施術はすべてソフトなものにしなければなりません。子育て中でゆっくり休むことができない患者さんの事情を汲みながら身体状況に応じて施術を進めていきますが、さらにご自宅で取り組めるセルフケアを提案しています」と語る。院長だけでなく女性スタッフが多数在籍し、産後の骨盤矯正の実績は近隣ではナンバー1。口コミで来院する患者さんが多く、リピーターが多いのも、「にこにこ鍼灸整骨院」の大きな特徴である。治療方針は、骨盤の歪みの根本原因の追究と解消で、患者さんの実利を考えることがモットーになっているという。

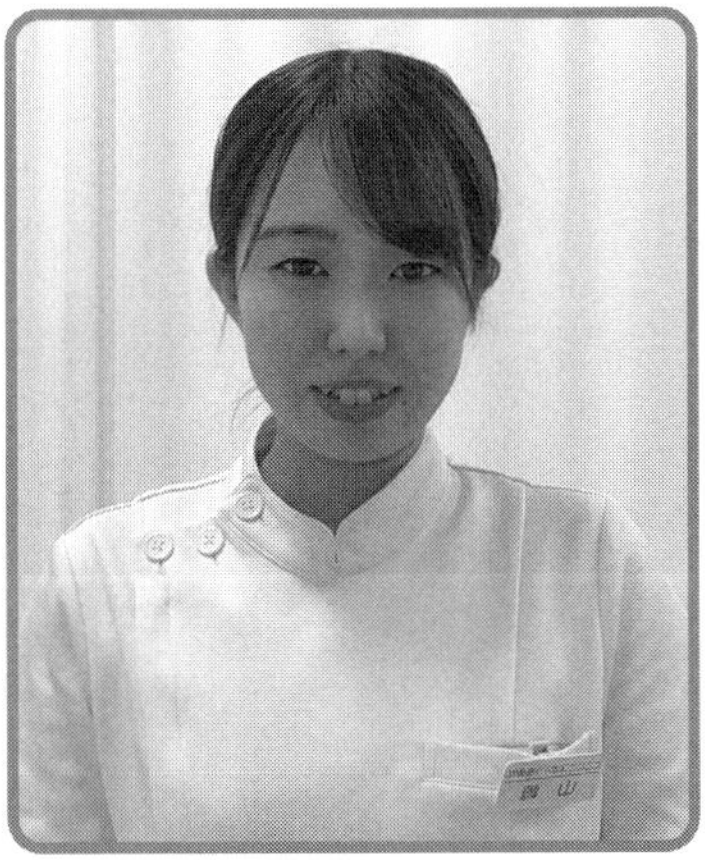

山崎 紗也加 先生

プロフィール

やまざきさやか

盛岡医療福祉専門学校卒業。柔道整復師。

学生時代に怪我をして治療院に通院したことがきっかけで、この業界に興味をもつ。高校生の時にインターンシップで治療院の業務に携わり治療する喜びを感じ、柔道整復師への道へ。資格を取得後、治療を担当して６年、責任感とやりがいを感じる毎日だと語る。

趣味は、映画鑑賞と犬と遊ぶこと。

寝屋川駅前整骨院

バランスを崩して固まった筋肉をそのままにしていると、今度は筋肉が骨をひっぱり背骨のゆがみをさらに悪化させていく。悪い姿勢→腰痛の図式だが、それを放置していると、より悪化していくのである。骨盤のゆがみをも同じようなことがいえる。

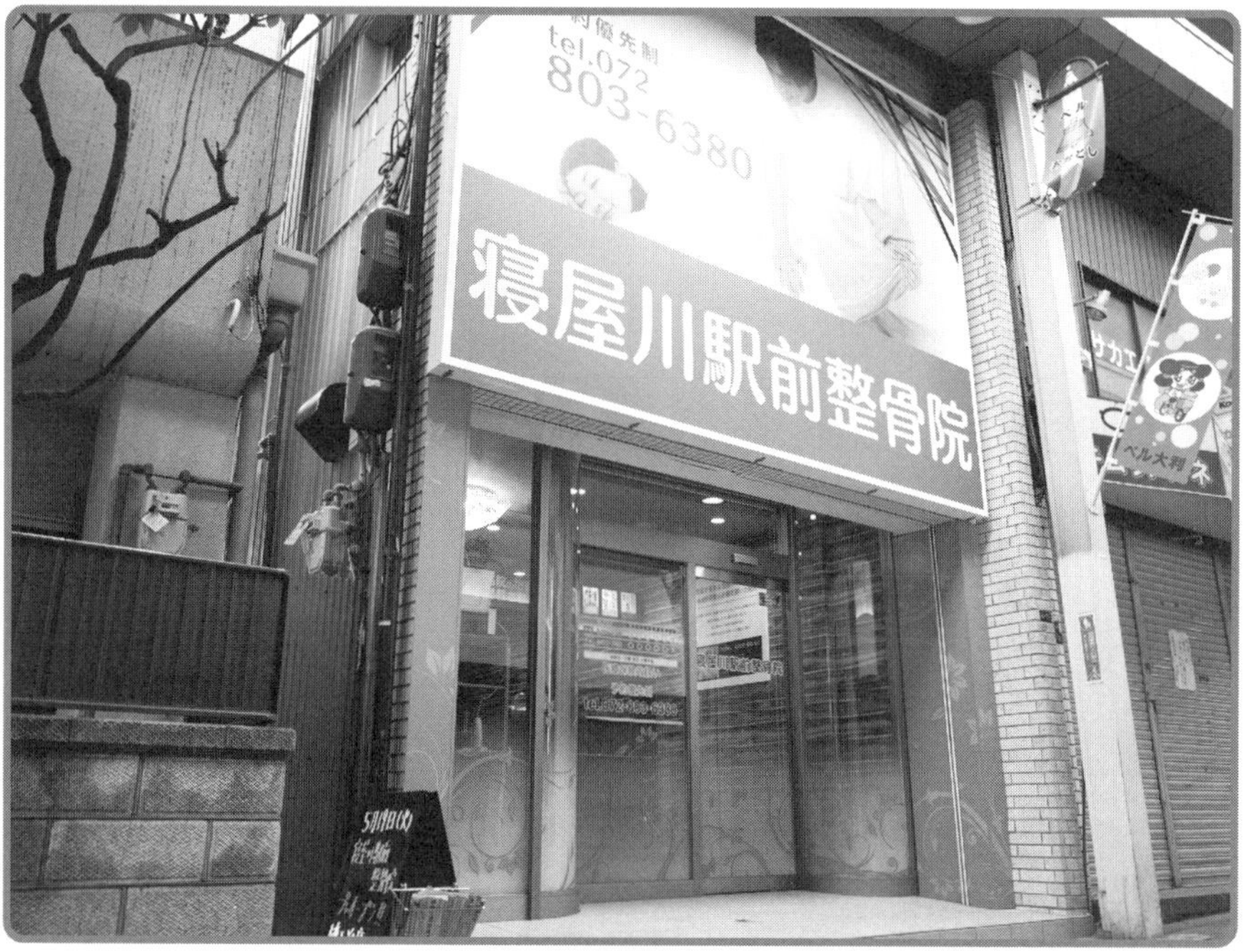

骨盤のゆがみは筋肉へのアプローチを
トリガーポイント療法で痛み解決！

診療時間

月～金　**9:00～12:00　15:30～19:30**
　土　　**9:00～13:00**
休診日　**日曜日、祝日**

寝屋川駅前整骨院

〒572-0042 大阪府寝屋川市東大利町6-13
Tel. 072-803-6380
https://neyagawa-seikotsu.com/

院へのアクセス

電車ご利用の場合
京阪「寝屋川」駅より
徒歩5分

背骨のちょっとしたゆがみをそのままにしていると、最初は肩や腰にコリやハリを感じる程度だったものが、次第に痛みやしびれへと変わっていく。さらに今度は筋肉が骨をひっぱり背骨のゆがみを悪化させ、慢性的な痛みへと変わっていくのである。

人間の身体は背骨のゆがみによって筋肉のバランスが崩れ、骨盤や腱、関節、靱帯などの炎症の原因になったり、血流が悪くなったりする。身体の各所の痛みやしびれは、この炎症や血流悪化が原因だといえる。背骨のゆがみを治し骨と筋肉のバランスを整えることが大切になる。

産後の骨盤のゆがみも同じで、生理痛がひどくなった、尿漏れ、腰痛、恥骨や股関節が痛い、下半身のむくみなどの原因になっていることが多い。寝屋川駅前整骨院では、まず手技で筋肉のバランスを整え、その後「B&M背骨ゆがみ矯正法」によりゆがみを正していく。次にトリガーポイント療法で骨の周りにある筋肉の緊張状態をほぐすのである。これによって全身がリラックスし、血行がよくなるので、腰痛や恥骨痛、坐骨神経痛のみならず産後特有のむくみや身体の不調も改善していくことになる。さらに、骨盤の開きが治ることで、内臓も機能するようになり、産後太りも解消されるという。

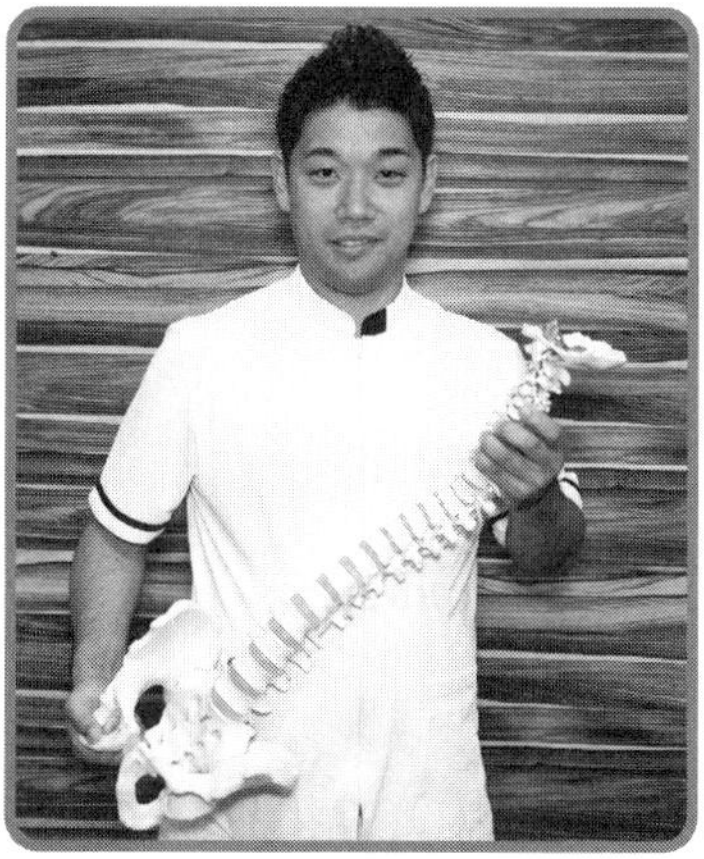

馬越 啓一 先生

プロフィール

まごし けいいち

1981年京都生まれ。整骨院の専門学校を卒業後、数々の治療を学び、京都市にかつら整骨院を開業。以降11年間に京都・大阪・兵庫など全国に41院を開院。サンキューグループの代表として活躍している。各41の整骨院とともに地域の一番人気院として業績を上げている。B&M背骨ゆがみ矯正法を開発し「1回で効果が実感できる」と好評。現在では全国各地からその技術などを学びに来る先生方も多い。

針中野駒川整骨院

代表の馬越院長がこれからの整骨院はかくあるべきと高い理念を掲げてスタートしたサンキューグループの整骨院。現在は41院を数えるまでになった。本院は13番目の開院で、いまや地域に密着した人気ナンバー1の整骨院として定着している。

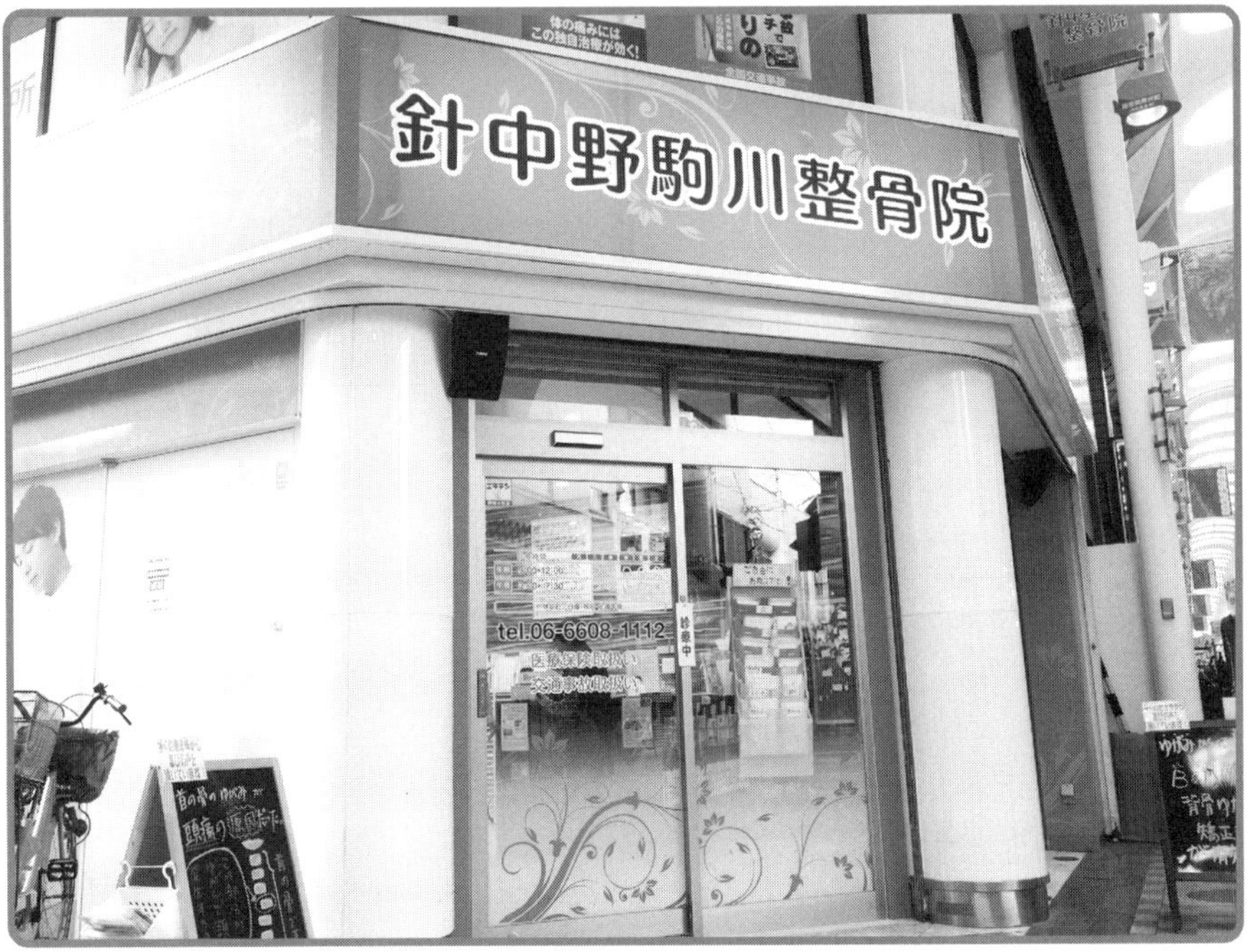

グループの理念がしっかりと根づく院
きちんとした骨盤のケアは将来のため

診療時間

月〜金　**9:00〜12:00　15:30〜19:30**
土　**9:00〜13:00**
休診日　**日曜日、祝日**

針中野駒川整骨院
〒546-0043 大阪府大阪市東住吉区駒川5-8-9
Tel. 06-6608-1112
https://komagawa-seikotsuin.com/

院へのアクセス

電車ご利用の場合
近鉄南大阪線
「針中野」駅より
徒歩3分
地下鉄谷町線
「駒川中野」駅より
徒歩10分

整骨院のよさを測るバロメーターはいくつかある。駅から近いアクセスのよさ、院内の清潔さ、明るく元気のよいスタッフなどは必須項目である。しかし、基本的に施術師のスキル、技術力の高さが必要最低限求められるだろう。

施術の基本は「B&M背骨ゆがみ矯正法」で、身体の中心線を構成する背骨のゆがみを正すものである。このゆがみを正せば、腰痛や膝痛、頭痛などに大変有効であることがわかっているが、産後の女性を悩ます尿漏れや便秘、恥骨痛、尾骶骨痛、さらには骨盤周りの体型変化や体重増加などにも効果があると人気を集めている。骨盤の開きを矯正することで内臓が正しい位置に戻り、その働きも正常化して、産後の身体的不調も自然と治っていくのである。

しかし、技術だけではなく、患者さんとのコミュニケーションも必要である。問診から患者さんがどんな治療を望んでいるのかの聴き取り、施術内容のわかりやすい説明、施術による効果と日常生活の注意点など患者さんとの意思疎通がきちんとされているかどうかはお互いの信頼関係に関わる大切なツールでもある。グループの院では大変重要なチェック項目となっている。

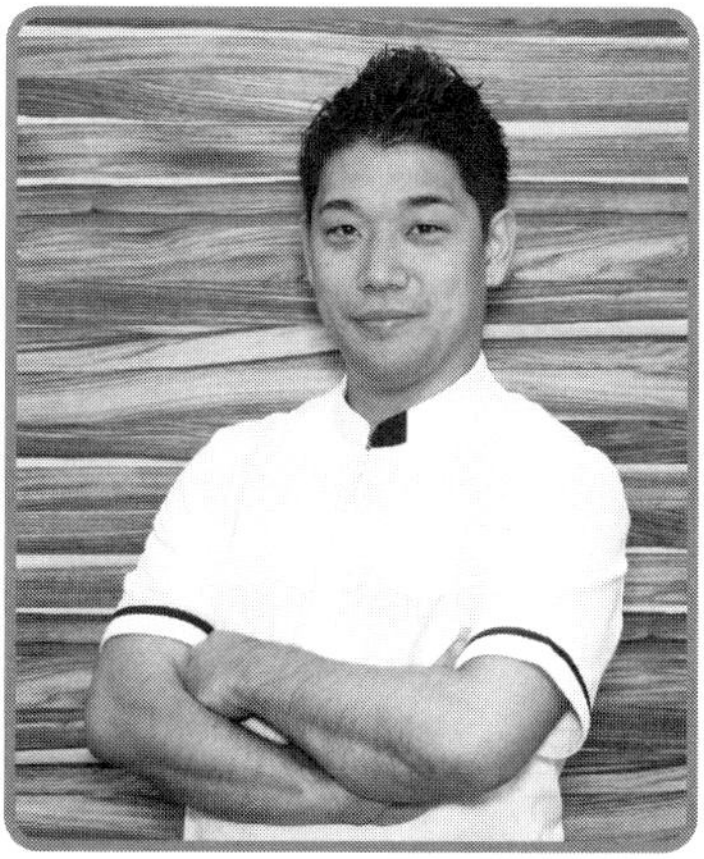

馬越 啓一 先生

プロフィール

まごし けいいち

1981年京都生まれ。整骨院の専門学校を卒業後、数々の治療を学び、京都市にかつら整骨院を開業。以降11年間に京都・大阪・兵庫など全国に41院を開院。サンキューグループの代表として活躍している。各41の整骨院とともに地域の一番人気院として業績を上げている。B&M背骨ゆがみ矯正法を開発し「1回で効果が実感できる」と好評。現在では全国各地からその技術などを学びに来る先生方も多い。

バランス整骨院グループ

佐藤院長が考案したバランス式産後骨盤プログラムは、特殊電圧治療器で神経の興奮を抑え痛みを緩和。骨盤矯正専用ベッドで骨盤の開き、回旋、ズレなどを矯正。インナーマッスルを刺激し自分の筋力で骨盤をキープできるように導く。

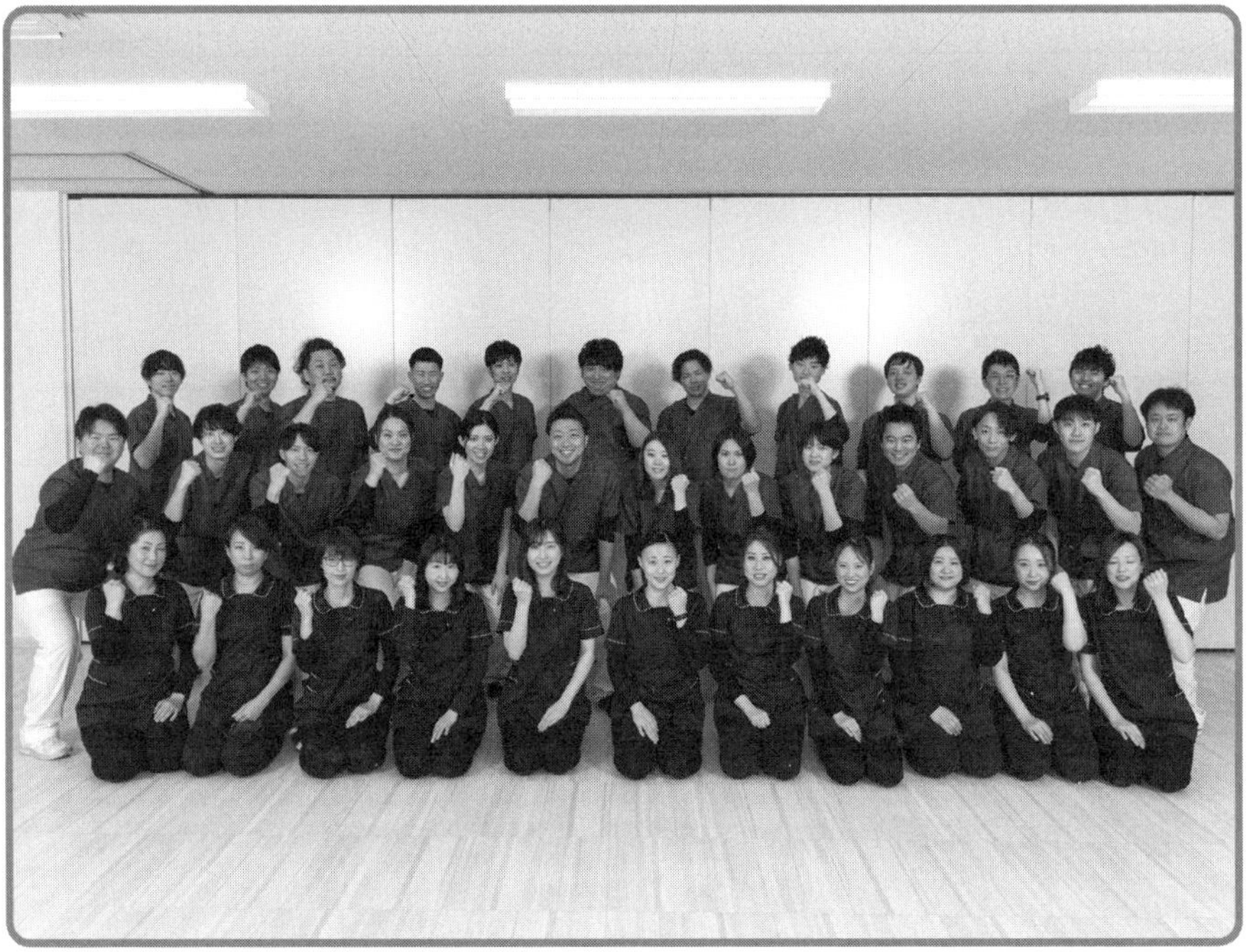

子連れでも通院できるキッズスペース完備
院長考案のプログラムで産後の悩みを改善

診療時間

平日	10:00〜13:00	15:00〜21:00
土・日	10:00〜13:00	15:00〜18:00
休診日	**なし**	

桜ヶ丘バランス整骨院

〒981-0961　宮城県仙台市青葉区桜ヶ丘7-40-1
BRANCH仙台内
Tel. 022-303-7202
https://sakuragaoka-seikotsu.com/

院へのアクセス

電車ご利用の場合
地下鉄南北線「八乙女駅」から
車で10分

〈駐車場のご案内〉
約200台分有

佐藤院長考案のバランス式産後骨盤プログラムは、産後のママ達の共通の悩みである痛み、疲労、体型、女性特有のトラブルに関してそれぞれ専門的な施術メニューで対応している。

バランス整骨院グループでは、特殊電圧治療器と骨盤矯正専用ベッドを駆使して、①痛みを取り除く、②骨盤の開きを取り除く、③骨盤の歪みを取り除く、④骨盤を支える筋肉を活性化させる、⑤正しい姿勢を維持できるようになる、という流れに沿って施術を行っているのが特徴だ。

佐藤院長は、「すべての院にキッズスペースを設け、スタッフには子育て経験者がいるので子連れでも安心して通院できると好評です。産後のママさん達の悩みの多くは腰痛に悩まされる方が多く、さらに授乳中の肩や首の痛み、頭痛持ちの方もいます。さらに、体型の悩みや生理痛、尿漏れなど相談しにくいニーズも実は非常に多いですね。そういう悩みに細かく対応できるように心がけています」と語る。

産後のママ達にいちばん必要なのは自分のための時間である。「ママ達がホッと一息ついて、身体も心も休まるような時間を過ごして頂けるよう院の環境を整えています」と佐藤院長は、目の前の患者さんに全力を注ぎながら東北の医療水準を上げていきたいと胸を張る。

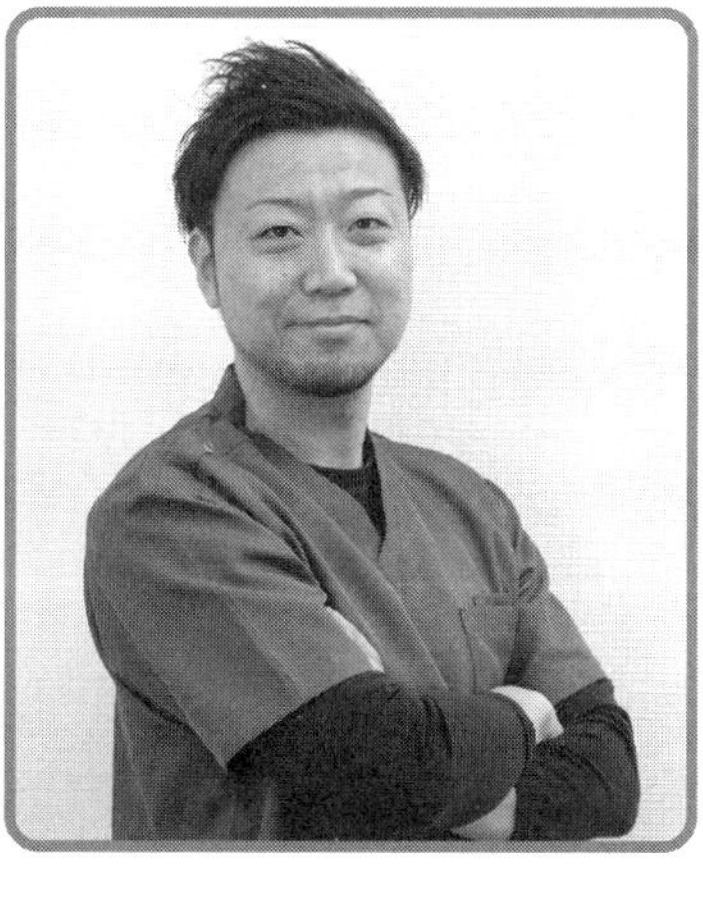

佐藤 諒 先生

プロフィール

さとうりょう

1982年福島県生まれ。日本医学柔整鍼灸専門学校卒業。東京で10年間修行した後2016年に開業。地方でも最新医療が受けられる環境を作るために分院展開を志す。即効性と再現性のある治療技術に加え、温かい血の通った人間教育をモットーに地域のママさんが通いやすい院づくりに尽力する。すべての院にキッズスペースがあり、子育て経験者在院。ママ達の悩みである「痛み」「疲労」「体型」「女性特有のトラブル」に関して、それぞれ専門的な施術メニューがあり、多様な悩みに対して幅広く応じられる。

ひょうたん整骨院

近鉄奈良線の「瓢箪山」駅から徒歩で1分、商店街の入り口に近いところにあるのが「ひょうたん整骨院」。開院してすぐに人気の整骨院になったのは、患者さん一人一人を大切にするというスタッフ全員の固い決心があったからである。

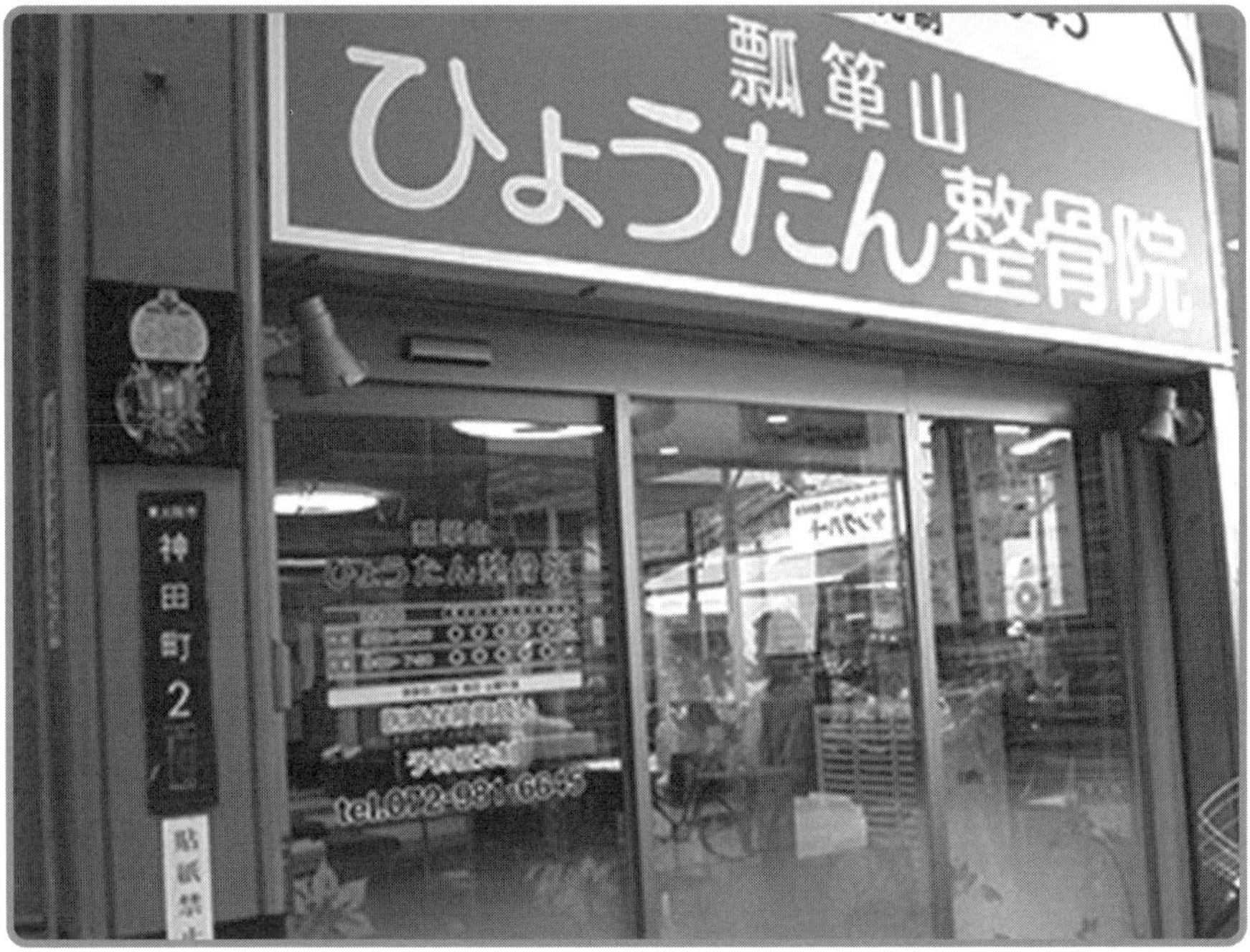

身体の中心線を安定させて痛みを消す「B&M背骨ゆがみ矯正法」で快適に

診療時間

月～金　9:00～12:00　15:30～19:30
土　9:00～13:00
休診日　**日曜日、祝日**

ひょうたん整骨院

〒579-8058 大阪府東大阪市神田町2-7
Tel. 078-981-6645
https://hyoutan-seikotsu.com/

院へのアクセス

電車ご利用の場合
近鉄奈良線
「瓢箪山」駅より
徒歩1分

妊娠中にお腹が大きくなってくると、身体のバランスをとるために反り腰になり、骨盤がゆがみやすくなる。骨盤は妊娠中から徐々に開き始め、出産時に最大まで開くのが特徴だ。骨盤が開くことで骨盤周囲の筋肉が緩み、やがて骨盤そのものがゆがむ原因になる。骨盤がゆがむと体調不良や体型の変化など、さまざまな悪影響を及ぼすが、生理痛の悪化、腰痛、便秘・下痢、睡眠の質の低下、頭痛、肩こり、さらには体型や肌への影響も出てくる。O脚やX脚、下腹部の出っ張り、お尻の横幅が広がるなども整骨院に寄せられる悩みの一つだ。

「ひょうたん整骨院」はおしゃれで明るい室内、元気のよいスタッフの立居振る舞いなどで開院早々に人気の整骨院になったが、高い技術力に裏打ちされ、的を外さない適切な施術があればこそである。

施術は、馬越院長が考案した「B&M背骨ゆがみ矯正法」で、身体の中心に位置して身体の土台を安定させる背骨~骨盤のゆがみを正し、筋肉の深部のバランスを取り戻していく手技である。患者さんの多くは、1回目の治療で身体の中心部からじわじわと効いていく感じをつかめ、6回を迎えるころには確実に痛みが軽減し、知らず知らずのうちに姿勢もよくなっていることに気がつくという。

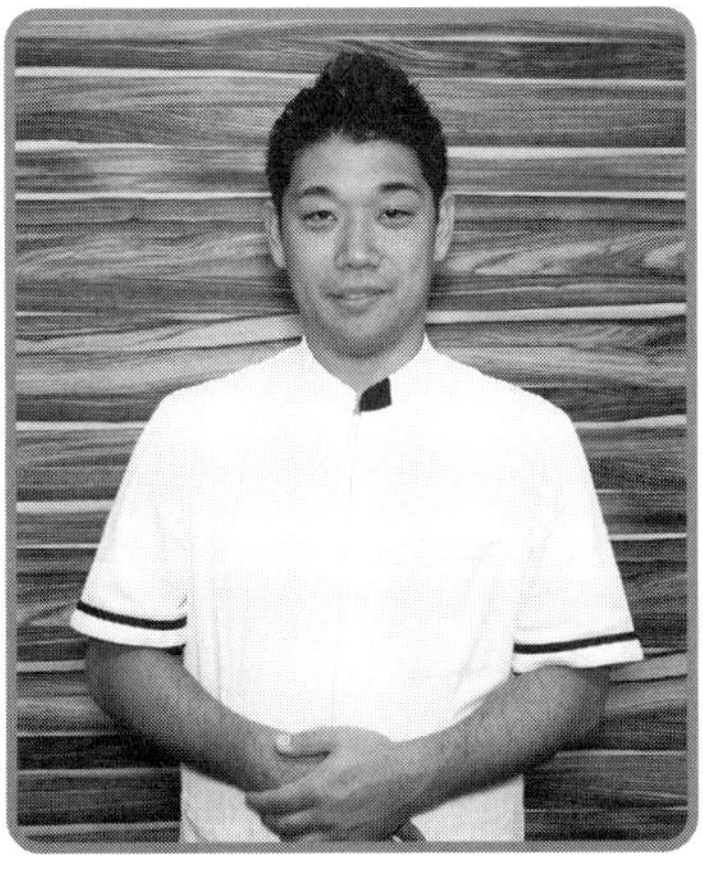

馬越 啓一 先生

プロフィール

まごし けいいち

1981年京都生まれ。整骨院の専門学校を卒業後、数々の治療を学び、京都市にかつら整骨院を開業。以降11年間に京都・大阪・兵庫など全国に41院を開院。サンキューグループの代表として活躍している。各41の整骨院とともに地域の一番人気院として業績を上げている。B&M背骨ゆがみ矯正法を開発し「1回で効果が実感できる」と好評。現在では全国各地からその技術などを学びに来る先生方も多い。

瓢箪山駅前整骨院

京阪市地区から全国展開を進めるサンキューグループの整骨院。「患者ファースト」の理念は出店したどの地域でも受け入れられている。その理念を支えているのが質の高い「B&M背骨ゆがみ矯正法」の施術で、多くの感謝の声が寄せられている。

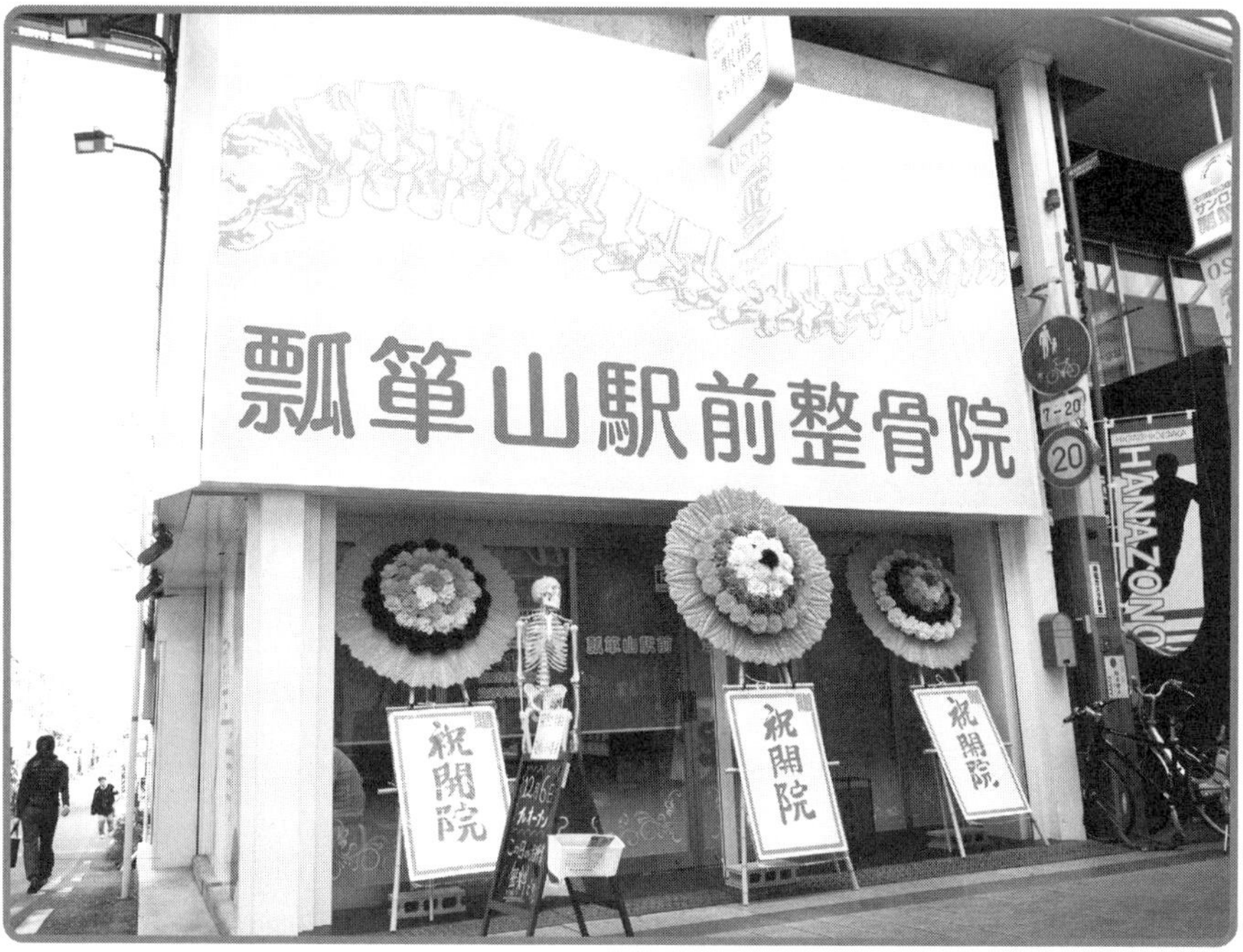

独自の理論によって生み出された施術
B&M背骨ゆがみ矯正でスッキリ改善

診療時間

月〜金　**9:00〜12:00　15:30〜19:30**
　土　　**9:00〜13:00**
休診日　**日曜日、祝日**

瓢箪山駅前整骨院

〒579-8046 大阪府東大阪市昭和町2-6
Tel. 072-984-0771
https://hyoutanyama-seikotsu.com/

院へのアクセス

電車ご利用の場合
近鉄奈良線
「瓢箪山駅」駅より
徒歩２分

骨盤は腰からお尻にかけて身体の中心にあり、腸や子宮などの内臓を骨で包み込んで守っているほか、重量のある上半身を支えつつ下半身に受ける衝撃を吸収する役目も果たすなど身体にとって必要不可欠な部分である。さらに、骨盤を構成する骨は靱帯や関節でつながっている。妊娠から出産の期間中、赤ちゃんの通り道をつくるために骨のつなぎ目にある靱帯や関節が緩んで、骨盤が広がるのである。出産後は逆三角形の骨盤が四角形に広がり、骨盤底部の筋肉が弱まっている状態になっている。

産後の骨盤矯正は院によってさまざまな矯正法が行われているが、瓢箪山駅前整骨院では「Ｂ＆Ｍ背骨ゆがみ矯正法」を基本に、開いた骨盤を外側から内側へゆっくりと圧をかけて引き締め、骨盤を左右上下に押したり引いたりすることでゆがみを調節し、骨盤底部の筋肉など周辺の筋力の強化を図れるのが特色だ。

さらに「Ｂ＆Ｍ式トリガーポイント」によって深層筋まで届く手技を取り入れている。深層筋をしっかりとほぐすことで、腰痛や背筋痛、頭痛、股関節痛などの痛み、尿漏れや生理痛、坐骨神経痛などの不調を改善することができるのである。

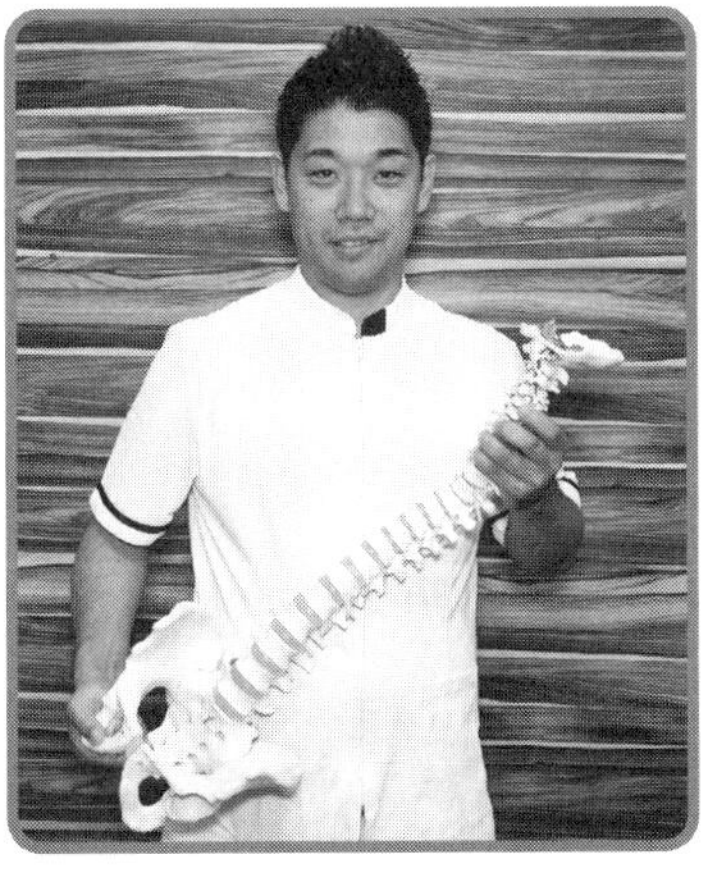

馬越 啓一 先生

プロフィール

まごし けいいち

1981年京都生まれ。整骨院の専門学校を卒業後、数々の治療を学び、京都市にかつら整骨院を開業。以降11年間に京都・大阪・兵庫など全国に41院を開院。サンキューグループの代表として活躍している。各41の整骨院とともに地域の一番人気院として業績を上げている。B&M背骨ゆがみ矯正法を開発し「1回で効果が実感できる」と好評。現在では全国各地からその技術などを学びに来る先生方も多い。

VIVA骨盤整体院　三田院

西洋医学と東洋医学を融合させた考えにカイロプラクティックの治療法を合わせた施術を行う。対処療法ではなく健康の3大要素である①睡眠、②栄養、③運動からのアプローチも入れた根本改善が特徴。矯正治療専用のトムソンベッドで安全性も重視

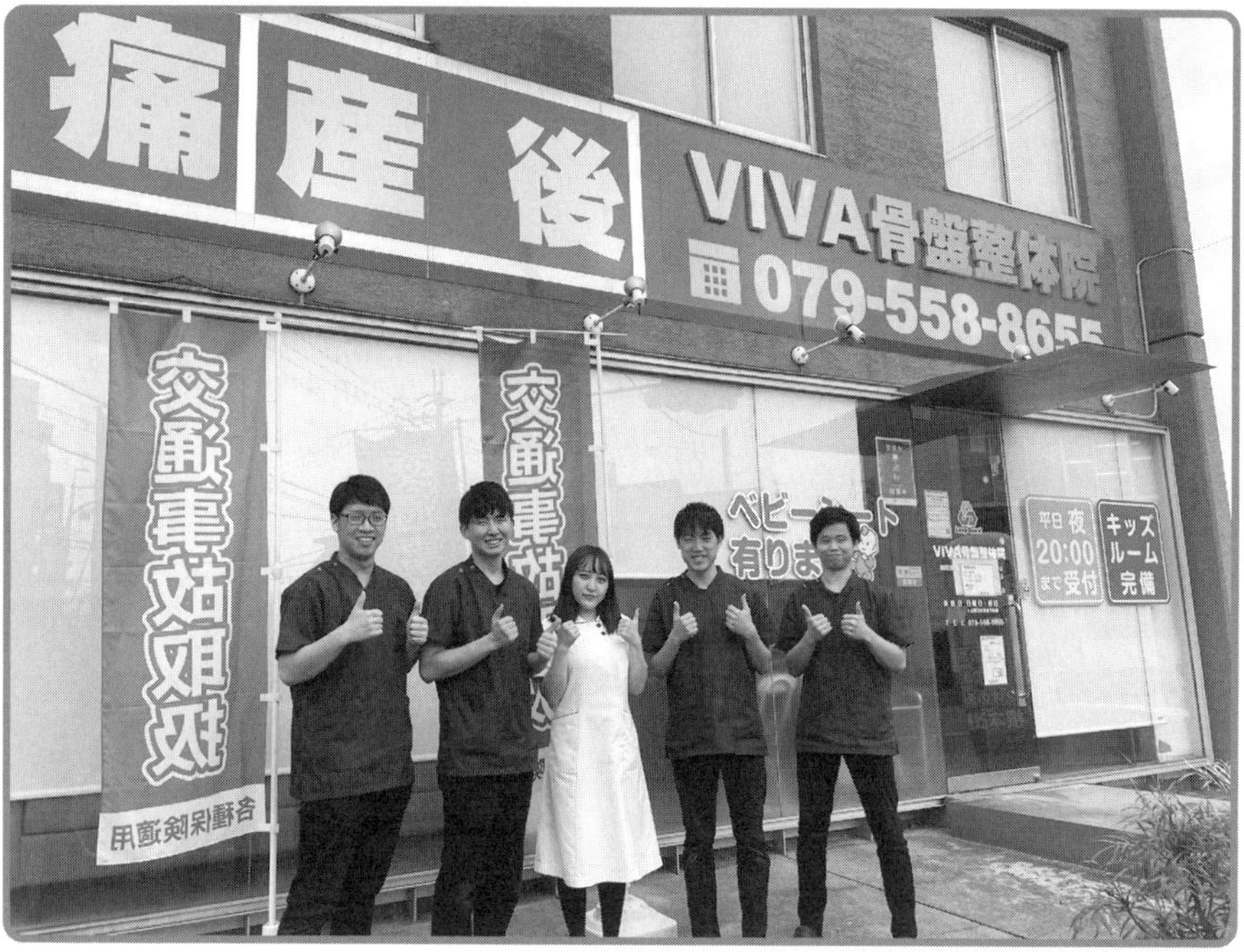
VIVA骨盤整体院
平日 夜 20:00 まで受付
キッズ ルーム 完備

睡眠・栄養・運動からの根本改善を提案
産後のデリケートな身体にも優しい治療

診療時間

平日・土曜日	10:00〜13:00
	16:00〜20:00
休診日	**日曜日**

VIVA骨盤整体院　三田院

〒669-1531　兵庫県三田市天神1丁目1-6　1F
Tel. 097-592-9955
https://viva-amg-sanda.com/

院へのアクセス

電車ご利用の場合
JR宝塚線「三田駅」より徒歩8分
神戸電鉄「三田駅」より徒歩8分
神戸電鉄「三田本町駅」より徒歩12分

お車ご利用の場合
中国自動車道「神戸三田IC」より3.3km
六甲北有料道路「大沢IC」より4.4km
山陽自動車道「神戸北IC」より5.6km

〈駐車場のご案内〉
10台分有。

VIVA骨盤整体院三田院では、痛みを根本から回復し、良い状態を作るには、骨格と筋肉の両方を整えることが必要という考えのもとに、骨盤矯正で骨格を整え、筋・筋膜矯正で筋肉の調整を行っている。そのために一人ひとりの状態をカウンセリングと検査でしっかりと見極めながら適切な施術を進めていくのが特徴である。

立林院長は、産後の骨盤矯正や腰痛、ダイエットに悩まれる患者さんに対しては「出産により筋力低下を起こすのがもろもろの原因となっています。インナーマッスルといわれる身体の中の筋肉が衰え代謝が落ちたり腰を支える力が弱くなることで産後太りやすくなったりしてしまっているからのです。また骨盤が開いたり、歪むことでも同じことが起きてしまうので、産後の最も悪くなっていることからアプローチして解決していきます」と語る。

約3カ月の骨盤矯正と姿勢矯正、それにインナーマッスルトレーニングにより骨盤周計が96㎝から92㎝にマイナス－4㎝、ウエストは90㎝から79㎝にマイナス11㎝に改善した患者さんでは、腰と股関節の痛みは半月ほどでなくなっている。インのモットーは、「鍼灸整骨院」の枠組みを越えてトータルで人々の健康づくりをサポートするである。

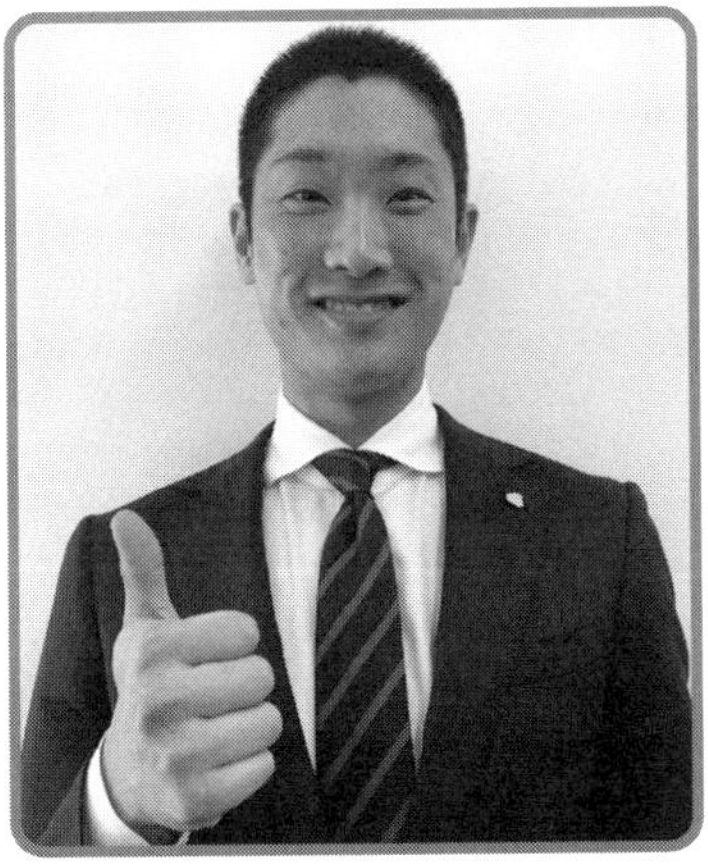

立林 勇人 先生

プロフィール

たてばやしゆうと

1996年神戸市生まれ。関西健康科学専門学校卒業。2018年6月開業。兵庫県三田市の「VIVA骨盤整体院　三田院」は、大阪・神戸で整骨院を多数運営するアサイメディカルグループの整体院。「三田院」では豊富な実績に基づく確かな技術で、三田市やその周辺地域にお住まいの方々の健康をサポートしている。一人ひとりの状態を丁寧にカウンセリング・検査でしっかりと見極め、適切な施術を行って高い評価を得ている。

ファミー午後の整骨院

骨盤が歪むと、内臓や血管に負担がかかり代謝が悪くなる。代謝が悪くなると、冷え性やむくみ、生理不順などの原因となる。「ファミー午後の整骨院」の骨盤矯正は骨盤を正しい位置に戻すことで、再発を防止する。

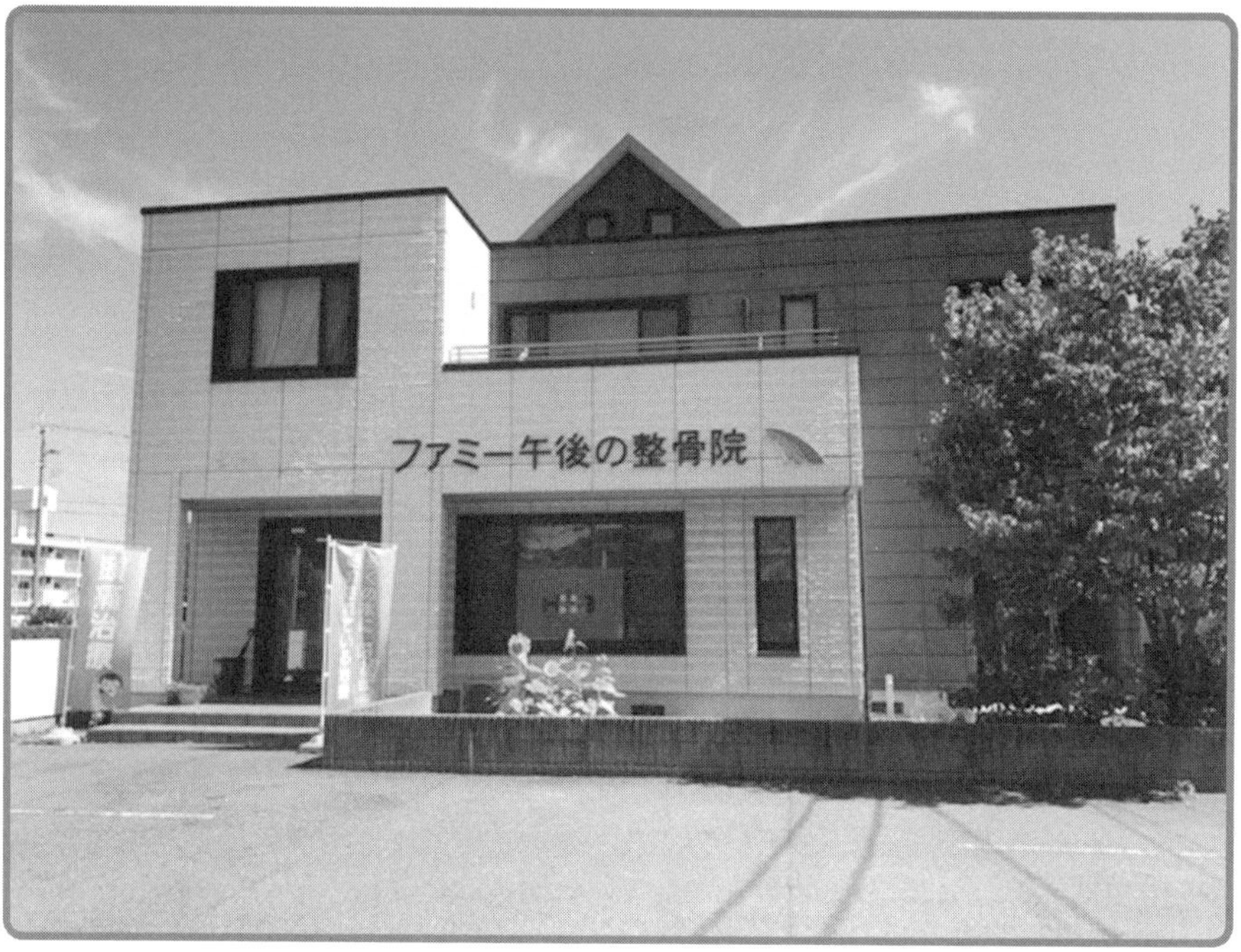

治すのは当たり前、再発しない身体を
機械に頼らない人の手と心で治す施術

診療時間

平日　**9:00〜12:30**
　　　15:30〜19:30
休診日　**日曜・祝日・盆・年末年始**

ファミー午後の整骨院

〒870-0252　大分県大分市大在浜1-1-37
Tel. 097-592-9955
https://fammy-gogo.com/

院へのアクセス

電車ご利用の場合
JR日豊本線「大在駅」より徒歩約10分

お車ご利用の場合
東消防署より西へ約2秒、
大在小学校から東へ約2分

〈駐車場のご案内〉
30台

廣瀬院長の治療方針は単純明快だ。痛みの元となる根本原因を患者さんと一緒に探り出し、解決すること。同じような痛みを繰り返してしまう人には、その原因となっている日常生活を見直し、痛みの出ない身体づくりにチャレンジする。

普段の何気ない姿勢、仕事の負担、日頃の運動やストレッチ、睡眠、患者さん自身も気づかない無意識の身体のクセ、日常的にしやすい動作、そういったものを患者さんと二人三脚で発見し、痛みを繰り返す根本原因を突き止め、改善することである。

育児に追われる日々の生活の中で開いた骨盤をそのままにしておくことで身体の不調――冷え性やむくみ、お腹周りの脂肪のつきすぎ、生理不順に結びつくのである。

「ファミー午後の整骨院」の骨盤矯正の最大の特徴はB&M骨盤ゆがみ矯正で、これは歪んでしまった骨盤とその歪みを引き起こしている筋肉に対して治療を進めていくもの。骨盤の歪みはさまざまで、どのような歪み方をしていても、検査によってその歪みを正しく把握して、施術者が適切に矯正していく。「心の上に技術がある」という廣瀬院長のモットーが全ての基本になっている。

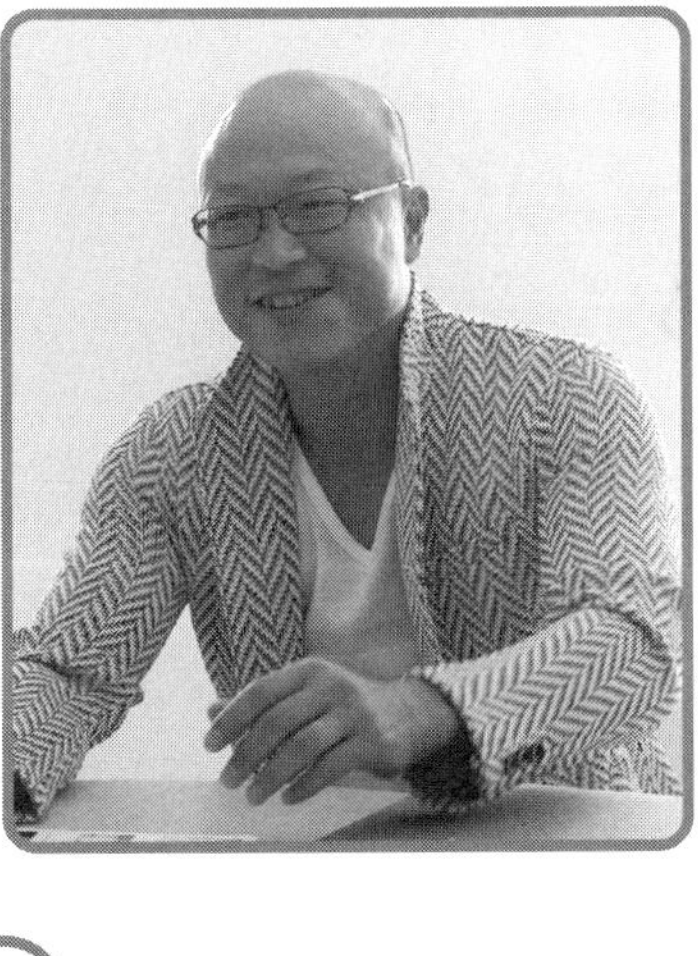

廣瀬 慶 先生

プロフィール

ひろせけい

1974年大分県生まれ。米田柔整専門学校卒業。2005年大分市に「ファミー午後の整骨院」開業。2013年名古屋市瑞穂区に「名古屋瑞穂接骨院」、2017年大分市賀来南に「大分賀来整骨院」を開業。常に技術・知識・人間力向上に全力でチャレンジし、スタッフと患者の笑顔と「ありがとう」の言葉がなによりパワーの源になっているという。人間性へのこだわりは強く、院長のチャレンジ精神や患者との深い心の関わり、治療活動が評価され「全国治療家甲子園」で全国優秀ベスト7院を受賞している。

伏見桃山整骨院

骨盤のゆがみを正すだけではなく全身のバランスを整えることで、腰痛や肩痛、尿漏れ、便秘、恥骨痛などの産後の不調に対する根本治療につながる。それだけではなくダイエット効果もかなり期待できる。その理由は、独自の施術にあった。

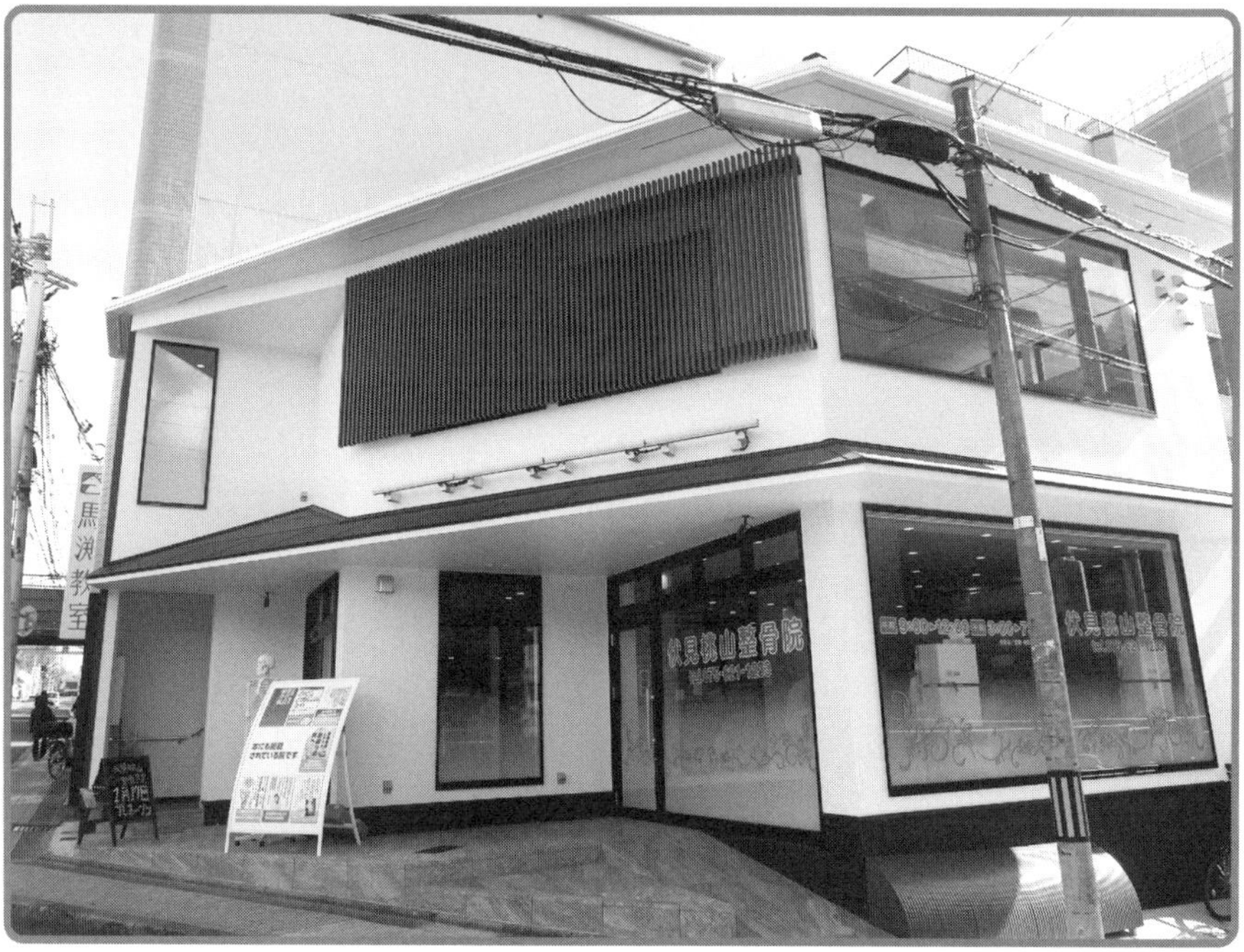

骨盤のゆがみを正してダイエット！
若いママさん達から支持される理由

診療時間

月〜金　**9:00〜12:00　15:30〜19:30**
土　**9:00〜13:00**
休診日　**日曜日、祝日**

伏見桃山整骨院

〒612-8083 京都府京都市伏見区京町3-172-1-2
Tel. 075-621-1233
https://fushimimomoyama-seikotsu.com/

院へのアクセス

電車ご利用の場合
京阪本線
「伏見桃山」駅より
徒歩1分

産後ママさんの多くがさまざまな悩みを抱えている。腰痛や恥骨痛などの痛みだけではなく、お尻が大きくなった、体型が変化したことでズボンやスカートが履けなくなるといった悩みである。骨盤が変化することが大きな原因ですが、それに伴う大転子の横への張り出しが大きな要因となっている。

大転子は大腿骨の一部で、脚の付け根の外側の出っ張った部分。そこには骨盤を支えたり、股関節の動きを出す小臀筋や中臀筋などの筋肉がついている。

大転子が横に張り出すことで、骨盤のところでズボンが引っ掛かる、お尻が四角い、下半身がむくむ、下半身太り、足にだるさを感じるなどが特徴的に見られる。大転子を正しい位置に矯正し、骨盤周りの筋力を回復していくことで、産前のズボンが入るようになったり、お尻がキュッと丸く小さく引き締まったりと改善するのである。

産後の骨盤矯正への施術は、「B＆M背骨ゆがみ矯正法」と「B＆Mトリガーポイント療法」だ。骨盤や大転子の周りの筋肉の硬縮部位を探り出してほぐしていく。筋肉と骨格のバランスを整えることで治療前は頑固だった痛みや不具合を軽減することができるのである。

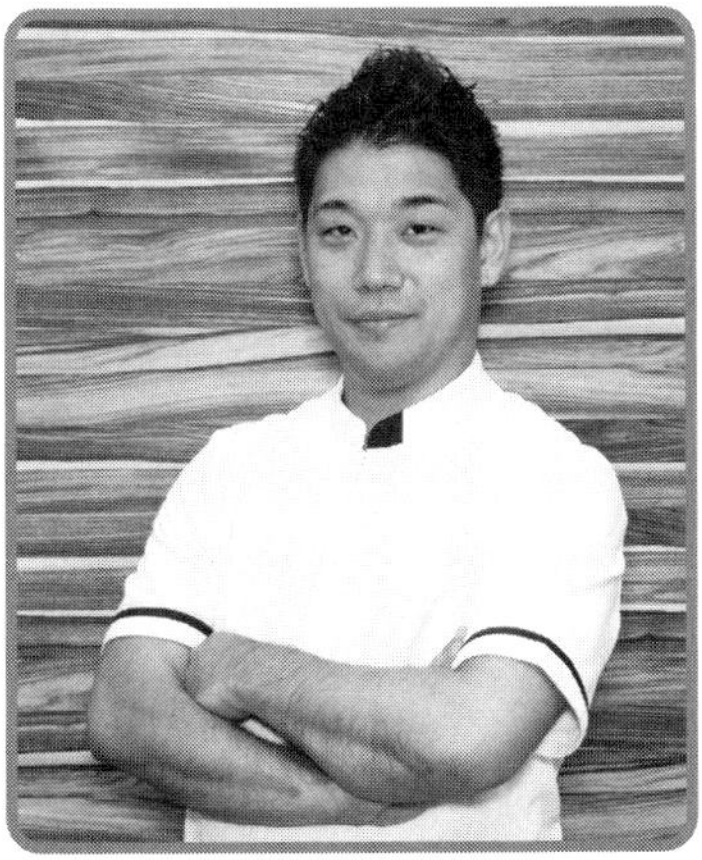

馬越 啓一 先生

プロフィール

まごし けいいち

1981年京都生まれ。整骨院の専門学校を卒業後、数々の治療を学び、京都市にかつら整骨院を開業。以降11年間に京都・大阪・兵庫など全国に41院を開院。サンキューグループの代表として活躍している。各41の整骨院とともに地域の一番人気院として業績を上げている。B＆M背骨ゆがみ矯正法を開発し「1回で効果が実感できる」と好評。現在では全国各地からその技術などを学びに来る先生方も多い。

本多鍼灸整骨院

柔道整復師、鍼師、灸師、あんまマッサージ指圧師の4つの免許を持つ院長が、各施術法のいい所を併せてつくった「本多式施術法」。産後の腰痛やダイエットは女性に優しい一人ひとりに合ったオーダーメイド治療を行っている。

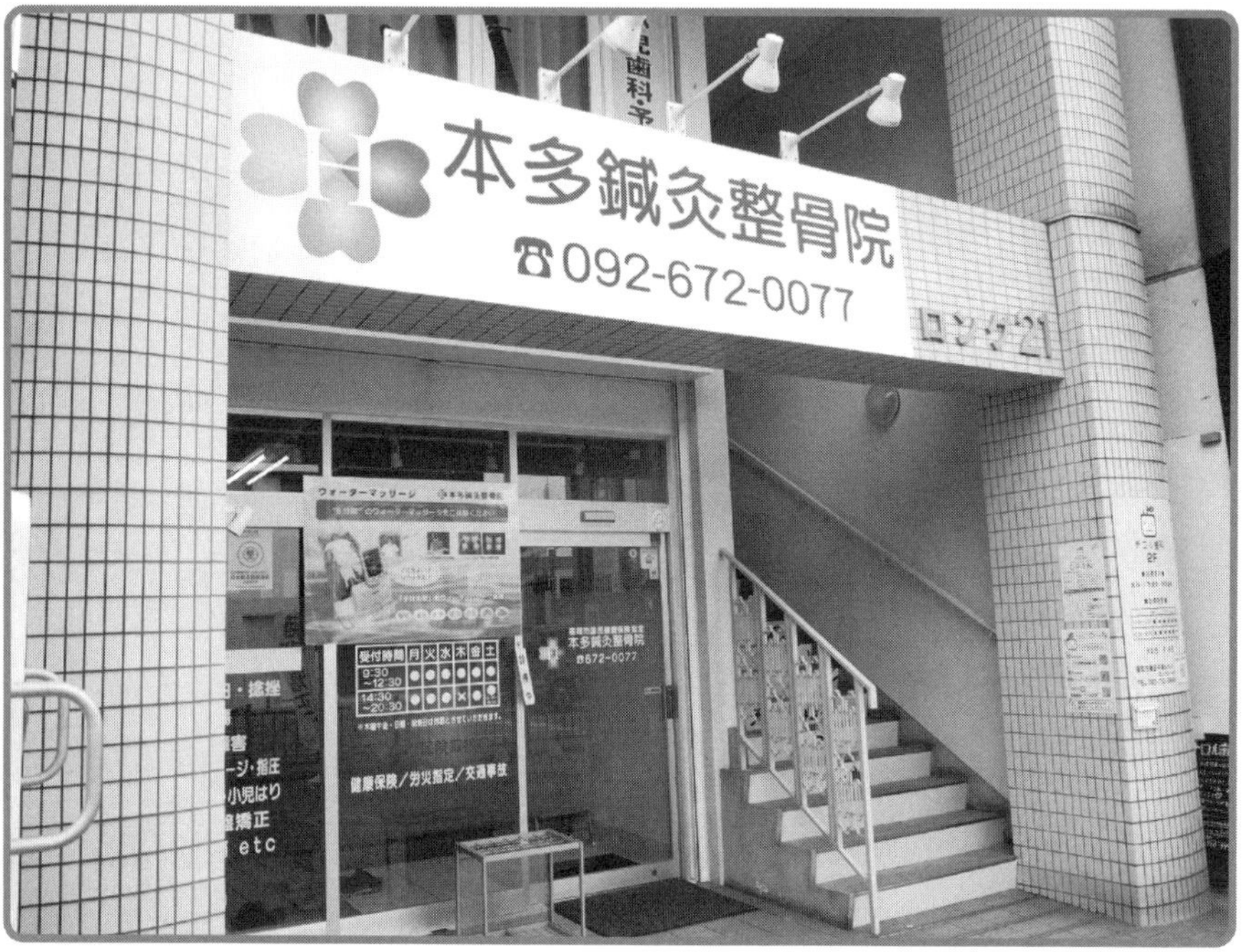

多様な悩みに向き合う「本多式施術法」で一人ひとりに合ったオーダーメイド治療

診療時間

平日	**9:30～12:30　14:30～20:30**
土	**9:00～15:00（昼休みなし）**
休診日	**木曜日午後・日曜日・祝日**

本多鍼灸整骨院

〒813-0044　福岡県福岡市東区千早5丁目12-11
Tel. 092-672-0077
https://honda-seikotsu.com/

院へのアクセス

電車ご利用の場合
JR鹿児島本線「香椎駅」より徒歩7分
西鉄貝塚線「香椎宮前駅」より徒歩1分

バスご利用の場合
西鉄バス「香椎参道バス停」目の前

〈駐車場のご案内〉
提携駐車場あり（フラップ式15台）

産後の女性では、腰痛に悩まされることが多い。本多鍼灸整骨院では、鍼灸や筋膜リリース、骨盤矯正など症状に合わせた施術を提案。柔道整復師、鍼師、灸師、あんまマッサージ指圧師の４つの免許をもつ院長ならではの本多式施術法が特徴だ。また、産後のダイエットにも積極的に取り組んでいる。それは、体型が大きく変わって前にはけていたスカートやズボンなどがはけなくなるというお母さん方の悩みを身近に聞いているからである。

本多院長は「当院では産後の骨盤矯正をメインにしていますが、ダイエットに関してはＥＭＳ、運動療法などを組み合わせて対処しています」と、患者さんの状況に応じたプログラムを展開しているのが本院の特徴と語る。ＥＭＳはElectric Muscle Stimulationの略で「筋肉が電気で動く」原理を利用し、筋肉に直接電気刺激を与え、身体を動かさなくても運動をしているのと同じ状態にさせ、脂肪燃焼や筋肉強化をさせるもの。産後の骨盤矯正は通院中は効果があるものの、通院から遠のくと体型が元に戻ってしまうことがある。本多院長はＥＭＳなどを使用することで、「最終的にはいつまでもご自分で維持できる身体を手に入れていただけるようにお手伝いさせていただいています」と語る。

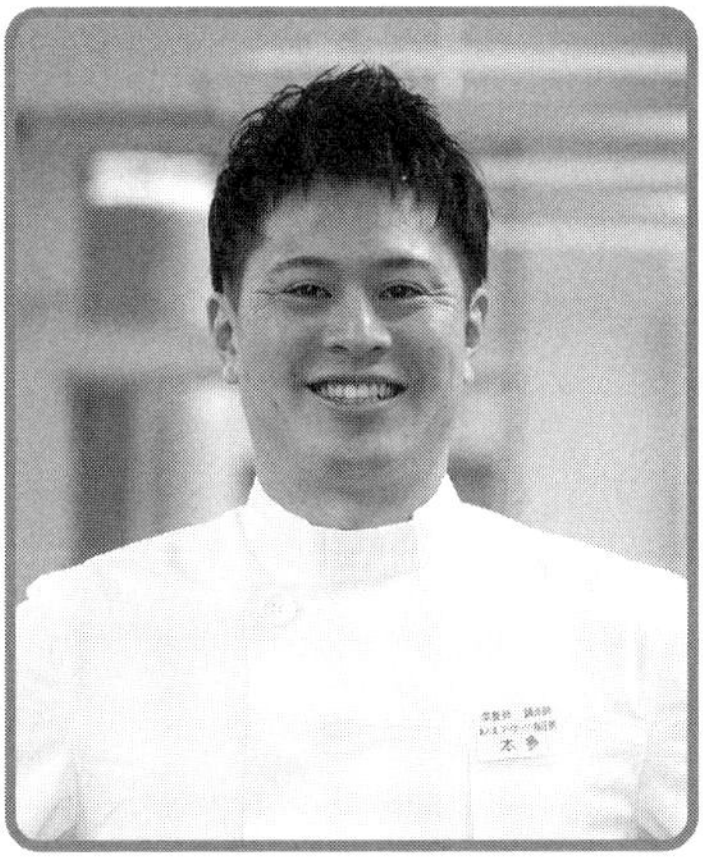

本多 宏次 先生

プロフィール

ほんだこうじ

1977年兵庫県加古川市生まれ。関西医療学園専門学校卒業。神戸の整骨院、大阪、福岡の鍼灸整骨院で修業後、一人でも多くの方を笑顔にしたいという思いから、福岡市にて2008年11月17日に本多鍼灸整骨院を開業。公益社団法人福岡県柔道整復師会所属。柔道整復師、鍼師、灸師、あんまマッサージ指圧師の4つの免許を持ち・各施術法の長所を併せ持った本多式施術法を開発。「すべての患者さんが笑顔で帰れるように」を治療理念に掲げ、一人ひとりに合ったオーダーメイド施術を心掛けている。

まこと鍼灸整骨院 あけぼの院

「まこと鍼灸整骨院あけぼの院」の特徴は、痛みをほとんど感じることなく、身体に負担がかからない根本治療であること。骨格矯正専用の機械や、筋力強化、細胞の活性化を専用の機械を用いて治療短時間で確実な矯正が人気である。

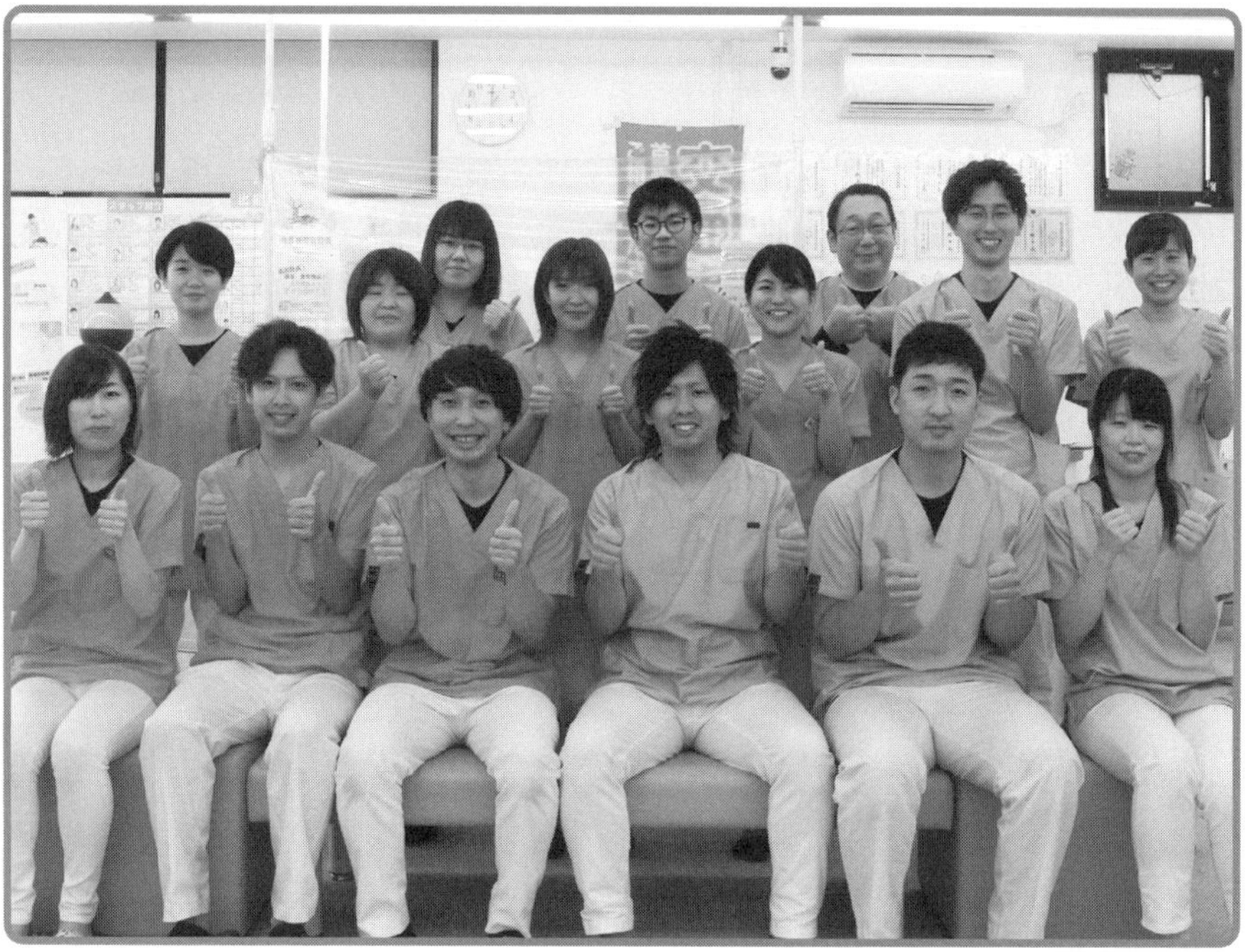

身体に負担をかけない安心・安全な施術を
キッズスペースを完備し女性スタッフも常駐

診療時間

平日	**8:30〜12:00**	**14:30〜19:30**
土日祝	**8:30〜12:00**	**14:00〜18:30**
休診日	**なし（年中無休）**	

まこと鍼灸整骨院 あけぼの院

〒986-0862　宮城県石巻市あけぼの2丁目3-11
Tel. 0225-98-7137
https://makohariakebono.com/

院へのアクセス

電車ご利用の場合
JR仙石線「蛇田」駅より徒歩19分

お車ご利用の場合
石巻河南ICから車で3分

〈駐車場のご案内〉
23台

産後の骨盤矯正の必要性を高野院長は次のように語る。「出産の際、骨盤が大きく開きます。出産後の骨盤はある程度、元の状態に戻っていきますが、完全には元に戻りません。出産後の骨盤は非常に歪みやすくなっており、そのままの状態で家事や育児を続けていくと更に歪んでしまいます。骨盤が開いたり、歪んだ状態のままですと腰痛や肩こり、尿漏れ、体形崩れなどさまざまな症状が出てしまいます」骨盤矯正を受けるタイミングとしては、産後2〜3か月後がよいという。

「まこと鍼灸整骨院あけぼの院」の施術のポイントは、一人ひとりの症状に合った矯正と筋力強化、そして自宅でのセルフケアの指導である。トリガーポイントに対する手技と特別電気療法により早期回復を目指し、根本治療として骨格矯正、筋力強化、細胞の活性化を専用の機械を用いている。施術を行うスタッフは、全員厚生労働省認定の柔道整復師という国家資格者で、痛みの緩和だけでなく、心からの癒しを与えられるよう、誠実に対応してくれる。

また、キッズスペースを完備し、女性スタッフも毎日勤務しているので、お子さまを連れても気軽にご利用できるのも子育て中のママさんから支持を受ける大きな理由になっている。

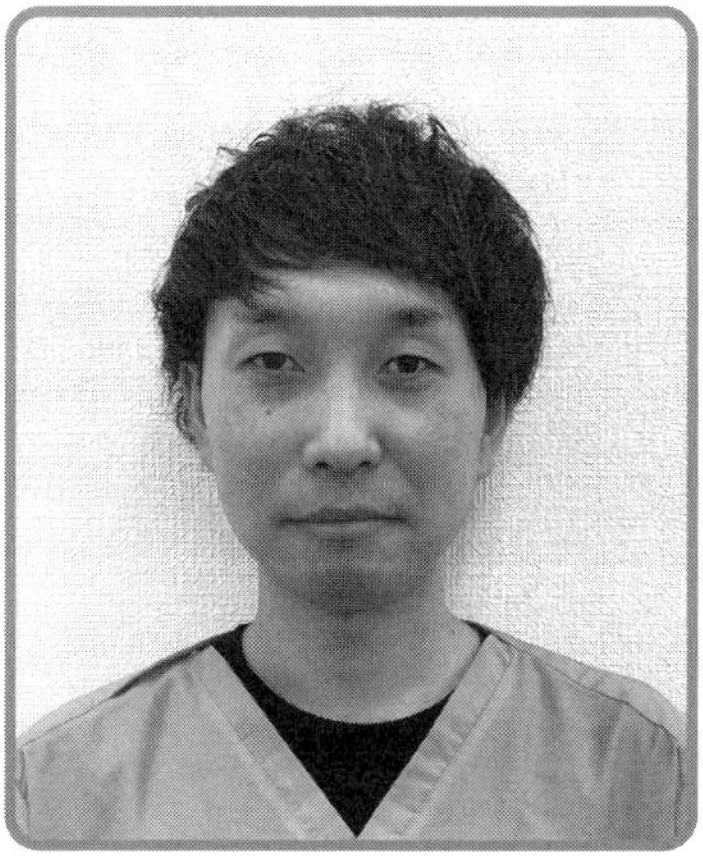

高野 竜一 先生

プロフィール

たかのりゅういち

1988年福島県生まれ。仙台接骨医療専門学校卒業。2020年開業。宮城県柔道整復師会所属。トリガーポイントに対する手技と特別電気療法により早期回復を目指し、根本治療として骨格矯正、筋力強化、細胞の活性化を専用の機械を用いて治療。地元・石巻をもっと元気に盛り上げるため、患者さんに寄り添う治療、体に負担をかけない根本治療を目指している。

三鷹整骨院

産前・産後は赤ちゃんが中心となり自分のことは後回しになりがちで、身体にはさまざまなダメージが残っている。痛みは傷とは異なり目に見えず、訴えてもわかってもらえないもの。そんな痛みを根本原因から突き止めて改善する施術がある。

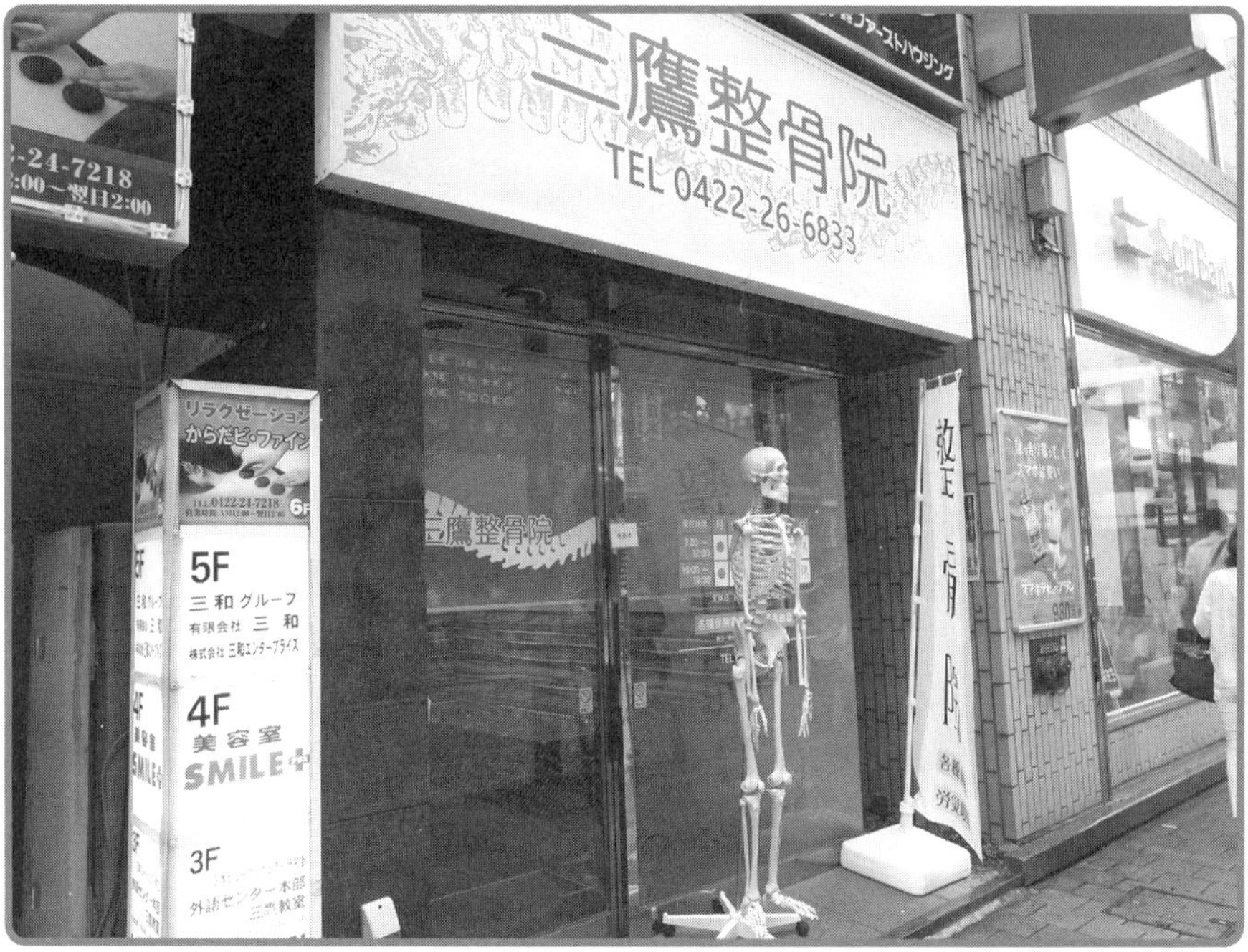

目に見えない「痛み」と向き合う施術
身体の不調のサインを見逃さない！

診療時間

月〜金　**9:00〜12:00　15:30〜19:30**
土　**9:00〜13:00**
休診日　**日曜日、祝日**

三鷹整骨院

〒181-0013 東京都三鷹市下連雀3-27-14
Tel. 0422-26-6833
https://mitaka-seikotsu.com/

院へのアクセス

電車ご利用の場合
JR「三鷹」駅より
徒歩２分

産後は出産の喜びとは裏腹に、心身ともに疲れてストレスを抱えがちになる。育児の忙しさから自分のことはついついおろそかになってしまう。女性の身体はとてもデリケートで、身体の不調はいろいろな形でサインを送っている。

　腰痛や肩こり、首痛、恥骨痛、坐骨神経痛などの肉体的痛みだけでなく、産後うつ、ストレス、不眠、動悸やめまいなどのホルモンバランスや自律神経の乱れ、生理痛、便秘・下痢、胃腸の不調といった内臓関係が原因となることも。これら身体の不具合の多くは、病院で診てもらっても「異常がない」と言われることもある。

　産後の女性の繊細な身体に正面から向き合っているのが「三鷹整骨院」である。同院の特徴はソフトな手技の「B&M背骨ゆがみ矯正法」で、一人ひとりていねいなカウンセリングのうえ、痛みを根本的に改善していくことで絶大な信頼を勝ち得ている。

　実際の患者さんの声を紹介しておこう。「施術は痛くないのに、初めての来院ですぐに効果が実感できた！」「子連れでも安心して通院できます」「日常生活で毎日実践できる体操、簡単なストレッチ法などのアドバイスをいただき、身体がすごく楽になりました」

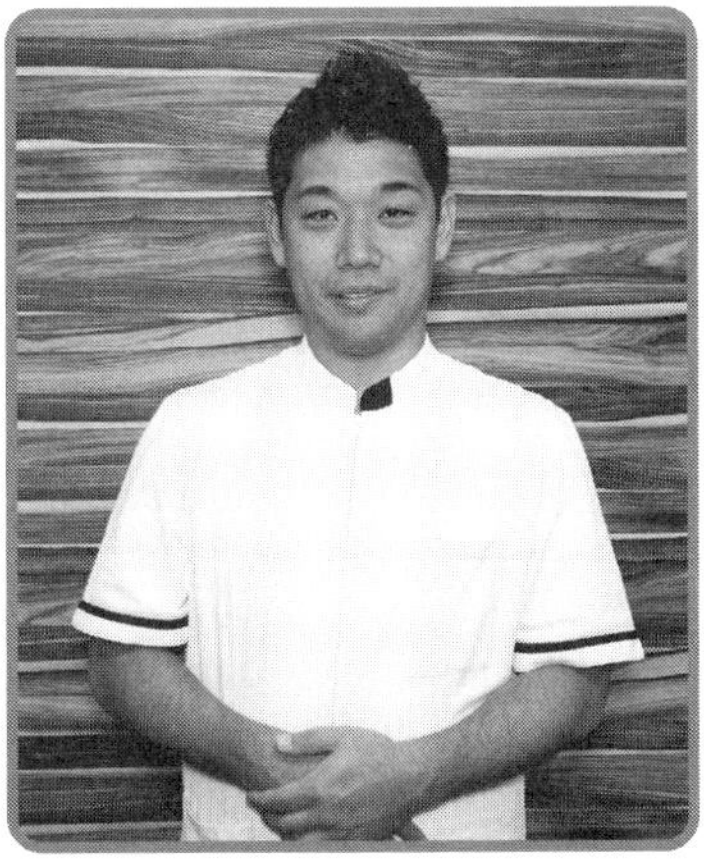

馬越 啓一 先生

プロフィール

まごし けいいち

1981年京都生まれ。整骨院の専門学校を卒業後、数々の治療を学び、京都市にかつら整骨院を開業。以降11年間に京都・大阪・兵庫など全国に41院を開院。サンキューグループの代表として活躍している。各41の整骨院とともに地域の一番人気院として業績を上げている。B&M背骨ゆがみ矯正法を開発し「1回で効果が実感できる」と好評。現在では全国各地からその技術などを学びに来る先生方も多い。

ゆいま～るはり灸整骨院

筋肉や骨格といった痛みのある部位だけではなく、身体全体の不調――内臓や頭蓋骨などへのアプローチをして身体全体のバランスを整えていく施術を心がける。0歳児からお年寄りまで幅広い対応が可能で、食事指導や赤ちゃんの健康相談も。

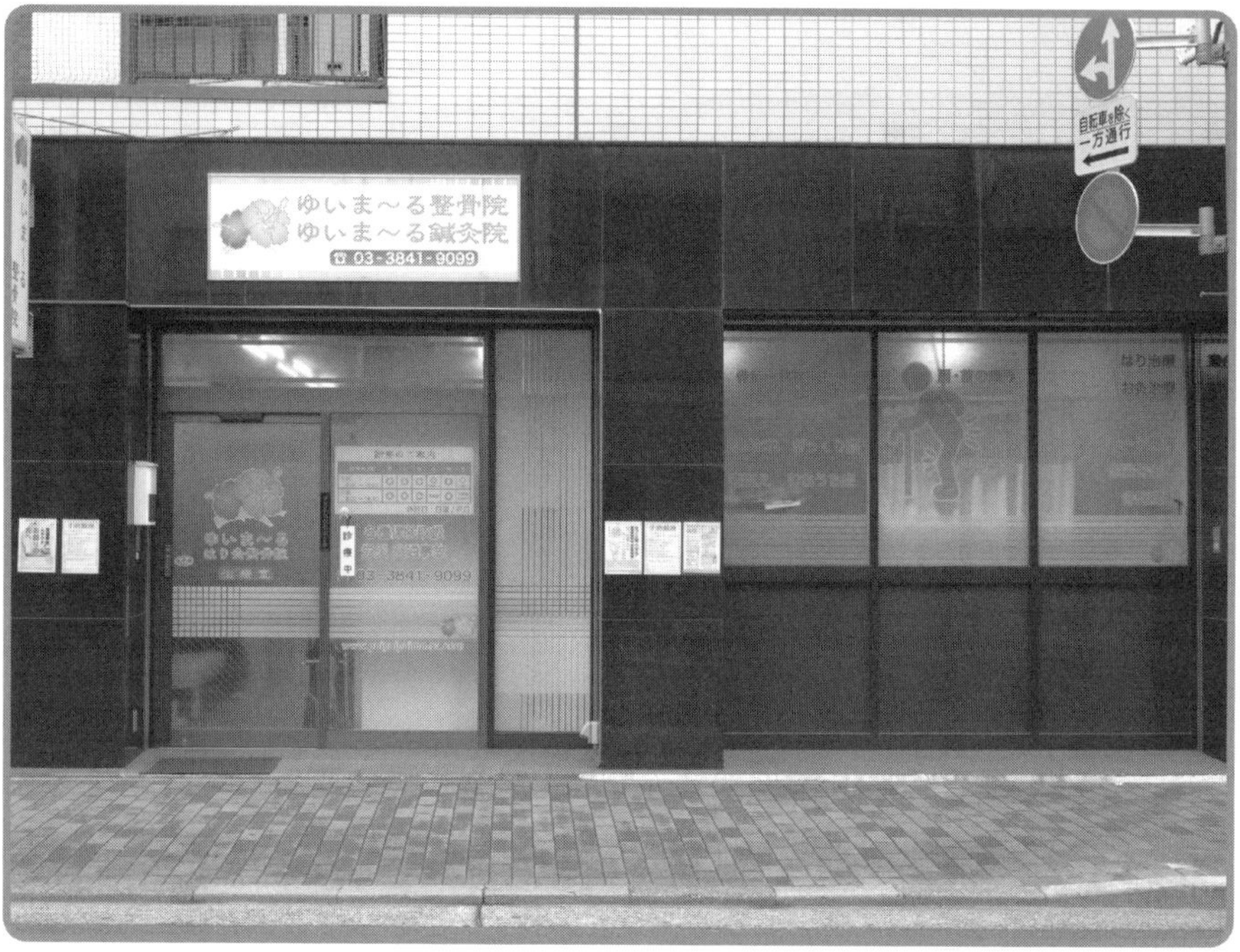

単に筋肉や骨格の調整だけでなく内臓や頭蓋骨にもアプローチして全体を診る

診療時間

平日	**9:00～19:30**
土曜	**9:00～18:00**
休診日	**日・祝日**

ゆいま～るはり灸整骨院

〒111-0036 東京都台東区松が谷4-20-10 矢野ビル1F
Tel. 03-3841-9099
https://yuiyuiyuima-ru.com/

院へのアクセス

電車ご利用の場合
東京メトロ日比谷線「入谷駅」
1・2番出口より徒歩6分

お車ご利用の場合
首都高速「入谷IC」から5分

〈駐車場のご案内〉
駐車場なし（近隣にコインパーキングあり）

人間が本来持っている自然治癒力を高める手助けをしたい」と語る堀越院長は、身体のあらゆる症状に関する悩みに対応できるように技術や知識を研鑽してきた日々だったという。そのため、産後に身体の不調を抱える患者さんには、訴える症状にアプローチするだけでなく、内臓や骨盤、頭蓋骨など総合的な観点から身体のバランスを整えていく。

産後のママさん達の年齢層は幅広く、主な症状は腰痛、肩こり、首コリ、股関節がガクガクする、歩行の不安定感などのほか、尿もれ、不眠、うつ、さらには自律神経症状、腱鞘炎、尾てい骨の痛みなど多岐にわたっている。

堀越院長は、筋肉や骨格の調整の他、内臓や頭蓋骨まで含めて施術することで単に不調の改善だけでなく再発防止にもつながっているという。「産後すぐに尿もれがひどく、腰の痛み、股関節のガクガクで歩行に不安があり、座った際に尾てい骨にも痛みが出る」という高齢出産の患者さんがいました。最初の施術で股関節のガクガクが消え、3～4回目で尿もれが改善し、腰や尾てい骨の痛みも改善しました」と堀越院長。遠方から通われている方も多く、そんな方々の期待に応え続けられるよう、さらに努力していくとのことです。

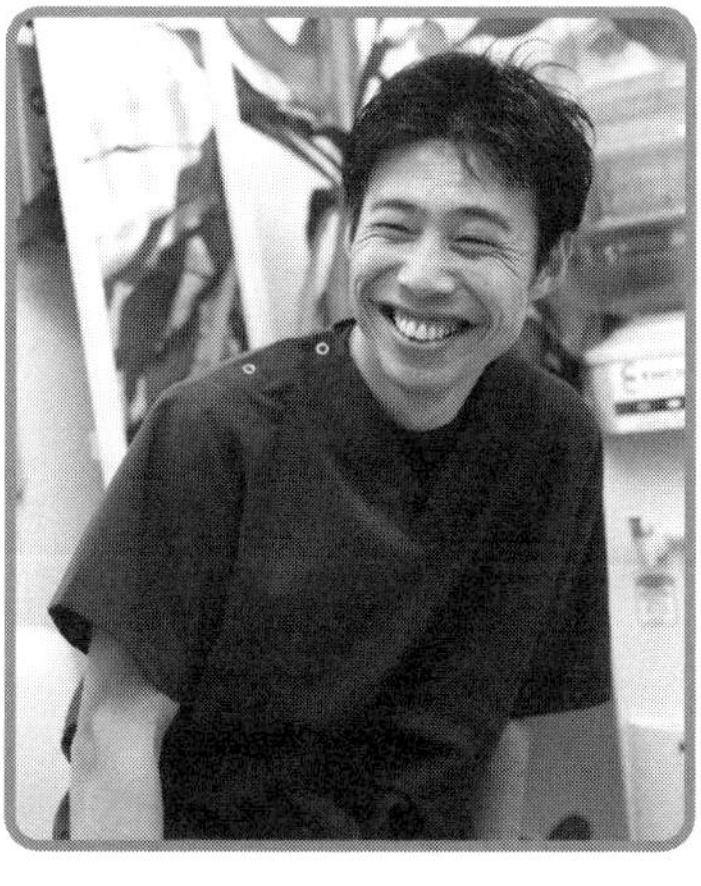

堀越 直樹 先生

プロフィール

ほりこしなおき

1978年東京都生まれ。帝京医学技術専門学校、呉竹鍼灸柔整専門学校卒業。2008年開業。院長自身が学んできたことを最大限に活か生かし、身体の悩みを抱えてる方々の助けになりたいと思い開業。がん以外の身体にお悩みはすべて対応できるように日々技術や知識を研鑽し対応している。パーフェクトクラニオロジー協会会員、国際整体協会会員、スポーツサイエンスラボラトリー協会会員、臨床分子栄養医学研究会認定カウンセラー。

安心、確実な改善法で

産後の腰痛、ダイエットの悩み解消!!

2021年7月4日　第1版第1刷発行

編　　著　白誠書房特別取材班

取材編集協力　馬越 啓一

発　　行　株式会社白誠書房
〒135-0016　東京都江東区東陽2-4-39
TEL 03-5665-6364　FAX 03-5665-6365
発　　売　株式会社星雲社（共同出版社・流通責任出版社）
〒112-0005　東京都文京区水道1-3-30
TEL 03-3868-3275　FAX 03-3868-6588

印刷・製本　株式会社シナノ
ISBN978-4-434-29229-3 C0077
※定価はカバーに表示してあります